シミュレイション内科

上部消化管疾患を探る

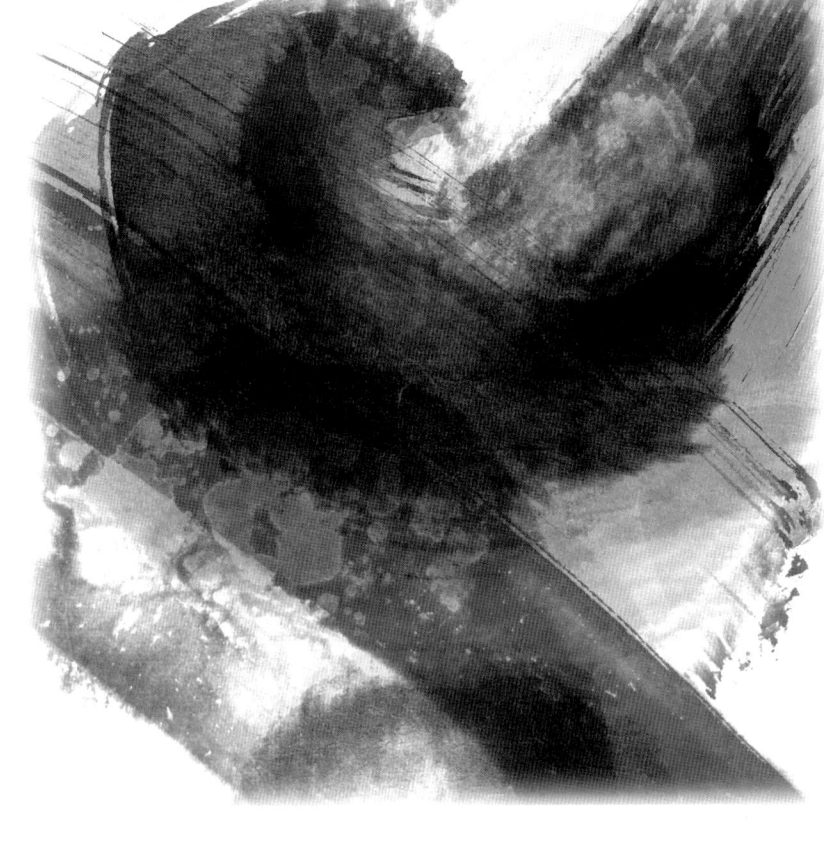

編著

峯 徹哉
東海大学 教授

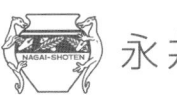
永井書店

●執筆者一覧●

《編　集》
峯　　徹哉　　東海大学医学部内科学系消化器内科学教室　教授

《執筆者》(執筆順)

本多　啓介	川崎医科大学内科学（食道・胃腸科）
楠　　裕明	川崎医科大学内科学（食道・胃腸科）
畠　　二郎	川崎医科大学内科学検査診断学
春間　　賢	川崎医科大学内科学（食道・胃腸科）　教授
阿治部弘成	自治医科大学消化器内科学教室
菅野健太郎	自治医科大学消化器内科学教室　教授
白川　勝朗	獨協医科大学光学医療センター　講師
中村　哲也	獨協医科大学光学医療センター　助教授
寺野　　彰	獨協医科大学　学長
今泉　　弘	北里大学医学部消化器内科　講師
西元寺克禮	北里大学医学部消化器内科　教授
笹島　雅彦	東邦大学医学部消化器内科
瓜田　純久	東邦大学医学部消化器内科　客員講師
三木　一正	東邦大学医学部消化器内科　教授
本郷　道夫	東北大学病院総合診療部　教授
今井　　裕	東海大学医学部基礎診療学系画像診断学　教授
川田　秀一	東海大学医学部基礎診療学系画像診断学　助手
白神　伸之	国家公務員共済組合連合会立川病院放射線科　医長
荒川　泰行	日本大学医学部内科学講座消化器肝臓内科部門　教授
川村　　洋	日本大学医学部内科学講座消化器肝臓内科部門　講師
勝　　健一	大阪医科大学第２内科学教室　教授
桑山　　肇	獨協医科大学越谷病院消化器内科　教授
伊藤　俊之	聖路加国際病院消化器内科
千葉　　勉	京都大学大学院医学研究科消化器病態学講座　教授
串山　義則	島根大学医学部消化器肝臓内科学教室
木下　芳一	島根大学医学部消化器肝臓内科学教室　教授
村田　浩昭	大阪大学大学院医学系研究科病態情報内科学
辻　　晋吾	大阪大学大学院医学系研究科病態情報内科学　講師
辻井　正彦	大阪大学大学院医学系研究科病態情報内科学　助手
川野　　淳	大阪大学医学部保健学科病態生体情報学　教授
千野　　修	東海大学医学部消化器外科学　講師
幕内　博康	東海大学医学部消化器外科学　教授
芹澤　信子	順天堂大学医学部消化器内科学教室
三輪　洋人	兵庫医科大学総合内科学上部消化管科　教授
佐藤　信紘	順天堂大学医学部消化器内科学教室　教授
加藤　元嗣	北海道大学病院光学医療診療部　助教授
浅香　正博	北海道大学大学院消化器内科学　教授
清水　伸幸	東京大学大学院医学系研究科消化管外科学教室
上西　紀夫	東京大学大学院医学系研究科消化管外科・代謝栄養内分泌外科　教授
才川　義朗	慶應義塾大学医学部外科学教室
久保田哲朗	慶應義塾大学医学部外科学教室　助教授
大谷　吉秀	慶應義塾大学医学部外科学教室　講師

北島　政樹	慶應義塾大学医学部外科学教室　教授	
内海　　聰	東京女子医科大学附属東洋医学研究所	
佐藤　　弘	東京女子医科大学附属東洋医学研究所　副所長	
谷　　礼夫	国際医療福祉大学臨床医学研究センター　教授	
峯　　徹哉	東海大学医学部内科学系消化器内科学教室　教授	
滝沢　耕平	国立がんセンター中央病院内視鏡部	
小田　一郎	国立がんセンター中央病院内視鏡部	
斎藤　大三	国立がんセンター中央病院内視鏡部　部長	
星原　芳雄	虎の門病院消化器科　部長	
名越　淳人	埼玉県済生会川口総合病院消化器科	
原澤　　茂	埼玉県済生会川口総合病院　院長	
今瀬　教人	杏林大学医学部第3内科学教室	
高橋　信一	杏林大学医学部第3内科学教室　教授	
町田　浩久	大阪市立大学大学院消化器官制御内科学	
斯波　将次	大阪市立大学大学院消化器官制御内科学	
樋口　和秀	大阪市立大学大学院消化器官制御内科学　講師	
荒川　哲男	大阪市立大学大学院消化器官制御内科学　教授	
井口　幹崇	和歌山県立医科大学第2内科学教室	
柳岡　公彦	和歌山県立医科大学第2内科学教室	
一瀬　雅夫	和歌山県立医科大学第2内科学教室　教授	
神　　万里夫	秋田大学医学部第1内科学教室	
渡辺　純夫	秋田大学医学部第1内科学教室　教授	
今井　幸紀	埼玉医科大学消化器・肝臓内科学教室　講師	
太田　慎一	埼玉医科大学消化器・肝臓内科学教室　教授	
進士　陽子	日本医科大学第3内科学教室	
津久井　拓	日本医科大学第3内科学教室　講師	
坂本　長逸	日本医科大学第3内科学教室　教授	
山本　　伸	関西医科大学第3内科学教室　講師	
岡崎　和一	関西医科大学第3内科学教室　教授	
筒井　秀作	大阪大学大学院分子制御内科学	
木下　和郎	大阪大学大学院分子制御内科学	
篠村　恭久	大阪大学大学院分子制御内科学　助教授	
石川　浩一	大分大学医学部第1外科学教室	
北野　正剛	大分大学医学部第1外科学教室　教授	
田中　三千雄	富山医科薬科大学医学部光学医療診療部　部長	
佐々木　誠人	名古屋市立大学大学院臨床機能内科学	
伊藤　　誠	名古屋市立大学大学院臨床機能内科学　教授	
石原　　立	大阪府立成人病センター消化器内科	
竜田　正晴	大阪府立成人病センター　院長	
加藤　勝章	東北大学病院消化器内科	
浅木　　茂	仙台簡易保険総合健診センター	
後藤　秀実	名古屋大学大学院病態修復内科学　教授	
宮原　良二	名古屋大学大学院病態修復内科学	
渡辺　勲史	東海大学医学部内科学系消化器内科学教室　助教授	
芳野　純治	藤田保健衛生大学第二教育病院内科　教授	
神谷　直樹	藤田保健衛生大学第二教育病院内科	

＃ 序　文

　臨床医は大学病院であれ，市中病院であれ，研修場所に関わらず数多くの患者に遭遇する．その日常診療の場で最も多く遭遇する患者の疾患のひとつが消化器疾患である．消化器は大きく上部消化管（食道，胃，十二指腸），下部消化管（小腸，大腸），肝，胆・膵，の４つの領域に分けることができる．本書は"上部消化管疾患を探る"という表題のごとく，対象を上部消化管に絞ってまとめられたものである．上部消化管は最近，特に話題性を有している臓器のひとつである．診断面においては上部消化管内視鏡以外の診断法，例えばCTやMRIを用いた仮想上部消化管内視鏡（virtual upper GI endoscopy）の開発や胃食道逆流症，逆流性食道炎，同時にBarrett上皮や腺癌の病態・診断が注目されている．

　治療においては*Helicobacter pylori*（*H.pylori*）感染が消化性潰瘍，MALTリンパ腫の成因に深く関わっていることが判明しており，消化性潰瘍の再発防止やMALTリンパ腫の治療を目的としたこの菌に対する除菌治療が盛んに行われており，その解説も行った．治療においては早期胃癌に対するEMR（内視鏡的粘膜切除術）がESD（内視鏡的粘膜切開剥離法）へと進化し続けているのでその解説も行った．

　現在，医療の分野でもグローバル化が叫ばれている中，消化器の分野においても世界をリードすることを目標にかかげ日本国内で様々な医療の進歩が遂げられている．その一方で様々の患者と直に接する機会の多い第一線の臨床医，特に消化器医がめざすものは何なのか．本書は医学生，研修医のみでなく消化器専門医を目指す内科医を対象に日常医療における様々な事例を多くとりあげ，そのアプローチの仕方および診断法および治療法の判断できるようにシミュレイションという形式をとっており，これらに対してある程度答えを出していると思われる．しかし，日常診療で的確な診断や判断を行う前には総論に書かれている臓器の解

剖，機能を理解することが重要であり，さらに正しい問診，診察ができることが必要である．

具体的に本書は総論20章と疾患編20章で構成されている．疾患編の各章はそれぞれ項目のエキスパートによって書かれている．総論と疾患編は理解しやすいように別々の構成となっており，さらに疾患編は問題編と解説編からなっており，特に問題編で提示された症例に準じて解説を行い，より臨床の場により近い形でまとめてみた．さらに深く掘り下げるためにレベルアップの項目も追加した．総論には前述の如く基本の解剖についても触れ，今一度原点に戻って上部消化管疾患を探るようにしたいという願いをこめて編集されている．上部消化管の様々な問題に対して本書が貴重なアドバイスができるのではないかと期待する．

最後に本書の作成に御協力していただいた諸先生方に厚く御礼を申し上げる．

2004年10月

峯　徹哉

目　　次

総　論

1　口腔，咽頭，喉頭，食道の解剖と機能　3
本多　啓介／楠　裕明／畠　二郎／春間　賢

口腔，咽頭，喉頭，食道の解剖　3
　1．口　腔　3
　2．咽頭・喉頭　4
　3．食　道　4
口腔，咽頭，喉頭，食道の機能　6
自律神経　6
消化管ホルモンとの関連　6
免疫機構　6

2　胃の解剖と機能　7
阿治部　弘成／菅野　健太郎

胃の解剖　7
　1．解　剖　7
　2．血　流　7
　3．組　織　7
　4．神経支配　8
胃の機能　8
　1．胃の機能　8
　2．胃の運動　8
　3．消化管ホルモンについて　8

3　十二指腸の解剖と機能　10
白川　勝朗／中村　哲也／寺野　彰

解剖学的事項　10
組織学的事項　11
　1．粘膜上皮を構成する細胞　11
　2．粘膜固有層　12
　3．粘膜筋板　12
　4．粘膜下組織　12
　5．筋　層　12
　6．リンパ管と血管　12
　7．神経系　12
生理学的事項　13
　1．消　化　13
　2．吸　収　13
　3．腸液の分泌　13
　4．運　動　13
　5．腸管運動の調節　13
　6．免　疫　13

4　上部消化管疾患の問診と身体所見のとり方　15
今泉　弘／西元寺　克禮

はじめに　15
問診の仕方　15
　1．主　訴　15
　2．現病歴　15
　3．家族歴　15
　4．既往歴　15

　5．生活歴　15
　[ケーススタディ] 現病歴のとり方　15
　[Case 1] 胸痛-胃食道逆流症（GERD）　15
　[Case 2] 上腹部腹痛　一胃・十二指腸潰瘍　16
身体所見のとり方　17
　1．視　診　17
　2．聴　診　17
　3．触　診　17
おわりに　17

5　上部消化管疾患の主な検査項目　18
笹島　雅彦／瓜田　純久／三木　一正

貧血の検査　18
　1．消化管出血を原因とする失血による
　　　貧血の場合の検査　18
　2．悪性貧血の検査　18
腫瘍マーカー検査　18
　1．食道癌　18
　2．胃　癌　19
癌関連遺伝子　19
消化管ホルモン検査　19
血清ペプシノゲンとペプシノゲン法による
　胃癌スクリーニング　19
ヘリコバクターピロリ感染に関する検査　20
胃液検査　20
　1．胃液検査　20
　2．胃・食道内pHモニタリング　21
手術後の経過観察に必要な検査　21
胸部・腹部単純X線検査　21

6　LESのメカニズムとその関連疾患　22
本郷　道夫

上部消化管の機能異常・機能障害に基づく愁訴　22
上部消化管の機能異常・機能障害の考え方　22
上部消化管の機能異常・機能障害を示す主な疾患
　一病態・診断・治療　22
　1．食道の機能異常・機能障害　22
　2．胃の機能異常・機能障害　25

7　上部消化管の画像診断　27
今井　裕／川田　秀一／白神　伸之

はじめに　27
上部消化管X線造影検査　27
　1．検査法の要点　27
　2．画像所見の呼び方と捉え方　30
マルチスライスCTによる診断　32
　1．三次元画像の種類と目的　32
　2．Virtual endoscopyによる胃癌のCT診断　32
　3．胃癌の深達度診断　33
MRIによる胃粘膜下腫瘍の診断　33

1．検査目的と撮像方法　33
　　2．粘膜下腫瘍の鑑別診断　33
　おわりに　34

8　上部消化管造影検査と内視鏡検査の比較と適応　35
荒川　泰行／川村　洋
上部消化管X線検査　35
　1．読影のポイント　35
　2．上部消化管X線検査の禁忌　36
　3．鎮痙剤の使用上の注意　36
　4．造影剤の濃度と量　36
内視鏡検査　36
　1．内視鏡検査の禁忌　36
　2．鎮痙剤の使用上の注意　36
　3．色素内視鏡　36
症例呈示　37
　1．食道静脈瘤　37
　2．食道アカラシア　38
　3．スキルス胃癌　39

9　消化管内視鏡診断，検査方法，前処置　40
勝　健一
はじめに　40
診　断　40
喉・頸部・上部食道早期がんの診断　40
診断される疾患　40
　1．食道疾患　40
　2．胃・十二指腸疾患の診断　41
検査法　41
前処置　41
　1．ルゴール染色法　42
　2．胃・十二指腸内視鏡検査に使用される色素　42
ちょっとしたコツ　42

10　消化器内視鏡の新しい展開バーチャルエンドスコピーとカプセル内視鏡　43
桑山　肇
はじめに　43
VEによる診断　43
VEの長所と問題点　44
カプセル内視鏡による診断　45
カプセル内視鏡の長所と問題点　46
おわりに　46

11　消化性潰瘍の考え方の変遷　48
伊藤　俊之／千葉　勉
疫　学　48
原　因　48
臨床像　49
診　断　49
　1．問　診　49
　2．理学所見　49
　3．初診時におこなっておきたい検査　49
　4．確定診断および精査時に必要な検査　49
治　療　50
　1．一般療法，患者指導　50
　2．薬物療法　51
　3．合併症に対する治療方針　52
おわりに　52

12　食道裂孔ヘルニアの分類　54
串山　義則／木下　芳一
食道裂孔ヘルニアとは　54
臨床的意義について　54
診　断　55
治　療　56
おわりに　57

13　AGMLについて　58
村田　浩昭／辻　晋吾／辻井　正彦／川野　淳
歴史的背景　58
疫　学　58
原　因　58
診　断　59
治　療　60

14　食道癌の疫学　61
千野　修／幕内　博康
はじめに　61
食道癌の疫学　61
　1．地理的な相違と食道癌の病因　61
　2．食道癌とアルコール　61
　3．その他の病因　62
食道癌発生のハイリスク食道疾患　62
　1．腐食性食道炎　62
　2．食道アカラシア　62
　3．胃食道逆流症と逆流性食道炎　62
　4．Barrett粘膜とBarrett腺癌　62
おわりに　63

15　胃癌の疫学　64
芹澤　信子／三輪　洋人／佐藤　信紘
はじめに　64
胃癌死亡率の動向　64
胃癌罹患率の動向　65
死亡と罹患の乖離　66
将来予測　66
危険因子　66
　1．H.pylori 感染　66
　2．生活習慣要因　66
まとめ　67

16　H.pyloriと上部消化管疾患　69
加藤　元嗣／浅香　正博
H.pyloriの細菌学的特徴　69
H.pylori感染の特徴　69
H.pyloriと急性・慢性胃炎　70
H.pyloriと消化性潰瘍　70
H.pyloriと胃癌　71
H.pyloriと胃MALTリンパ腫　71

17　胃切除後症候群について　73
清水　伸幸／上西　紀夫
はじめに　73

ダンピング症候群	74
1．概　　念	74
2．早期ダンピング症候群	74
3．晩期ダンピング症候群	74
輸入脚症候群	74
貧　　血	75
栄養障害	75
骨障害	76
逆流性食道炎	76
胆石症・胆嚢炎	77
残胃炎	77
残胃癌	77
おわりに	78

18　欧米での新しい化学療法，遺伝子療法　79
才川　義朗／久保田哲朗／大谷　吉秀／北島　政樹

はじめに	79
抗癌化学療法	79
1．化学療法の分類	79
2．新規抗癌剤の種類	79
3．食道癌の化学療法	79
4．胃癌の化学療法	80
5．結腸直腸癌の化学療法	81
分子標的薬剤と遺伝子治療剤	81
がん遺伝子治療	82
おわりに	82

19　消化管疾患と漢方薬　83
内海　聡／佐藤　弘

はじめに	83
漢方治療の特徴	83
漢方治療の適応・不適応	83
1．食道疾患	84
2．胃疾患	85
3．その他	86
漢方薬の副作用について	86
西洋薬との併用	86
漢方薬の効果判定および服用中止の目安について	87
頻用処方解説	87
おわりに	88

20　臨床試験とインフォームドコンセント　89
谷　礼夫

臨床試験とは	89
臨床試験の基本-科学性と倫理性	89
1．臨床試験と科学性	89
2．臨床試験と倫理性	89
新薬臨床試験（治験）の実際	90
1．GCP（good clinical practice）	90
2．新GCPによる治験の実際	90
3．治験の段階的分類	92

疾患編

1　新鮮な魚介類を食べて上腹部に激痛が生じた！どう考える？　95
峯　徹哉

［問題編］	95
症例呈示	95
設　　問	95
［解説編］	96
アニサキス	96
1．概　　念	96
2．病因・感染経路	96
3．臨床症状	96
4．診断・治療	96
5．予　　後	96
6．予　　防	96
問題の解説と解答	97
レベルアップをめざす方へ	97

2　胃に地図様のビランを認めた　どうすればいいの？　99
滝沢　耕平／小田　一郎／斎藤　大三

［問題編］	99
症例呈示	99
設　　問	99
［解説編］	100
MALTリンパ腫	100
1．概　　念	100
2．診　　断	100
3．治　　療	100
4．予　　後	100
問題の解説と解答	100

3　胸がつかえる―私は食道癌でしょうか？　101
星原　芳雄

問診上の注意事項	101
検　　査	102
1．X線造影検査	102
2．内視鏡検査	102
3．CT scan, MRI	102
まとめ	102

4　前胸部痛―心臓も消化器内視鏡も異常ないと言われた　どうずればいい？　103
名越　淳人／原澤　茂

［問題編］	103
症例呈示	103
設　　問	103
問題の解説と解答	103
［解説編］	104
胃食道逆流症（GERD）と胸痛	104
1．概　　念	104
2．臨床症状	104
3．鑑別診断	104
4．治　　療	105
おわりに	106

5 Helicobacter pyloriはどのように診断すべきか？ 107
今瀬　教人／高橋　信一

- [問題編] 107
- 症例呈示 107
- 設問 108
- 問題の解説と解答 108
- [解説編] 109
- はじめに 109
- 感染経路について 109
- 感染診断について 109
  - 1．侵襲的診断法 109
  - 2．非侵襲的診断法 110
  - 3．H. pylori除菌療法について 110
- レベルアップをめざす方へ 110
  - H. pyloriと関連疾患 110

6 胃体部に小さなポリープが多数見つかったが どうすればいい？ 112
町田　浩久／斯波　将次／樋口　和秀／荒川　哲男

- [問題編] 112
- 症例呈示 112
- 設問 112
- [解説編] 113
- 胃底腺ポリープ 113
  - 1．概　念 113
  - 2．臨床症状 113
  - 3．診断・治療 113
  - 4．予　後 113
  - 5．インフォームド・コンセント 113
- 問題の解説と解答 113

7 胃に早期癌があると言われた 治療はどうすればいいの？ 115
井口　幹崇／柳岡　公彦／一瀬　雅夫

- [問題編] 115
- 症例呈示 115
- 設問 115
- [解説編] 116
- 早期胃癌 116
  - 1．概　念 116
  - 2．病　因 116
  - 3．診　断 116
  - 4．治　療 116
- 問題の解説と解答 117
- レベルアップをめざす方へ 118
  - 1．内視鏡的切開剥離術 118
  - 2．早期胃癌発見のために 119

8 食事が通らない！ 内視鏡検査で胃壁伸展不良？ 120
神　万里夫／渡辺　純夫

- [問題編] 120
- 症例呈示 120
- 設問 120
- [解説編] 121
- スキルス胃癌について 121
  - 1．疾患概念 121
  - 2．スキルス胃癌の成因 122
  - 3．スキルス胃癌の診断 122
  - 4．スキルス胃癌の治療 122
- 問題の解説と解答 122
- レベルアップをめざす方へ 123

9 酒を飲んで何回か嘔吐しその後大出血した！ 124
今井　幸紀／太田　慎一

- [問題編] 124
- 症例呈示 124
- 設問 125
- [解説編] 125
- Mallory-Weiss症候群 125
  - 1．概　念 125
  - 2．頻　度 125
  - 3．誘　因 125
  - 4．臨床症状 125
  - 5．診　断 125
  - 6．鑑別診断 125
  - 7．治　療 126
  - 8．予　後 126
- 問題の解説と解答 126

10 関節リウマチでNSAIDを服用中 上腹部痛と下血が出現した！？ 127
進士　陽子／津久井　拓／坂本　長逸

- [問題編] 127
- 症例呈示 127
- 設問 127
- [解説編] 128
- NSAIDs潰瘍 128
  - 1．概　念 128
  - 2．疫　学 128
  - 3．臨床症状と診断 128
  - 4．予防と治療 128
- 問題の解説と解答 129
- レベルアップをめざす方へ 129
  - 1．胃粘膜防御機構とNSAIDs起因性胃病変の発生メカニズム 129
  - 2．COX-2選択的阻害薬 129

11 痛みがなく急に吐血した！ 肝疾患はない？ 131
山本　伸／岡崎　和一

- [問題編] 131
- 症例呈示 131
- 設問 131
- [解説編] 132
- Dieulafoy's ulcer 132
  - 1．概　念 132
  - 2．病　因 132
  - 3．臨床症状 132
  - 4．診断・治療 132
  - 5．予　後 132
- 問題の解説と解答 133
- レベルアップをめざす方へ 133

12　胃体上部小彎の頂部が自壊した粘膜下腫瘍　134
　　　　　筒井　秀作／木下　和郎／篠村　恭久
[問題編] 134
症例呈示 134
設問 134
問題の解説と解答 135
[解説編] 135
GIST 135
　1．概念 135
　2．病因 136
　3．臨床症状 136
　4．診断 136
　5．治療 137
　6．予後 137
レベルアップをめざす方へ 137

13　若い男性で腹部は板状硬　どうすればいい？　138
　　　　　石川　浩一／北野　正剛
[問題編] 138
症例呈示 138
設問 138
[解説編] 139
消化管穿孔（総論） 139
胃・十二指腸潰瘍穿孔 139
　1．概念 139
　2．病因 139
　3．臨床症状 139
　4．診断 139
　5．治療 139
　6．予後 139
患者の生活指導，その他（インフォームドコンセント） 140
　1．心身医学的療法 140
　2．食事療法 140
　3．薬物療法 140
問題の解説と解答 140
レベルアップをめざす方へ 140

14　何か喉にひっかかるものがある　どうすればいいの？　141
　　　　　田中　三千雄
[問題編] 141
症例呈示 141
設問 141
[解説編] 142
咽頭・食道の異物症 142
　1．疾患概念 142
　2．病因 142
　3．症候 142
　4．診断 142
　5．治療 143
　6．合併症の診断と治療 143
　7．予後 143
類縁疾患 144
　1．咽喉頭異常感症 144
　2．嚥下障害を来す疾患 144
問題の解説と解答 145
レベルアップをめざす方へ 145

15　3 cmぐらいのポリープが胃にあり　良性と言われた　どうするの？　146
　　　　　佐々木誠人／伊藤　誠
[問題編] 146
症例呈示 146
設問 146
[解説編] 147
胃ポリープ 147
　1．概念 147
　2．分類 147
　3．成因 147
　4．頻度 147
　5．症候 147
　6．診断・治療 148
　7．予後 148
その他鑑別を要する疾患 148
　1．非上皮性ポリープ 148
　2．粘膜下腫瘍 148
　3．その他 148
問題の解説と解答 149
レベルアップをめざす方へ 149

16　他臓器に癌があり根治出来ずに経過観察中　下血が突然に！　何を考える？　150
　　　　　石原　立／竜田　正晴
[問題編] 150
症例呈示 150
設問 150
[解説編] 151
総論 151
転移性胃癌の解説 151
　1．疾患概念 151
　2．頻度 151
　3．症候 151
　4．診断 151
　5．治療 151
　6．予後 151
類縁疾患との鑑別 151
インフォームドコンセント 151
問題の解説と解答 152
本症例の診断 152
レベルアップをめざす方へ 153

17　全身のリンパ節が腫大　貧血も進行！　155
　　　　　加藤　勝章／浅木　茂
[問題編] 155
症例呈示 155
設問 156
[解説編] 156
消化管悪性リンパ腫 156
　1．概念 156
　2．疫学 157
　3．病型 157
　4．臨床症状および検査所見 157
　5．鑑別診断 157
　6．臨床病期 157
　7．治療 158

18 固形物や水　特に液体が飲み込みにくい！　160
　　　　　　　　　　　　　後藤　秀実／宮原　良二

［問題編］ 160
症例呈示 160
設　問 161
［解説編］ 161
アカラシア 161
　1．概　念 161
　2．病　因 161
　3．臨床症状 162
　4．診　断 162
　5．治　療 163
　6．予　後 163
問題の解説と解答 163
レベルアップをめざす方へ 164

19 胃噴門部に血管がルイルイと！肝疾患もある？　165
　　　　　　　　　　　　　　　　　渡辺　勲史

［問題編］ 165
症例呈示 165
設　問 166
［解説編］ 166
胃静脈瘤 166
　1．分　類 166
　2．血行動態 166
　3．診　断 166
　4．治　療 166
問題の解説と解答 168
レベルアップをめざす方へ 168

20 球部に一見SMT様の腫瘍あり　生検でcarcinoidと診断　169
　　　　　　　　　　　　　芳野　純治／神谷　直樹

［問題編］ 169
症例呈示 169
設　問 169
［解説編］ 170
十二指腸カルチノイド 170
　1．概　念 170
　2．病　因 170
　3．症　候 170
　4．診　断 170
　5．治　療 170
　6．予　後 171
問題の解説と解答 171
レベルアップをめざす方へ 171
　1．胃カルチノイド 171
　2．von Recklinghausen 病 171

索　引 173

（8．予　後 158
問題の解説と解答 158
レベルアップをめざす方へ 159）

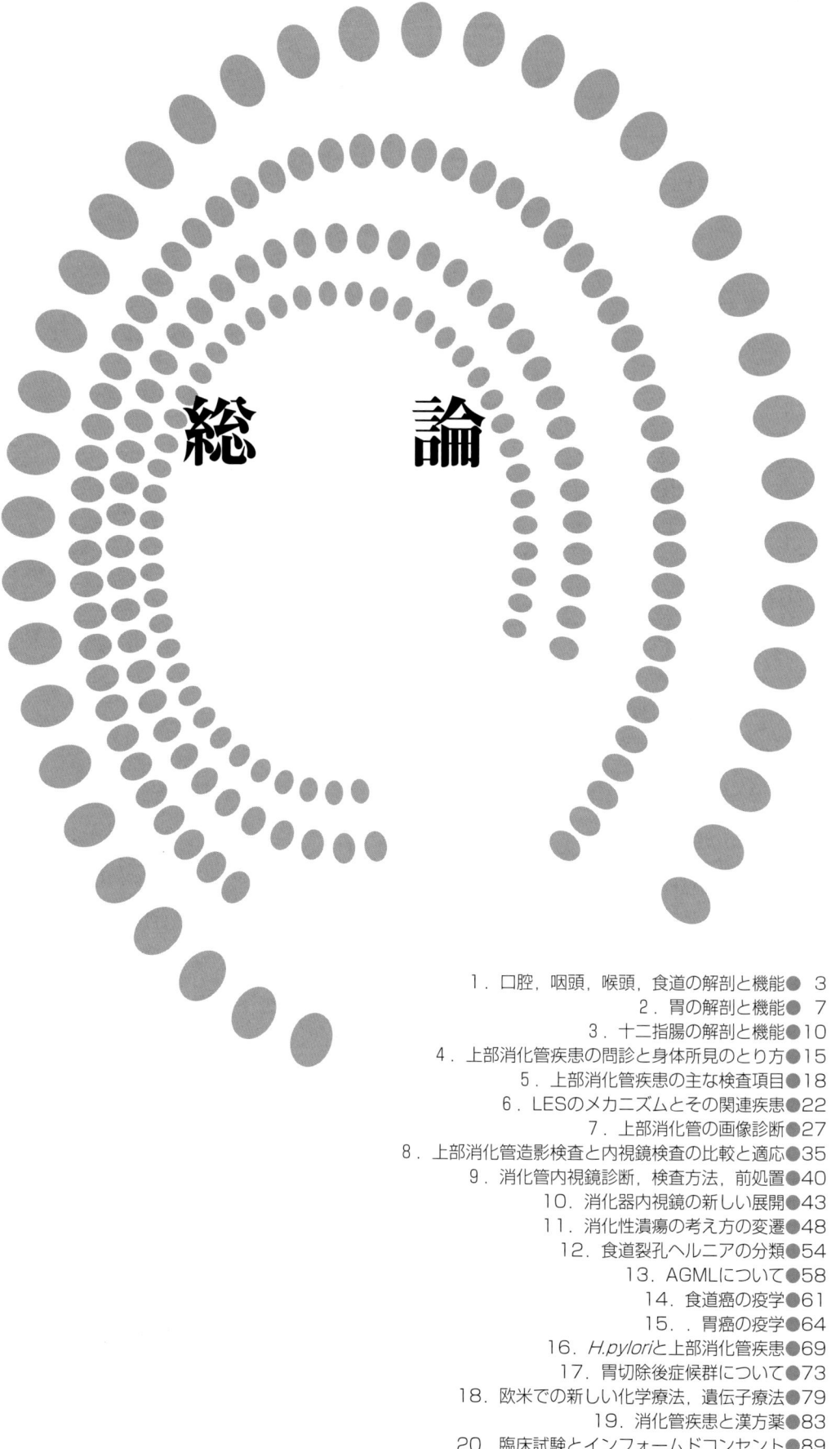

総 論

1. 口腔, 咽頭, 喉頭, 食道の解剖と機能●3
2. 胃の解剖と機能●7
3. 十二指腸の解剖と機能●10
4. 上部消化管疾患の問診と身体所見のとり方●15
5. 上部消化管疾患の主な検査項目●18
6. LESのメカニズムとその関連疾患●22
7. 上部消化管の画像診断●27
8. 上部消化管造影検査と内視鏡検査の比較と適応●35
9. 消化管内視鏡診断, 検査方法, 前処置●40
10. 消化器内視鏡の新しい展開●43
11. 消化性潰瘍の考え方の変遷●48
12. 食道裂孔ヘルニアの分類●54
13. AGMLについて●58
14. 食道癌の疫学●61
15. . 胃癌の疫学●64
16. *H.pylori*と上部消化管疾患●69
17. 胃切除後症候群について●73
18. 欧米での新しい化学療法, 遺伝子療法●79
19. 消化管疾患と漢方薬●83
20. 臨床試験とインフォームドコンセント●89

総論 1 口腔，咽頭，喉頭，食道の解剖と機能

口腔，咽頭，喉頭，食道の解剖

1. 口　腔（図1）

　口腔は消化管の入り口で，上下の口唇間（口裂）と大きく開口した際に見られる最も奥の狭くくびれた部分（口狭狭部）との間の空間である．前方は開口部である口唇，側壁は頬粘膜，上壁は口蓋，底部は舌で囲まれ，歯列弓を境に前方の口腔前庭と後方の固有口腔に分けられる．

1）歯　列

　成人では32本の永久歯で構成される．多形歯と呼ばれ，上下左右に2対の切歯（2本），犬歯（1本），大小臼歯（大臼歯3本，小臼歯2本）がある．上顎歯は三叉神経の上顎神経の枝，下顎歯は三叉神経の下顎神経の枝に支配される．

2）舌

　横紋筋からなり，自由に動かすことが可能で咀嚼や嚥下，構音に関わっている．さらに表面にある味蕾により味覚を感じる．舌体の背面には，粘膜固有層が上皮中に突出して特殊化した舌乳頭と呼ばれる小突起が密生している．舌乳頭には糸状乳頭，茸状乳頭，有郭乳頭，葉状乳頭の4種類があり，味蕾は有郭乳頭，葉状乳頭に存在している．運動は舌下神経により，知覚は前2/3が三叉神経の舌神経，後1/3が舌咽神経により支配されるが，味覚は顔面神経の鼓索神経に支配される．

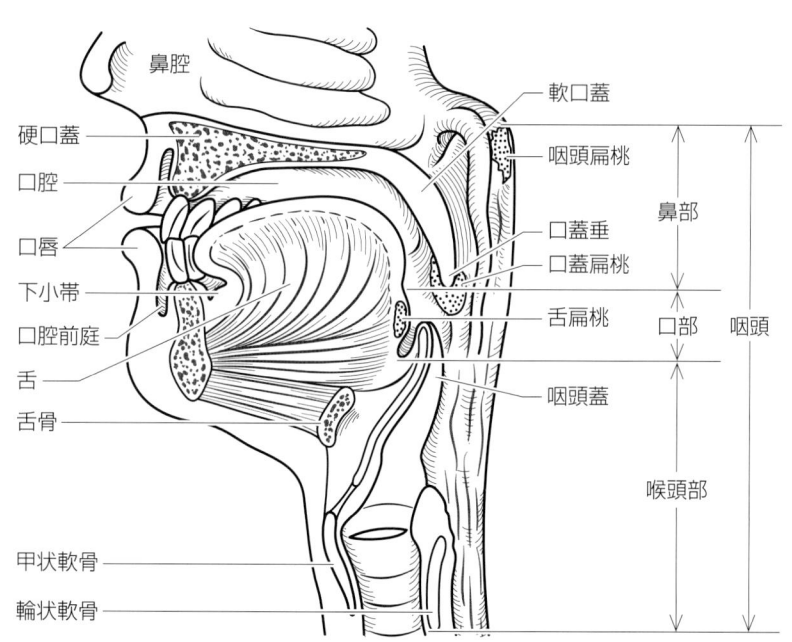

図1　口腔から咽頭部（矢状断面）
口腔は口腔前庭，固有口腔に分けられ，咽頭は鼻部，口部，喉頭部に3区分される．
（人体の正常構造と機能　Ⅲ　消化管第1版，p.16，日本医事新報社，2000より一部改変引用）

3) 口　蓋

鼻腔との隔壁で頬粘膜とともに咀嚼時に口腔を完全な閉鎖空間とすることができる．前方は内部に骨を有し硬口蓋，後方は骨を欠き軟口蓋と呼ばれ，後縁には口蓋垂と呼ばれる指状の突起が垂れ下がっている．軟口蓋は主に横紋筋からなり，嚥下時に食塊の逆流防止に働いている．

4) 唾 液 腺

耳下腺，顎下腺，舌下腺の3種類の大唾液腺と粘膜下に無数に分布する小唾液腺がある．耳下腺は漿液を分泌する漿液腺，顎下腺と舌下腺は漿液，粘液を分泌する混合腺である．耳下腺は耳の下方に位置し，導管(耳下腺管)は上顎第2大臼歯に相対する頬粘膜に開口している．顎下腺の導管は口腔底の舌下小丘に一対，舌下腺の導管は舌下小丘とその周囲に開口している．

2．咽頭・喉頭（図2）

鼻腔と口腔が後方に開く共通空間であり，消化管と気道が交差する部である．上方は頭蓋底から始まり，下方は第6頸椎と輪状軟骨の高さに及ぶ．軟口蓋より上を鼻部，喉頭蓋より下を喉頭部，その間を口部と3部に区分される．喉頭部には背側に食道入口部，腹側に気道の入口である喉頭口があり，その両側には梨状陥凹と呼ばれる凹みがある．咽頭の筋群は横紋筋から成り，上・中・下の咽頭収縮筋は横方向に，咽頭挙筋群(口蓋咽頭筋，耳管咽頭筋，茎突咽頭筋)が縦方向に走行する．下咽頭収縮筋の下部を構成する輪状咽頭部の帯状の領域(輪状咽頭筋)は，上下でわずかに筋線維を欠くことが多いため相対的に脆弱となる(Killian三角)．この脆弱部に形成されるのが下咽頭憩室(Zenker憩室)である．また，輪状咽頭筋下縁の後方では食道の縦走筋の上縁が前側方で輪状軟骨に付着するため，後方で縦走筋を欠き輪状筋のみとなるため下方に凸の三角の脆弱部(Laimer三角)が存在する．この部は食道入口部にあたり，内視鏡の挿入時に粗暴な操作をすると穿孔を起こしやすい．

3．食　　道（図3）

食道は咽頭に続く約25cmの管状臓器(切歯から噴門まで約40cm)で，食物を胃に運ぶための通路である．輪状軟骨の下縁で始まり，脊柱の前方で後縦隔を下行して，横隔膜の食道裂孔を通って腹腔に入り胃

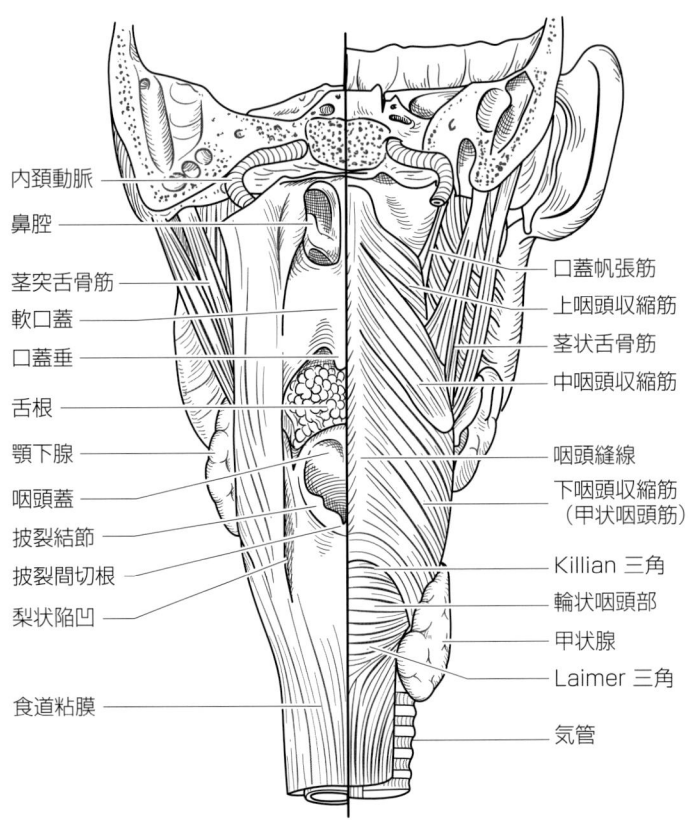

図2　咽頭（前面と後面）
鼻腔と口腔が開く共通管で，下咽頭の中央に喉頭蓋がありその左右の梨状窩から食道につながる．
(解剖学　第3巻　第11版第18刷，金原出版株式会社，1998を参考に作成)

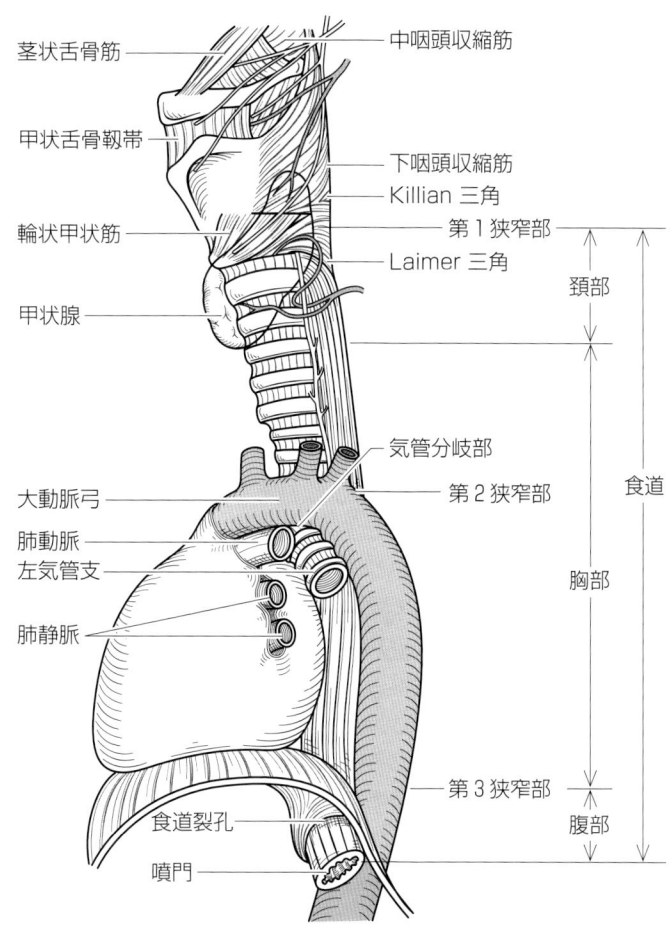

図3 下咽頭から食道
3カ所の生理的狭窄部があり，前面には上部で気管，気管分岐部と下部では心囊を介して左心房と接する．
（「本郷道男編集：図説消化器病 5食道疾患，メジカルビュー社」および「人体の正常構造と機能 Ⅲ消化管 第1版，p21，日本医事新報社，2000」を参考に作成）

連なる．頸部，胸部，腹部食道に3区分される．全体には前後に扁平な管であるが，生理的狭窄部と呼ばれる3カ所の狭窄部（食道入口部，大動脈交差部から気管分岐部，横隔膜通過部）が存在する．食道の前面には上部で気管，気管分岐部，左気管支があり，下部では心囊を介して左心房が接する．側面では頸部食道では甲状腺の一部，総頸動脈，左鎖骨動脈，胸管が近接している．

動脈系は口側から下甲状腺動脈，大動脈からの食道動脈，左胃動脈などの枝が分布している．静脈系は胸部では奇静脈系に流入するが，下部では門脈系の左胃静脈との吻合があるため門脈圧亢進時には静脈瘤が形成される．

組織学的には消化管に基本的な3層構造をとる．粘膜は非角化重層扁平上皮で覆われ，粘膜筋板は縦走する発達した平滑筋からなる．他の消化管と異なり，粘膜固有層にもリンパ管があるため粘膜内癌でも転移する可能性がある．粘膜下層には粘液腺を主体とした食道腺と粘膜下神経叢（Meissner神経叢）があり，粘膜下神経叢は粘膜筋板の運動，知覚，腺分泌などに関与している．筋層は内輪筋と外縦走筋の2層構造をとり，上部においては2層とも横紋筋，下部においては平滑筋，中部では両筋の混合からなる．輪状筋と縦走筋の間には筋間神経叢（Auerbach神経叢）があり，筋層の運動調節に関与している．最外層は漿膜がなく，疎な結合組織からなる外膜のみで形成される．このため，食道では炎症は縦隔に広範囲に波及しやすく，癌は浸潤しやすい．

食道の上端と下端には食塊が通過するときのみ開く括約筋機能が存在する．上部・下部食道括約筋と呼ば

表1　胃腺の種類，分布とその性状

種類	部位	腺細胞	分泌液	機能
噴門腺	噴門部	副細胞	粘液	粘膜保護
胃低腺	胃底部	主細胞	ペプシノーゲン	蛋白質の消化作用
	胃体部	副細胞	粘液	粘膜保護
	幽門部の一部	壁細胞	HCL	ペプシノーゲンの活性化
幽門腺	幽門部	副細胞	粘液	粘膜保護

ーゲンを活性型の消化酵素であるペプシンに変える役割をもっている．壁細胞はまたビタミンB_{12}の吸収に必要な内因子も分泌する．ビタミンB_{12}は赤血球産生に必要であるため，この内因子の産生が不十分であると悪性貧血が起こる．

ホルモン産生細胞として，G細胞はガストリンを血中に放出し，胃液の分泌を促し，消化管の蠕動を亢進させ，幽門輪の括約筋を弛緩させる作用がある．ランゲルハンス島や胃をはじめとして全消化管に分布するというD細部から分泌されるソマトスタチンは下垂体前葉に作用して成長ホルモンの分泌を抑制するほか，消化管に対しては，胃酸分泌の抑制・ガストリン分泌の抑制・膵外分泌機能の抑制などを行う．

他に，ECL細胞から分泌されるヒスタミン，X/A-like細胞から分泌されるグレリンがある．グレリンは，成長ホルモン分泌促進作用だけでなく強力な摂食促進作用を持ち，絶食によりその分泌が促進されることから，空腹信号として機能していることが推測される．

4．神経支配

胃は交感神経と副交感神経の二重神経支配を受けている．これらは拮抗的で促進作用と抑制作用がある．促進作用は胃の収縮を起こし消化管運動を活発にする．この促進作用は副交感神経（迷走神経）末端から分泌されるアセチルコリンによる．対する抑制作用は交感神経末端から分泌されるノルアドレナリンによるものである．

胃の機能

1．胃の機能

胃の機能としては以下に分類される．

（1）胃では食物を均等な液状に近い状態，糜粥（びじゅく）chymeの状態にまで変化させる．

（2）食物を胃内に留め，消化の状態に応じて少量ずつ十二指腸に送り込む．

（3）胃液は主として胃底腺から，1日約2.5l分泌され，pHは2.0～2.5の強酸性の液体である．

（4）胃低腺の壁細胞から分泌される塩酸により，食物を殺菌するとともに食物中のたんぱく質を膨化させる．

（5）胃底腺の主細胞から分泌されるペプシノーゲンが塩酸により活性のペプシンとなり，たんぱく質をある段階まで消化する．

（6）胃液の分泌は脳相，胃相，腸相に分けられ，脳相には条件反射による分泌と，口腔内の直接刺激による無条件反射の分泌という二つの神経性の機序がある．胃相では胃粘膜刺激による神経性機序および幽門の粘膜面に食物が触れることにより，粘膜細胞内のガストリン産生細胞（G細胞）でガストリンが産生されECL細胞からのヒスタミン分泌を促し，塩酸分泌を促進する．腸相では十二指腸内でGIP，VIPなどの消化管ホルモンが胃液の分泌，運動を抑制する．

胃は消化の機能に対し種々の機能を有するが，栄養素の吸収にはほとんど関与していない．

胃はこれらの目的を，外分泌機能と平滑筋の収縮，弛緩反応の複雑な共同作用により行っている．胃は部位によって特徴をもっている．貯蔵の役割を有する部位は胃底部と胃体部，酸およびペプシンの分泌には胃体部，食物の混合と排出は前庭部，また消化管ホルモンの分泌は前庭部で行われる．

2．胃の運動

胃における蠕動運動は，食塊を胃液とともに半流動体にする（糜粥）．蠕動運動によって糜粥を十二指腸に移送する．一般的に胃体上部の輪状筋の収縮から蠕動は始まり，それが次第に強くなって幽門部方向に移動していく．幽門輪が閉じているため，糜粥の一部は胃体部へ逆行し，効果的に混ぜ合わされる．

3．消化管ホルモンについて（表2）

現在20種類以上の物質が消化管ホルモンとして報告されているが，その特徴として

（1）血流を介して主に消化液の分泌，消化管の運動などを調節する．

表2　消化管ホルモンの種類と胃への作用

分泌細胞	消化管ホルモン名	胃液分泌 酸	胃液分泌 ペプシン	胃運動
胃 G 細胞	ガストリン	↑↑	↑	↑
腸 S 細胞	セクレチン	↓	↑	↓
腸 I 細胞	CCK-PZ	↑	↑	↑
腸 K 細胞	GIP	↓	↓	↓
腸 H 細胞	VIP	↓	↓	
腸 E, C 細胞	モチリン			↑
胃腸膵D細胞	ソマトスタチン	↓		

(2) 消化管ホルモンが相互に協調的, 拮抗的に作用して, 消化機能全体として調節を行っている.

(3) 消化管ホルモンの分泌機序は摂取した食物およびその分解産物の粘膜に対する物理化学的刺激によって行われる.

1) ガストリン

胃幽門部にたんぱく質やアミノ酸などが触れたり, 食物の機械的刺激, インスリン低血糖などの刺激があると, 粘膜内のG細胞から分泌され, 血行を介して胃底腺の壁細胞, 主細胞に働き, 塩酸に富む胃液を分泌させる. また胃, 小腸, 大腸, 胆嚢などの運動を促進させる. ガストリノーマや悪性貧血では分泌が亢進し血中濃度が高値 (高ガストリン血症) となる.

2) セクレチン

十二指腸粘膜に酸性の糜粥が触れると, 十二指腸粘膜内のS細胞から分泌される. 血行性に膵臓に働き, 大量の膵液を分泌させる. またガストリンや塩酸の分泌を抑制し, 小腸, 大腸の運動を抑制するとともに幽門括約筋, 胆嚢の収縮を促し, 一方, 胃の血流を抑制する.

3) コレチストキニン (パンクレオザイミン)

十二指腸粘膜に, 主として糖質や脂肪酸などが触れると十二指腸粘膜内のI細胞から分泌され, 膵液分泌を促進させるとともに, 胆嚢を収縮させ, Oddi括約筋の収縮を抑制し, 胃幽門部, 小腸, 大腸の運動を促進させる. 胃液やインスリンなどの分泌を刺激する.

4) GIP

十二指腸粘膜に脂肪酸, ブドウ糖などが触れると粘膜内のK細胞から分泌され, 胃液分泌, ガストリン分泌を抑制する.

5) VIP

GIPと同様に, 胃液分泌を抑制するとともに, 膵臓, 胆嚢の機能を促進するといわれている. VIPoma (WDHA症候群) で過剰に産生される.

6) ソマトスタチン

胃粘膜や膵臓ランゲルハンス島に散在するD細胞から分泌される. 作用としては, ガストリン, セクレチンの分泌を抑制し, 胃酸の分泌, 膵液分泌を抑制するように働くのではないかと考えられている. また, インスリン, グルカゴンの分泌を抑制するといわれている.

7) グルカゴン

主には膵ランゲルハンス細胞 (A細胞) から分泌されるが, 腸管粘膜L細胞や胃壁からも分泌されている. 血糖上昇の作用があるほか, 胃腸に対してはガストリン分泌促進, 消化管運動抑制などの作用があるとされている.

● 文　献 ●
1) シーリー解剖生理学. 新井康允, 河谷正仁, 中井康光共訳, 廣川書店, 1994
2) 医科生理学展望. 星猛, 林秀生, 菅野富夫共訳, 丸善, 1998
3) 現代の生理学. 古河太郎, 本田良行編集, 金原出版, 1994
4) 杉晴夫編著：人体機能生理学. 南江堂, 2003
5) 川井啓市：胃―形態とその機能. 医学書院, 1994

[阿治部弘成／菅野健太郎]

総論 3 十二指腸の解剖と機能

　小腸は消化・吸収という生命維持に不可欠な機能を司るのみならず、豊富なリンパ組織・内分泌細胞・自律神経などを有し、多様な活動を行っている臓器である。全長7mにもおよぶ小腸は、十二指腸、空腸、回腸の3部分に分けられ、その最初の部分である十二指腸は、長さ約25cmすなわち12横指であることがその名の由来となっている。

解剖学的事項

　十二指腸は幽門部より起始し、膵頭部を取り囲むようにC字型に屈曲して、十二指腸空腸曲で空腸へ移行する。十二指腸は以下の4部分に分けられる（図）1）。

　1）球部（上部）：約5cmの長さ、第一腰椎の右前方に位置.

　十二指腸球部の起始部約2cm（幽門直後の部分）は腸間膜を有し、可動であるが、球部の後半および他の3部分は腸間膜を持たず、腹膜後性retroperitonealである。上記起始部の上縁からは肝十二指腸靱帯（小網の一部）、下縁からは大網が伸び出している。

　2）下行部：長さ7～10cm、第2から第3腰椎の右縁を下行.

　総胆管と膵管は、下行部のほぼ中央左側で十二指腸壁を貫通したのち合体して膨大部hepatopancreatic ampullaを形成、十二指腸乳頭（大乳頭）の頂上部に開口する。副膵管が存在する時は、少し上方に小乳頭と

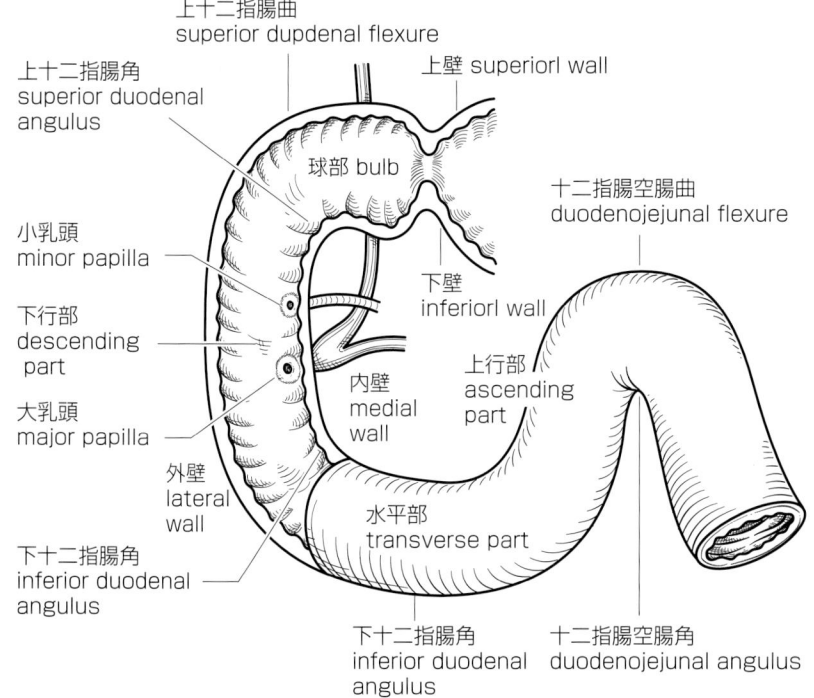

図1　十二指腸の解剖
（日本消化器内視鏡学会用語委員会，1997[1]）より引用）

して開口する.

3）水　平　部：長さ6〜8 cm，第3腰椎前面を水平に走行.

水平部は膵頭部下縁に沿って水平に走行し，前方には上腸間膜動・静脈と小腸腸間膜の基部が，後方には下大静脈・大動脈などが存在する.

4）上　行　部：長さ約5 cm，第3腰椎左縁から左上方へ向かった後，前方へ転じて第2腰椎上縁レベルで十二指腸空腸曲に達する.

十二指腸空腸角は急角度を形成しており，トライツ靱帯と呼ばれる横隔膜右脚へ伸びる筋性のヒダで固定されている．トライツ靱帯は横隔膜由来の骨格筋と十二指腸水平部・上行部由来の平滑筋線維から構成されており，これらの筋が収縮することにより十二指腸空腸曲が鈍角となり，腸内容物の移動が促される[2]．

十二指腸の前半部は，腹腔動脈由来の胃十二指腸動脈の枝である上膵十二指腸動脈，後半部は上腸間膜動脈から分枝する下膵十二指腸動脈により養われる．これら上・下膵十二指腸動脈は十二指腸と膵島部の間を走行し，両臓器を養い，お互いに吻合を形成している．静脈は十二指腸支配動脈に伴走し，上腸間膜静脈や脾静脈を介していずれも最終的に門脈へと注ぐ．十二指腸からのリンパ管は動脈に沿って走行し，前面からは膵十二指腸リンパ節などへ，後面からは上腸間膜リンパ節へつながり，腹腔リンパ節へと注ぐ．

十二指腸には腹腔神経叢，上腸間膜動脈神経叢を経由して，迷走神経（副交感神経）と交感神経が分布している．十二指腸の感覚神経は，痛覚や温度覚に関しては鈍感であるが，伸展刺激はcolic painとして通常心窩部に感知される．十二指腸が穿孔した場合は，横隔膜への刺激の結果として右肩に痛みを感じる場合がある[2]．

 組織学的事項

十二指腸壁は粘膜（単層円柱上皮，粘膜固有層，粘膜筋板），粘膜下組織，筋層および漿膜で構成されている．

十二指腸球部では内腔が平らであるが，残りの十二指腸には輪状ヒダplicae circulares, Kerckring's foldがみられ，また粘膜表面には腸絨毛intestinal villi が密生している．さらに腸絨毛を被う上皮細胞の頂部細胞膜には微絨毛microvilliと呼ばれる微細な突起がある．絨毛の間の粘膜固有層には上皮が落ち込んで腸陰窩intestinal gland（リーベルキューン陰窩crypt of Lieberkühn）が形成されている．これらの構造により，小腸内面の表面積は約400〜600倍に広げられ，吸収機能を高めている．

十二指腸と回腸および空腸の間には明確な境界が存在するわけではないが，十二指腸には以下のような特徴がある．

(1) 輪状ヒダおよび腸絨毛は十二指腸下行部から空腸上部にかけて最も発達している．

(2) 粘膜下組織には十二指腸に特異的なブルンネル腺Brunner's gland が存在する．

(3) 単位面積当たりの杯細胞が少ない．

(4) 腸内分泌細胞が豊富である．

・集合リンパ小節（回腸で発達している）がほとんどみられないこと，などである[3]．

1．粘膜上皮を構成する細胞

1）吸収上皮細胞；absorptive epithelium

最も数が多い細胞で，基底側に楕円形の核を持ち，頂部側表面には微絨毛の集合体からなる刷子縁brush borderがある．主な働きは最終段階の消化および水・栄養の吸収である．

2）杯　細　胞；goblet cell

単細胞腺で十二指腸には少ない．ムチノーゲンmucinogenを産生し，その水和物であるムチンmucinは粘膜表面を被う粘液の成分である．

3）腸内分泌細胞；enteroendocrine cells

消化管上皮には様々な種類の内分泌細胞があり，内分泌および傍分泌ホルモンを産生する．この細胞は次のように呼ばれることもある．

・銀親和性および好銀製細胞
・APUD(amine precursor uptake and decarboxylation)細胞
・散在性神経内分泌系（DNES：diffuse neuroendocrine system）細胞．

小腸では十二指腸に最も豊富に存在し，腸陰窩に多く見られる．これらの細胞は，分泌顆粒の大きさの違いや，産生されるホルモンに関する免疫組織学的研究によって十数種類に分類されている．一般的に1種類の内分泌細胞は1種類のホルモンを分泌するが，2種類のホルモンを分泌ものもある．小腸に存在する代表的な腸内分泌細胞を（表1）に示す[4]．

4）幹　細　胞；stem cell

腸陰窩に分布し，活発に増殖して陰窩と絨毛の上皮を更新する．幹細胞の細胞周期は約24時間と短く，新しく作られた細胞は5〜7日で絨毛の先端まで移動・脱落してゆく．

5）パーネート細胞；Paneth cell

主に腸陰窩の底部に分布し，核上部に大きな好酸性の分泌顆粒を持つため容易に鑑別できる．抗菌性物質

表1 腸内分泌細胞と消化管ホルモン

細胞	局在	産生ホルモン	ホルモンの作用
A	胃と小腸	グルカゴン（エンテログルカゴン）	肝細胞でのグリコーゲン分解を促進し，血糖値を上昇
D	胃，小腸と大腸	ソマトスタチン	近くの内分泌細胞のホルモン分泌を抑制
EC	胃，小腸と大腸	セロトニン，サブスタンスP	蠕動運動を促進
ECL	胃	ヒスタミン	胃酸分泌を促進
G	胃と小腸	ガストリン	塩酸分泌，胃の運動（胃内容の排出を調整），胃体部幹細胞の増殖
GL	胃，小腸と大腸	グリセンチン	肝細胞でのグリコーゲン分解を促進し，血糖値を上昇
I	小腸	コレシストキニン	膵臓の消化酵素分泌と胆嚢の収縮を促進
K	小腸	胃抑制ペプチド(GIP)	塩酸の分泌を抑制
MO	小腸	モチリン	腸の蠕動を促進
N	小腸	ニューロテンシン	回腸への血流を増加させ，小腸と大腸の蠕動運動を抑制
S	小腸	セクレチン	膵臓からの重炭酸含有液の分泌を促進
VIP	胃，小腸と大腸	血管作動性腸ペプチド	小腸と大腸の蠕動運動を促進し，消化管による水とイオンの排出を促進

EC：腸クロム親和性細胞　　ECL：腸クロム親和性細胞様細胞　　G：ガストリン産生細胞　　GL：グリセンチン産生細胞
MO：モチリン産生細胞　　N：ニューロテンシン産生細胞　　VIP：血管作動性腸ペプチド産生細胞

(ガートナー LP, ハイアット JL, 2003[4]) より一部改変引用)

のリゾチームなどを産生し，正常腸内細菌叢の維持に関与していると考えられている．

6) M細胞；M cell

単核食細胞系に属する細胞で，扁平上皮様の形態を示し，腸管内腔に存在する抗原を貪食した後，粘膜内のCD4陽性T細胞に受け渡し，腸管免疫系を刺激する[5]．

2．粘膜固有層

絨毛の芯にあたる部分を形成するのは，粘膜固有層の疎性結合組織である．絨毛の基部と粘膜筋板の間は多数の腸陰窩に貫かれている．

3．粘膜筋板

小腸の粘膜筋板は，平滑筋の内輪筋層と外縦筋層からなり，絨毛先端まで伸びた内輪筋層由来の筋線維は，消化の際に絨毛を毎分数回ずつ収縮させる．

4．粘膜下組織

小腸の粘膜下組織は血管・リンパ管に富み，粘膜下神経叢が存在する．十二指腸のはじめの数cm（大乳頭までの部位）に局在するブルンネル腺は，複合粘液腺であり，粘膜面の触覚，炎症性刺激（胃酸による），副交感神経の刺激，セクレチンなどのホルモン刺激などによってアルカリ性の粘液を分泌し，胃酸を中和する．交感神経刺激はブルンネル腺を抑制し，十二指腸球部の防御能を低下させるため，この部位に消化性潰瘍ができる要因の一つとされている．

5．筋　層

内輪筋層と外縦筋層の2層の平滑筋層からなり，小腸の運動にあずかる．

6．リンパ管と血管

絨毛の粘膜固有層には，中心乳糜管 central lacteal duct（中心リンパ管）と呼ばれる毛細リンパ管があり，絨毛から吸収した物質を粘膜下リンパ叢に運ぶ．この後リンパは腸リンパ本幹，乳糜槽，胸管を経て左側の内頸静脈と鎖骨下静脈の合流部（左静脈角）において血管系に注ぐ．

絨毛下の毛細血管内の血液は，粘膜下血管叢に流れ込み，門脈をへて肝臓に至る．

7．神経系

食道から肛門まで，消化管には約1億のニューロンからなる腸管神経叢が存在し，これは脊髄にあるニューロンとほぼ同数である[6]．腸管神経叢は消化管の運動と分泌を調節している．腸管神経叢には縦走筋と輪状筋の間にある筋間神経叢（Auerbach神経叢）と粘膜下組織内にある粘膜下神経叢（Meissner神経叢）がある．前者は主に消化管運動を支配し，後者は分泌と局所の血流を支配する．

腸管神経叢の神経末端から分泌される多くの伝達物質の中で，アセチルコリンとノルエピネフリンの2つがよく知られている．アセチルコリンは概して興奮性に働き，ノルエピネフリンは抑制性に働く．副腎から分泌されたノルエピネフリンも同様に作用する．ほかにもアデノシン三リン酸，セロトニン，ドーパミン，コレシストキニン，サブスタンスP，VIP，ソマトス

タチン，などの伝達物質が知られている．

知覚線維末端は腸管上皮または腸管壁に始まり，求心性線維を脊髄前角細胞や腸管神経叢へ送る．後者は交感，迷走神経を介して脳幹へ達する．知覚線維は腸管の局所反射あるいは脊髄前角細胞，脳幹を介した反射を引き起こす．

生理学的事項

1．消　化

食物は唾液や胃液による消化を受けた後，十二指腸に入る．十二指腸では膵からの外分泌酵素によって，糖質，蛋白質，脂質が分解される．糖質，蛋白質は，刷子縁に存在する酵素によって単糖類，アミノ酸・ジペプチド・トリペプチドにまで分解され，輸送体蛋白（トランスポーター）によって吸収上皮内に取り込まれる．脂質は胆汁，特にレシチンによって乳化され，膵リパーゼによってモノグリセリドと脂肪酸に分解される．これらは胆汁酸塩で形成された直径3～6nmのミセルの中央脂肪成分中に溶解し，吸収上皮細胞の刷子縁へ輸送され，そこから細胞内に移動する．

2．吸　収

水，イオン類，単糖類，アミノ酸などは微絨毛から吸収上皮細胞に入り，側面・基底側の細胞膜から細胞間腔へ移動し，絨毛の毛細血管網を経て肝臓に送られる．ミセルから取り込まれた脂肪酸とモノグリセリドは，滑面小胞体で再エステル化されてトリグリセリドに再合成される．トリグリセリドはゴルジ装置に運ばれ，コレステロール，リン脂質，βリポ蛋白と結合してカイロミクロンになる．カイロミクロンはゴルジ装置で膜に包まれ，粘膜固有層に放出されて，中心乳糜管に入る．短鎖脂肪酸は水溶性であるため，吸収上皮細胞から直接毛細血管に入り，肝臓に運ばれる．

3．腸液の分泌

ブルンネル腺や腸陰窩からは，1日当たり2L近くの弱アルカリ性の液が分泌される．これは粘膜下神経叢に由来する神経性の刺激とともに，セクレチンやコレシストキニンなどのホルモンによって調節されている．

4．運　動

小腸の運動には，限局性に起こり内容物をかき混ぜる撹拌性の分節運動と，内容物の長軸方向への移動を促す移送運動（蠕動運動）がある．後者によって内容物は毎分1～2cmの速度で移動し，小腸を3～5時間で通過する．

5．腸管運動の調節

腸管神経叢は外部の神経支配から独立して機能するが，神経叢に分布している交感，副交感神経も腸管機能に影響を与える．交感神経は腸管機能に対し抑制的に働く．抑制の方法には，

(1) 筋層の平滑筋に対し，直接ノルエピネフリンを分泌し軽度抑制する方法，

(2) 腸管神経叢のニューロンに対しノルエピネフリンを分泌し強く抑制する方法，

の2通りがある．副交感神経刺激は腸管神経層の活動を高め，腸管機能を亢進させる．

調節は，神経反射ならびにホルモンフィードバックを介して行われている．

＜神経反射による調節＞

食物が十二指腸に入ると，十二指腸壁から神経反射が起こり，十二指腸に内容物が充満しすぎないように胃からの排出が抑制される．この小腸胃反射を刺激する因子には以下のようなものがある．(1)十二指腸の拡張　(2)十二指腸粘膜に対する刺激　(3)十二指腸内容物の酸度　(4)内容物の浸透圧　(5)食物の分解産物の存在（特に蛋白質の分解産物，わずかに脂質の分解産物）．これらの刺激は腸壁の神経系，交感神経系，副交感神経系の3つのルートを介して，前庭部の収縮を抑え，幽門括約筋の緊張を高める．

＜ホルモンフィードバックによる調節＞

十二指腸から放出されるホルモンも神経反射と同様な働きをする．ホルモン産生の主な刺激は十二指腸に流入した脂質である．十二指腸に流入した脂質は上皮細胞の受容体などを介して数多くのホルモンを分泌させる．ホルモンは血液を通って胃に運ばれ，胃からの食物排出を抑制する．脂質の消化には時間を要するため，この効果は合目的である．最も強力な作用を持つホルモンはコレシストキニンであり，ガストリンによる胃の運動性亢進を競合的に抑制する．他にはセクレチン，胃抑制性ペプチド（gastric inhibitory peptide：GIP）が胃内容排出を抑制すると考えられている．

6．免　疫

腸管の粘膜固有層にはGALT（gut-associated lymphatic tissue）と呼ばれるびまん性あるいは小結節性のリンパ組織がある．回腸における大規模な集合体は特にパイエル板 Peyer's patches と称され，粘膜固有層と粘膜下層の大部分を占める．GALTは抗原物質や病原体の進入を防ぐ障壁として機能している．上述した粘膜上皮内のM細胞によって提示された抗原刺激に

よって，形質細胞plasma cellより粘膜固有層へ放出されたIgAは，そこで二量体となる．次に粘膜上皮細胞基底膜上のFc receptorと結合し，endocytosisによって細胞内に取り込まれ，最終的にはIgA-receptor複合体；secretory IgA (sIgA) として腸管内腔に分泌され，腸管免疫の主役として機能する．

以上，十二指腸の機能と解剖について，小腸全般における消化・吸収・免疫などの内容も含めて解説した．

●文　献●
1) 日本消化器内視鏡学会用語委員会　編：消化器内視鏡用語集 第2版. 医学書院　p.7, 1997
2) Moore KL, Dalley II AF : Clinically oriented Anatomy. fourth edition. Lippincott & Williams Wilkins, 1999
3) 原岡誠司, 岩下明徳：十二指腸粘膜の特異性と小病変の病理. 胃と腸 36: 1469-1480, 2001
4) ガートナー LP, ハイアット JL；石村和敬, 井上貴央 監訳：最新カラー組織学. 西村書店, 2003
5) Ross MH, Kaye GI, Pawlina W : Histology ; A text and atlas ; forth edition. Lippincott & Williams Wilkins, 2003 Baltimore USA
6) Guyton C, Hall JE；早川弘一 監訳：ガイトン　臨床生理学. 医学書院, 1999

［白川　勝朗／中村　哲也／寺野　　彰］

総論 4 上部消化管疾患の問診と身体所見のとり方

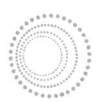

はじめに

　診療は，まず十分な問診(医療面接)を行い，ついで身体所見をとることより始まる．近年，特に消化管疾患の診断にさいし進歩した各種画像診断法ばかりにたより，つい問診・身体所見の診察がおろそかにされる傾向にある．しかし，正しい問診・身体所見より得られた情報から各種画像診断法が選択されるべきものである．先入観にとらわれることなく系統的に得られた問診・身体所見より正しい診断が導かれるものである．画像診断のみに頼ってしまうと，時に誤診や診断の遅れにつながることもある．

　本項では，上部消化管疾患を中心に問診・身体所見のとり方を概説する．日常診療の一助になれば幸いである．

問診の仕方

　問診は，検査や治療と同様に重要な診療行為の一つであることを銘記しておくべきである．問診の中心をなすものは，主訴，現病歴，既往歴，家族歴，生活歴である．その他，職業歴や出生地，また女性では月経，結婚歴，妊娠歴なども重要である．

1．主　訴

　患者が訴える主な問題点(主訴)が診断の糸口になることは言うまでもない．しかし，患者の訴えは多種多様であり，患者自身が適切に表現できているとも限らない．患者の訴えは患者の言葉で診療録に記録しておく．しかし，それらをなるべく客観化し把握することが重要である．例えば患者が「胸が苦しい」と表現した場合に，それが呼吸器症状なのか，心臓疾患に伴うものなのか，胃食道逆流症状なのか，などは次に聴取する現病歴であきらかにされるべきである．

2．現 病 歴

　正しい診断あるいは鑑別診断に到達するために病状を詳しく聴取することは極めて重要である．しかし，だらだらと時間をかけて患者の話しを聞くのではなく，系統的にかつ迅速に聴取する努力が必要である．そのために，What?(主訴)，Where?(どこが)，When?(発症時期，日内変動)，Why?(症状発症に思い当たる事項)，How?(病状経過，症状持続時間)，この4W1Hを意識しながら話を聞き，不足部分を質問し補うようにするとよい．また，症状に関係なく食欲や体重減少の有無は必ず尋ねるようにする．

3．家 族 歴

　家系図を利用するとよい．遺伝性疾患などを明らかにすることができる．また家族内感染の可能性が考えられる疾患の診断にも有用なことが多い．

4．既 往 歴

　重い病気，手術，外傷，輸血，アレルギー疾患などの既往を聴取する．また，患者が申告した既往症がどのように診断されたか，どのような治療を受けたかなども合わせて聞くことが重要である．

5．生 活 歴

　嗜好品，飲酒歴，喫煙歴，睡眠時間，排便状況などを確認する．また，日頃服用している薬剤，仕事上や人間関係における過大なストレスも可能なかぎり聞き出す必要がある．

［ケーススタディ］現病歴のとり方

【Case 1】胸　痛—胃食道逆流症(GERD)

　68歳の女性が「胸のあたりが痛い」と言って来院した．胸痛は緊急を要する虚血性心疾患などの主症状の一つである．適切かつ迅速な問診が要求される．また問診と同時に顔の表情（苦悶状かどうか，冷汗の

・問　診

What；主訴

患者が「胸が痛い」と表現すれば主訴は胸痛である．心疾患を念頭におきながら問診する必要がある．

GERDの症状であるという先入観念より，それは「痛みではなく，胸焼けでしょ？」といったように誘導してはいけない．それより，GERDを疑ったのであれば，「口に苦いものがあがってきますか？」「ゲップはよくでますか？」など患者からは訴えない他のGERD関連症状を聞きだす．胸痛以外にこれら他の酸逆流症状があればこの患者が訴えている胸痛はGERDの一症状であることが示唆される．

Where?

患者が自覚している胸痛の部位をもう少し正確に聞きだす．前胸部痛なのか背部痛なのか？　肩に痛みが放散しているかどうか？　胸部痛のみで腹痛はないのか？　などである．

When?

胸痛はいつ頃から自覚するようになったか，また食事や運動との時間的関連性を尋ねる．食後の胸痛であればGERD，運動時に多く出現する胸痛であれば心臓性のものが示唆される．

Why? & How?

どのような状況で症状が出現あるいは増悪するのかを聴取する．

患者が訴えた症状が具体的にどのような種類のものなのかを客観的に評価できるように整理する必要がある．胸痛は持続痛なのか，間歇痛なのか？　胸痛の持続時間のどれくらいなのか？　食事と関連するようであれば，そのような種類の食事と関連しているか？　などを詳しく聴取する．また，症状がどうすれば軽快するか，いかにすると増悪するかなどを医師側から具体例をだして質問する．たとえば，「中華料理のような油っぽい食事のあとに胸痛はどうなるか？」，「長時間前かがみなったあとではどうか？」などである．これらの状況で胸痛が増悪するようであれば，GERDの存在が強く疑われる．

【Case 2】上腹部腹痛―胃・十二指腸潰瘍

46歳の男性が，上腹部をさわりながら「ここ2カ月間くらい，このあたりが痛い感じがする．」と言い来院した．

上腹部痛は頻度の多い主訴の一つであり，これを呈する疾患は多種にわたる．消化管疾患で上腹部痛を呈することはもちろんのことであるが，心血管系疾患，肝胆膵疾患，尿路系疾患でも上腹部痛を訴えることがある．また，心因性の上腹部痛から生命の危険をともなう血管系疾患（腹部大動脈瘤，動脈血栓症など）や消化管穿孔にいたるまでその重症度も様々である．したがって腹痛を訴えて患者が来院した場合には，常に消化器疾患以外の可能性も考えながら問診をおこない身体所見をとるように心がける．

What？；主訴

上腹部痛が主訴となる．"上部消化管疾患にまちがいない"という先入観念をもたず，さきに述べたようにさまざまな疾患の可能性を考えながら診察を行なう．

症状の表現型は人それぞれで，もたれ感，不快感なども痛みと訴える場合もあればその逆もある．いずれにせよ，患者自身の言葉で記録していくことが重要である．また，上腹部の痛みと関連して胸痛や呼吸苦が無いかなどを聞きだす必要がある．さらに他の消化器症状（嘔気，嘔吐，黒色便など）の有無についても医師のほうから質問し確認する．

吐血をした場合には，まず患者もそのことを自ら医師に申告する．しかし黒色便だけでは患者がその重大さに気づかず申告しない場合もある．消化性潰瘍を疑った場合には当然便の性状も聞き取る必要がある．

Where?

患者が上腹部をさしながら「このあたりが痛い」といっても実際の痛みは上腹部の正中であったり右あるいは左季肋部であったりする．患者に冷静になってもらい，もう一度痛みの部位を確認する．また下腹部痛，胸痛，背部痛などの有無についても確認する．

When?

患者が訴えた腹痛をいつから自覚するようになったか，また痛みの日内変動などをきく．また，消化性潰瘍は再燃寛快を繰り返すことがある．したがって以前にも同様の症状があったかどうかも確認する．

Why? & How?

どのようなきっかけで上腹部痛が出現したかを聞く．たとえば，数日前に感冒により市販薬を服用したかどうか？　症状出現のまえに暴飲暴食したか？　など症状出現の契機になるようなエピソードの有無を尋ねる．

さらに上腹部痛の特徴を詳細に聴取する．腹痛が突然発症したのか，徐々に出現したのか？　間歇痛なのか持続痛なのか？　食事によって症状が改善するのか増悪するのか？　痛みの強さは改善してきているのか増悪しているのか？　などである．

身体所見のとり方

本項では，腹部の身体所見のとり方を中心に述べる．まず視診より行い，ついで聴診，打診，触診の順で進めるのが一般的である．

1. 視　診

腹部の視診の前に顔の表情，栄養状態，皮膚の色や状態，姿勢なども注意深く観察する．

腹部診察では，仰臥位にした患者の右側より診察することを基本とする．腹部はなるべく露出し，1) 腹部の形，2) 皮膚，3) 蠕動を観察する．

1）形

腹部は平坦が正常である．腹部全体が膨隆するものとして肥満，腹水，鼓腸などが挙げられる．肝腫大，脾腫大，腹部腫瘍などの場合には局所的な膨隆として観察されることがある．

2）皮　膚

色調，皮膚線条，手術瘢痕，色素沈着などを観察する．同時に腹壁静脈の拡張の有無も確認する．

3）蠕　動

正常では腹壁より腸蠕動はみえない．消化管閉塞では腹壁より腸管の蠕動が確認できる場合がある．

2. 聴　診

視診の次に腹部の聴診を行なう．消化管の蠕動が触診の刺激で変化する前に聴診を行うべきである．腹部聴診では，一般的に胃振水音，腸雑音，血管雑音を確認する．

1）胃振水音

幽門狭窄などを有する場合には体を揺することにより上腹部で聴取される液体が揺れる音が胃振水音である．

2）腸 雑 音

一般的に膜型の聴診器を腹部に軽くあてて聴く．腸雑音が減弱，消失，亢進しているかを確認することは，腸管蠕動の状態あるいはイレウスの存在の把握に有用である．

3）血管雑音

腹部大動脈や腎動脈の血管雑音を聴く．

4）打　診

打診で肝濁音界や脾濁音界を探索し肝や脾の大きさを推定する．さらに腹部全体を打診することにより腸管ガスの分布を推測できる．また，側腹部に手掌をあて反対側をかるく叩くことにより感じる波動を確認することにより腹水の有無を推測する．波動を感知すれば腹水が存在する．

3. 触　診

正確な触診を行なうためには，患者の腹壁の緊張を取り除くことが重要である．このために，仰臥位で両膝をたてて診察を行なう．また，患者の精神的緊張を和らげ，冷たい手でふれることをしないように心がけることも必要である．

手掌を腹壁に当て腹部全体を浅く触診する．ついで，徐々に深い部分の触診を行なう．疼痛部は最後に触診するのも大切なことである．触診により腹壁の緊張，圧痛，筋性防御を確認する．また腫瘤触知の有無，肝脾腫，胆嚢腫大を確認する．

 お わ り に

問診や身体所見をとる行為は，医療行為の中でまず始めに行われるものである．これらの診療行為では，良好な医師患者関係の確立が正確な診断の重要なファクターである．患者の言葉に耳を傾け，先入観念をもたずにこれらの診療行為にあたることが肝要である．

［今泉　弘／西元寺克禮］

総論 5 上部消化管疾患の主な検査項目

本項では消化管出血や悪性貧血など，上部消化管疾患に由来する貧血の診断に必要な検査，各種腫瘍マーカー検査，癌関連遺伝子，消化管ホルモン検査，および近年広がりを見せている血清ペプシノゲン法による胃癌スクリーニング，ヘリコバクターピロリ感染に関する検査，胃液検査，上部消化管術後の合併症などに必要な検査について簡単に解説する．

また上部消化管疾患に関する胸部・腹部単純X線検査についても概説する．

貧血の検査

1．消化管出血を原因とする失血による貧血の場合の検査

上部消化管出血の原因としては食道静脈瘤の破裂や胃潰瘍や十二指腸潰瘍，胃癌からの出血などが考えられる．

急性の大量の失血後は12～24時間で赤血球数，Hb値が低下し，その後血球の再生とともない網状赤血球数の増加をみる．貧血のパターンは正球性正色素性貧血である．

慢性の失血の場合には小球性低色素性貧血のパターンをとり，血清鉄の低下を認めることもある．

便潜血反応も消化管出血の診断に有用であるが，免疫法は消化管内Hbの分解の影響を受けるため，上部消化管出血に対して感度が鈍く，化学法（グアヤック法，オルトトルイジン法）の方が高感度であるが，ヒトHbに対する特異性が低く，食事の影響を受けやすいという欠点がある．

2．悪性貧血の検査

悪性貧血は萎縮性胃炎（A型胃炎）によるビタミンB12欠乏性巨赤芽球貧血である．病態は無酸症を伴う高度な胃粘膜萎縮による内因子（IF）の分泌不全，それによるビタミンB12の吸収不全のための欠乏症である．

高度な貧血を呈し，大球性高色素性貧血のパターンを取る．

胃切除後にも同様にビタミンB12の吸収障害が起こり，続発性の大球性高色素性貧血が起こる（後述）．

末梢血生化学検査では，ビリルビン値上昇（間接ビリルビン優位），LDHの著増，ビタミンB12異常低値（200pg/ml以下），葉酸値正常～やや高値，血清鉄正常～上昇を示す．

抗壁細胞抗体は90％以上に陽性であるが，特異性に乏しい．抗IF抗体は特異性が高く，阻止抗体（Ⅰ型抗体）は約60％が陽性，結合抗体（Ⅱ型抗体）は40％に陽性で，Ⅱ型が陽性ならば，Ⅰ型も陽性である．

胃液検査（後述）では，基礎分泌量は著明に減少している．

腫瘍マーカー検査

上部消化管の悪性腫瘍に特異的で，早期から陽性となる腫瘍マーカーはなく，健常者や良性疾患の疑陽性も少なくないため，癌の一次スクリーニングとして用いることはできないが，過大評価を含みながら臨床現場で汎用されている傾向がある．それゆえ保険診療では，腫瘍マーカーの測定については厳しく査定されており，特に多項目をスクリーニング的に測定することは行なうべきではない．

一方，腫瘍マーカーは術後の経過観察，再発診断，治療効果判定，進行度の診断にはある程度有用である．一般に再発時の腫瘍マーカー値は，術前の値に比して高値を示す．

各疾患ごとに，有用な腫瘍マーカーについて述べる．

1．食道癌

扁平上皮関連抗原（squamous cell carcinoma related antigen, SCC）は，食道癌で50％程度の陽性率を示す．癌胎児性抗原（carcinoembryotic antigen, CEA）の陽性率は25％程度である．

2．胃　癌

　CEAは胃癌のマーカーとして汎用されているが，胃癌全体の陽性率はCA19-9の方が高い．またhCG産生胃癌は化学療法が奏効し，AFP産生胃癌は肝転移しやすいことが報告されている．また術後経過，化学療法の経過をみる指標としてCEA, CA19-9, CA125が用いられる．

　術前や根治術後の血清マーカー値が陽性で，数値が高いほど潜在転移率が高く，再発率も高く，予後が悪いことはCEA, CA19-9, AFP, AFP, FDPで証明されている．CA125は腹膜浸潤を，FDPは脈管侵襲を反映する．特に術前CA19-9は進達度，リンパ節転移，遠隔転移に次ぐ重要な予後因子である．

癌関連遺伝子

　癌関連遺伝子にはK-ras, c-erbB-2 などの癌遺伝子，p53 などの癌抑制遺伝子，ミスマッチ修復遺伝子に分類される．

　上部消化管腫瘍の臨床診断に応用される癌関連遺伝子を表1にまとめる[1]．

　このうち，p53蛋白質（変異型）の蓄積，血中のへの出現に伴い，それに対する抗体を腫瘍マーカーとして応用した報告が，多数なされている．

表1　癌関連遺伝子の臨床応用

1. DNAレベルでの検索（癌関連遺伝子の変異）	K-ras	大腸癌，胃癌
	p53	大腸癌，胃癌，食道癌
	APC	大腸癌，胃癌
2. 免疫染色など蛋白レベルでの検索（癌関連遺伝子の産物）	c-erbB蛋白	食道癌
	c-erbB-2蛋白	胃癌
	p53蛋白（変異型）	大腸癌，胃癌，食道癌
3. 血中抗体を測定し検索（癌関連遺伝子産生蛋白）	抗p53抗体	大腸癌，胃癌

（北川雄光ほか, 1998[1] より引用）

消化管ホルモン検査

　上部消化管疾患に関する消化管ホルモンで重要なものはガストリンである．

　ガストリンは胃幽門部のG細胞から分泌されるホルモンで，強い胃酸分泌，胃粘膜増殖作用を有する．

　難治性の消化性潰瘍，胃酸分泌，膵島非B細胞腫瘍を3主徴とするZollinger-Ellison症候群（ガストリノーマ）において，ガストリンは異常高値を示す．

血清ペプシノゲンとペプシノゲン法による胃癌スクリーニング

　胃で特異的に産生される蛋白分解酵素ペプシンの前駆体，ペプシノゲン（PG）は99％が胃内腔に放出されるが，1％が血中に流入し，これが血清PGとして測定される．

　PGには2種類のサブタイプ，PG Ⅰ, PG Ⅱ が存在し，PG Ⅰは胃底腺領域で産生され，PG Ⅱは胃粘膜全域で産生される．

　PG Ⅰは胃酸分泌能と相関，胃壁細胞量をよく反映し，PG Ⅰ値の上昇は胃の攻撃因子の増大を示唆する．血清PG値は幽門腺側から口側に進展する胃粘膜の萎縮性変化を反映して低下する．

　コンゴーレッドを用いた色素内視鏡にて診断した胃粘膜萎縮に伴う腺境界の上昇と，血清PG Ⅰ値およびPG Ⅰ/ Ⅱ比の低下には，高い相関が認められる（図1 [2]）．

　また近年，慢性萎縮性胃炎は分化型胃癌，胃腺腫の発生と密接な関連があることが，多数の疫学的調査や動物実験などの基礎研究によって明らかにされてきている[3,4]．

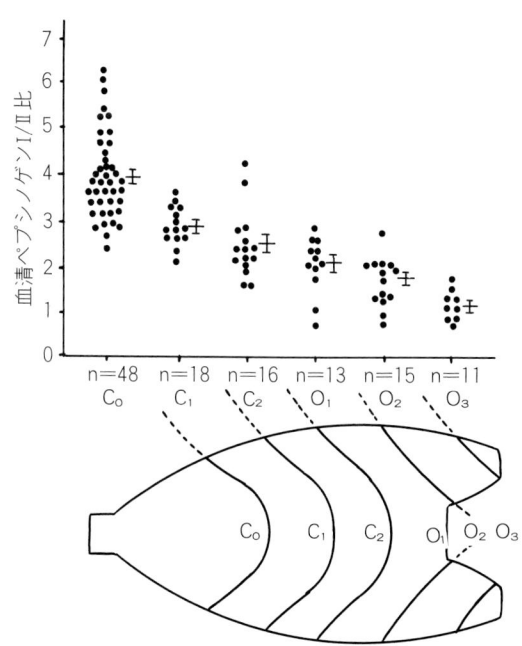

図1　血清ペプシノゲンⅠ/Ⅱ比と内視鏡的コンゴーレッド法による腺境界分類

慢性萎縮性胃炎と胃癌との関連，そしてPG値と慢性萎縮性胃炎との相関を利用し，PG I 値 および PG I / II比を指標として，胃癌高危険群である進展した萎縮性胃炎を同定し，胃癌検診に応用したのがペプシノゲン法（PG法）である．

胃癌患者群と健常対照群の血清PG値を比較検討したところ，

　　　PG I 70 μg/l かつ I / II 比 3.0 以下

の組み合わせで，両群の分離が良好であり，胃癌スクリーニングではこの値をカットオフ値の基準値に採用している[5]．

厚生労働省三木班では，11,707人のボランティアに対して，内視鏡とこの基準値によるPG法を同時施行したところ，内視鏡をゴールドスタンダードとすると，基準値を用いたPG法の精度は，胃癌発見率0.44％（発見胃癌51例），偽陰性率20％（偽陰性胃癌13例），陽性反応的中度1.5％であった[6]．

またPG法による胃癌検診を実施している5,000人規模の職域集団を1～5年間の追跡を行ったところ，全対象者におけるPG陽性（995例）の陰性者（4,173例）に対する胃癌発生の相対危険度は6.05，男性のPG陽性者（865例）の陰性者（3,494例）に対する胃癌発生の相対危険度は8.34であった[7]．

PG法が背景胃粘膜の萎縮を診断するマーカーであり，カットオフ値による診断であるため陰性胃癌症例があることは免れないことから，厚生労働省三木班では，PG法とX線法を組み合わせて実施することを提唱している．

 ## ヘリコバクターピロリ感染に関する検査

消化性潰瘍のほとんどがヘリコバクターピロリ（HP）に感染した胃粘膜，十二指腸粘膜に発生しており，除菌により再発が防止されることは明らかにされている．消化性潰瘍に対する除菌療法は保険適応となった．

またHPの持続感染により慢性萎縮性胃炎が惹起され，慢性胃炎粘膜は胃癌や胃MALTリンパ腫の発生母地となることが，指摘されている．胃MALTリンパ腫に対するHP除菌療法は，医療現場において第一選択として実施されており，また除菌により，EMR後の胃癌再発が抑制されるという報告[8]もある．

HP感染に関する検査方法には
・迅速ウレアーゼ試験（組織）
・鏡検法（組織）
・培養法（組織）
・13C尿素呼気試験：UBT（呼気）
・抗体測定法（血清，尿）
・便中抗原法（糞便）
・電子内視鏡によるHemoglobin index（画像）

などがあるが，どの検査法にも偽陰性があるため複数の検査を組み合わせて判定する必要がある．日本ヘリコバクター学会のガイドラインでは，除菌判定はUBTが含まれていることが望ましい[9]，としている．各検査法の詳細については（総論16）に譲り，本項では血清抗体法の胃癌スクリーニングへの応用についてのみ述べる．

わが国においては，特に中高年のHP感染率が高く，各種HP検査は胃癌スクリーニングとしては有用性に乏しいとされている．しかし人間ドックや検診では，胃癌スクリーニングを目的とした血清HP抗体検査を実施する施設は増えており，多くの場合，血清ペプシノゲン（PG）と同時に測定されている．

血清PG値に血清HP I g-G抗体価検査を併用し，同時に胃内視鏡検査をおこなった人間ドック受診者の，検診実施翌年以降の胃癌発見頻度を比較したところ，PG法陽性者からの胃癌発見率は有意に高く，反対にPG法陰性かつHP抗体陰性の者からは胃癌発見がなく胃癌低危険群といえることがわかった．[10]

血清PG値と血清HP抗体価の組合せにより胃癌のハイリスク群を集約し，また低リスク群を設定することで，効率的に胃癌検診を実施できる可能性がある．

 ## 胃液検査

胃液の検査方法には実際の胃液を採取して，その性状を測定する方法と，胃内に電極を留置し，胃液のpHのみを測定する方法がある．

消化性潰瘍，胃炎，逆流性食道炎の患者の酸分泌状態の把握や，H2ブロッカー，プロトンポンプインヒビターの用量，用法の決定や効果判定が主な目的として実施されるが，患者の苦痛も大きい検査であり，日常的に行われるものではない．

1．胃液検査

実施法は日本消化器病学会胃液測定法検討委員会によって，標準化されている[11]．

早朝空腹時に胃管を挿入し，

(1) 基礎分泌：胃液を持続的に吸入して，10分後ごとに60分間測定する．

(2) 最高刺激分泌：基礎分泌の採取終了後，分泌刺激薬としてテトラガストリン4 μg/kg，ペンタガストリン6 μg/kg，あるいはヒスタローグ1 mg/kgを皮

下注，または筋注する．注射後60分間10分ごとに胃液を採取する．

採取した胃液をpHstat, pHmeterを用いて測定する．

基礎酸分泌量（Basic Acid Output：BAO）は刺激前1時間胃酸分泌量の総和で示され，最高酸分泌量（Maximal Acid Output：MAO）は刺激後1時間の酸分泌量の総和である．

BAO 5 mEq/hr，MAO15mEq/hr以上の場合は高酸であり，BAO3mEq/hr，MAO7.7mEq/hr以下の場合は低酸である．十二指腸潰瘍，Zollinger-Ellison症候群の場合は高酸を示し，萎縮性胃炎，悪性貧血の場合は低酸を示す．

2．胃・食道内pHモニタリング

ガラス電極やアンチモン電極を用いたケーブル付センサーを経鼻的に胃，食道に留置し，携帯用のセンサーを用いて24時間のpHの変動を測定する．

胃内pHの評価基準としてはpH 3 holding time（pH 3以上の時間が24時間に占める割合）を用いることが多い．食道では酸逆流回数，5分以上続く酸逆流回数，最長酸逆流回数，pH4以下の時間比率が検討される．

手術後の経過観察に必要な検査

胃癌手術後に起こる障害として，出血，感染，縫合不全以外に，胃切除に特有のものとして，1）胃内腔縮小及び迷走神経切除による小胃症状，2）高早期ダンピング症候群（早期・後期），3）輸入脚症候群，4）逆流性食道炎などの消化器症状，5）酸分泌低下による感染，6）ビタミンB₁₂吸収障害とそれに由来する大球性貧血，7）ビタミンDとカルシウム吸収障害に由来する骨代謝障害があるが，詳細は総論17に譲る．

術後の一般生化学検査の中で，輸入脚症候群で高頻度に呈する血清・尿アミラーゼ値の上昇，ビリルビン値の上昇に留意する必要がある．

術後長期経過中に発生する合併症は後期ダンピング症候群，大球性貧血，骨代謝障害がある．大球性貧血は術後4～5年を経て発生する．定期的なビタミンB₁₂測定，貧血の評価が必要である．また骨代謝障害は通常術後10年以上であり，診断には血清カルシウムの測定，DEXA法による骨塩量の測定，intactPTHの測定が有用である．

胸部・腹部単純X線検査

胸部・腹部単純X線検査から，上部消化管疾患の診断のために読み取らなくてはならない情報は，消化管内ガス像と，腸管外の遊離ガス像（free air）の有無である．そのため撮影は立位正面像が基本となる．

遊離ガス像は上部消化管（胃・十二指腸）穿孔が高頻度で疑われる所見であり，極めて重要である．

胸部・腹部立位正面像で，横隔膜直下に鎌上のガス像として認められる．

消化管内ガス像の鑑別はイレウスの診断上重要であるが，上部消化管疾患を原因とする場合は少ない．正常でも，胃には胃泡として，十二指腸球部でも小量ガス貯留像として，鏡面像（niveau）を認めるので鑑別に注意を要する．

●文　献●

1) 北川雄光，他：腫瘍マーカーと癌関連遺伝子．臨床消化器内科 13：987-994，1998
2) Miki K, et al：Serum pepsinogen as a screening test of extensive chronic gastritis．Gastroenterol Jpn, 22：133-141, 1987
3) Samloff IM, et al：Relationships among serum pepsinogenI, serum pepusinogen II and gastric mucosal histrogy．Gastroenterology, 83:204-209,1982
4) Correa P：The gastric precancerous process．Cancer Surv 2：437-450, 1983
5) 三木一正：カットオフ値（基準値）とその採用根拠．ペプシノゲン法（三木一正編），28‐29,医学書院，東京，1998
6) 三木一正：血清ペプシノゲン値による胃がんスクリーニングに関する研究．厚生省がん助成金平成10年度報告集（9‐8），39‐41, 1999
7) 濱島ちさと：厚生労働科学研究費補助金による「血清学的スクリーニングによる胃癌検診の効果と効率に関する研究」班（主任研究者：三木一正）平成14年度研究報告書
8) Uemura N, et al：Effect of *Helicobacter pylori* eradication on subsequent development of cancer after endoscopic resection of early gastric cancer．Cancer Epidemiol Biomarkers Prev 6：639-642, 1997
9) 日本ヘリコバクター学会ガイドライン作成委員会：H. pylori感染の診断と治療のガイドライン．日本ヘリコバクター学会誌 2（suppl）：1-12, 2000
10) 井上和彦：厚生労働科学研究費補助金による「血清学的スクリーニングによる胃癌検診の効果と効率に関する研究」班（主任研究者：三木一正）平成14年度研究報告書
11) 山形敬一，他：胃液測定法小委員会報告-標準的胃液検査法ならびに内視鏡的正常胃粘膜症例の胃液分泌能．日消誌 80（2）：289-293, 1983

［笹島　雅彦／瓜田　純久／三木　一正］

総論 6 LESのメカニズムとその関連疾患

上部消化管の機能異常・機能障害に基づく愁訴

上部消化管に由来すると考えられる症状には、健康な状態では空腹感、満腹感、そして食欲がある。病的な状態では、このような感覚の消失がおこる。また、健康な状態では感じることがないか、あるいは不適切な食事習慣の時に一過性に起こる症状に、さまざまな上腹部愁訴が出現する（表1）。ことに胃を示唆する心窩部の症状を総称して上腹部愁訴（dyspepsia）と呼ぶ。いずれも上部消化管に器質的疾患がある時に出現することが多い症状であるが、逆にこのような症状があっても器質的疾患が同定されないことも少なくない。

このような症状があることは、健康な状態で感じる消化管の感じる症状の消失、すなわち健康感の減弱となり、健康関連QOLの低下として計量評価される。

表1 上部消化管愁訴

種別	症状
口腔内での症状	げっぷ（噯気）、呑酸、吐出（口腔内逆流）
食道の異常を示唆する胸部の症状	つかえ感（嚥下障害）、前胸部異物感、むねやけ、胸痛、嚥下痛
胃の異常を示唆する心窩部の症状	もたれ、心窩部痛、心窩部不快感
特定不能の消化器関連症状	食欲不振、悪心・嘔吐

上部消化管の機能異常・機能障害の考え方

機能異常と機能障害とは、別の言い方をすると、運動機能の異常を示すものと、症状を知覚する系の過敏性あるいは異常知覚によって出現すると考えるのが一般的である。前者は消化管運動障害の新分類（Bangkok分類）（表2）[1]として、後者は機能性消化管障害の新分類（Rome II 分類）（表3）[2]として提示される。消化管運動障害によって起こる症状は、内容物の移動の異常の病的根拠の明らかなものとそうでないものとにさらに分けられる。このような考え方は、内容物の移動の正常域からの逸脱が、必ずしも消化管症状の原因とは断定できないこと、そして消化管症状のあるもので消化管運動異常が必ずしも同定されないことに由来する。すなわち、もたれの症状があっても必ずしも胃運動障害がないこと、鎮痙薬で胃の運動を抑制してももたれの症状が起こらないこと、などから、消化管運動障害と消化管症状との関連についての再検討の結果、このような考え方が始まった。

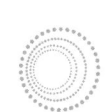

上部消化管の機能異常・機能障害を示す主な疾患 ―病態・診断・治療

1. 食道の機能異常・機能障害
1）食道の運動機能異常
（1）逆流性食道炎と胃食道逆流症（GERD）
（i）病態

食道内酸逆流によって起こる病態で、逆流による下部食道の粘膜障害とむねやけなどの逆流による粘膜刺激に基づく酸逆流症状のいずれか、あるいは両方があるものを胃食道逆流症（Gastroesophageal reflux disease）と呼ぶ。食道内逆流は、胃の伸展刺激による一過性LES（lower esophageal sphincter：下部食道括約筋）弛緩、裂孔ヘルニアなどによるLES圧低下などによって起こる。胃粘膜萎縮のない、すなわち酸分泌能が充分に保たれた症例に発症する。食道粘膜の知覚過敏の発症機序は不明である。粘膜障害がないGERDは症候性GERDあるいは非びらん性GERDとも呼ばれる。

定型的症状はむねやけと呑酸であるが、狭心症に似た胸痛（非心臓性胸痛）、咽喉頭違和感、喘息や反復

表2 消化管運動障害の分類 (Bangkok分類)

消化管運動異常が確認される部位	異常のレベル	臨床領域	関連疾患
食道	Category 1	GERD, アカラシア, 食道痙攣	強皮症, 糖尿病, 腸管神経障害
	Category 2	くるみ割り食道, 食道運動不全, LES弛緩障害	糖尿病, 腸管神経障害, アミロイドーシス
	Category 3	高圧LES	
	Category 4	反芻症候群, 空気嚥下症	摂食障害
胃	Category 1	胃排出促進	ダンピング症候群
	Category 2	胃排出遅延(ガストロパレーシス)受容性弛緩障害	GERD, 糖尿病, 強皮症, 迷走神経切断後, 腸管筋障害
	Category 3	胃電気活動周期亢進	動揺病, 妊娠悪阻
	Category 4	自己誘発嘔吐	摂食障害
胆道系	Category 1	(なし)	
	Category 2	Oddi筋ジスキネジア	
	Category 3	胆道ジスキネジア	胆石, 糖尿病, 迷切術後
	Category 4	(なし)	
小腸	Category 1	偽性腸閉塞	腸管神経障害, 腸管筋障害, 強皮症
	Category 2	腸管筋障害	上記, パーキンソン病, 糖尿病, 脊髄障害
	Category 3	便意逼迫	内分泌疾患の一部
	Category 4	なし	
大腸, 直腸, 肛門	Category 1	巨大結腸, ヒルシュスプルング病, など	腸管神経障害, 腸管筋障害, 糖尿病, 脊髄障害
	Category 2	便失禁	糖尿病, 脊髄障害
	Category 3	便意逼迫	吸収障害, 内分泌疾患の一部
	Category 4	Anismus, 機能性排便障害	

Category 1：確定された概念　Category 2：機能障害と症状の関連が不明確なもの
Category 3：疑問のある領域　Category 4：行動異常と関連するもの

(Wingate D, et al, 2002[1])

表3 機能性消化管障害の分類 (Rome II分類)

機能障害の部位	疾患
食道	食道球, 機能性胸痛, 機能性むねやけ, 機能性嚥下障害, その他の障害
胃十二指腸	機能性胃腸症(潰瘍症状型, 運動不全型, 非特異型), 空気嚥下症, 機能性嘔吐
腸	過敏性腸症候群(IBS), 機能性腹部膨満, 機能性下痢, 機能性便秘, その他
機能性腹痛	機能性腹痛症候群, 非特異的腹痛
胆道	胆嚢機能不全, Oddi筋機能障害
直腸肛門	機能性便失禁, 機能性直腸肛門痛(肛門挙上筋症候群, 直腸痛), 骨盤底協調不全
機能性小児疾患	嘔吐, 腹痛, 機能性下痢, 排便障害

(Drossman DA, 1999[2])

性慢性咳嗽などの非定型的症状が出現することがある.

LES圧の低下を示すものが多いが, 正常の圧を示すものもある. 正常LES圧があっても, 一過性LES弛緩がおこると容易に食道内酸逆流が起こる. また, 食道蠕動波高の低下を示すものが多く, 食道内逆流物の排除(食道クリアランス)の低下を示すことが多い. なお, 胃運動機能障害を示すものが多く, 胃内容物停滞が一過性LES弛緩を誘発している可能性がある.

(ii) 診　断

食道粘膜傷害の診断には内視鏡が最も適切であるが, 酸分泌抑制剤による治療によって速やかに変化することがあるので, 治療前に検査を行うことが望ましい. 内視鏡所見の重症度はLos Angeles分類[3]により分類するのが一般的である. 内視鏡所見に乏しいものの, 酸逆流による症状発現が疑われる時には, 酸逆流を起こすような動作(大量摂食後, 前屈などの腹圧上昇, 食後すぐの横臥)での症状発現, 熱感を伴った前胸部の不快感などの特徴的症状, 制酸剤や酸分泌抑制薬による速やかな症状改善, などから診断する. 食道

内pHモニタリングによる観察はより客観的な診断法となる．

(iii) 治　　療

治療にあたっては，酸分泌抑制と逆流防止抑制とのアプローチがある．内科的には酸分泌抑制剤投与が基本であり，外科的には逆流防止術が行われる．内視鏡下に逆流防止の治療操作を行うことが米国で試みられている．

(iv) 合併症ほか

強皮症では，消化管平滑筋の変性がおこり，特に食道平滑筋の変性が最も特徴的である．そのため，LES機能低下，食道蠕動運動消失が起こり，極めて高頻度に重症の逆流性食道炎を合併する．

逆流性食道炎の晩期合併症として，バレット食道，そしてバレット食道癌がある．逆流性食道炎の治癒過程で本来は扁平上皮で覆われる食道粘膜が円柱上皮に置換され，その長さが噴門から3cm以上に延伸したものとされてきたが，米国学派を中心に，食道腺癌の危険度を考慮して新たに定義しなおされた．すなわち，バレット食道癌（食道腺癌）は特殊円柱上皮のある粘膜から発症することをふまえ，食道粘膜が円柱上皮に置換されただけのもとを円柱上皮食道（Columnar-lined esophagus），さらに特殊腸上皮化生（Specialized intestinal metaplasia）が起こったものを，バレット食道と呼ぶようになった[4]．他に逆流性食道炎の合併症として食道狭窄がある．

(2) アカラシア

(i) 病　　態

LESは嚥下時に弛緩し，その他の期間は一定の圧で閉鎖することにより逆流を防止している．アカラシアはLESの弛緩障害を特徴とする疾患で，嚥下物が胃内に流入しがたく，食道に貯留することで食道の拡張が起こり，蠕動波が消失する．つかえ感が最も多い症状であり，また初期の段階では嚥下痛を伴うことがある．つかえ感のために摂食量が減少し，体重減少を起こすものが少なくない．食道内に貯留した嚥下物が口腔内に逆流し，気道に吸引されて呼吸器感染症を起こすことがある．

(ii) 診　　断

診断には内視鏡よりもバリウムによる透視が病態を把握しやすい．初期の段階では鎮痙薬前投与によってLESの通過障害が改善されて，異常を確認できないことがある．内視鏡では食道の拡張と進行例での下部食道の変形以外には異常所見を認めない．万が一，内視鏡を胃内に挿入できない時は，器質的原因による通過障害を念頭に置くことが必要である．食道内圧検査はLESの機能評価に有用である．

(iii) 治　　療

LES弛緩不全を回復する手段がないため，治療の目的は通過障害を軽減することにある．その方法には，薬物によるLES圧の減圧，バルーン拡張によるLES圧の減圧，そして外科的に筋層を切開してLES圧を減圧する方法とに大別される．バルーンによる拡張術が最も一般的な治療法であるが，若年男性では再発の可能性が高く，外科的治療が望ましい．また，高齢者でバルーンによる拡張の侵襲が過大と考えられる症例，通過障害が高度でバルーン拡張あるいは外科的治療までの症状軽減が必要な症例ではニトロ化合物の舌下投与を試みる．なお，薬物療法にあたっては，LES平滑筋の弛緩と同時に血管平滑筋の弛緩も起こるため，血圧低下に注意が必要である．なお，これまで本症にはnifedipineの舌下投与が広く行われてきたが，2003年よりnifedipineの舌下投与は急激な血圧低下の恐れがあるとして禁止されるに至っている．

(3) びまん性食道痙攣

(i) 病　　態

食道体部の蠕動運動が消失し，食道全体に不規則な収縮が起こる．そのため，嚥下物の順調な移送が行われず，つかえ感や嚥下痛が起こる．

(ii) 診　　断

バリウムによる食道透視ではコルクスクリュー状の造影所見が得られ，内視鏡ではらせん状の収縮が観察される．しかし，このような所見を呈さないものがおよそ半数に見られる．最も正確な診断には，食道内圧検査が必要である．

(iii) 治　　療

根本的な治療法がなく，アカラシアに準じた治療で症状改善を示すものがある．

(4) その他の運動障害に基づく疾患

Mallory-Weiss症候群：強い嘔吐運動に際し，胃内容物が強い力で食道へ押し出されるときに噴門に裂傷をおこすことがある．裂傷部からの出血が起こり，嘔吐の後に吐血をするのがMallory-Weiss症候群である．保存的に対応が可能なことが多いが，内視鏡下に止血処置が必要となることがある．

2) 食道の機能障害

(1) 機能性むねやけ

内視鏡所見のないむねやけ症例で，食道内酸逆流によらないものがある．症状発現機序は不明である．食道内酸逆流が原因にはなっていないので，酸分泌抑制剤投与や逆流防止手術をしても症状改善は期待しがたい．

(2) 食　道　球（globus）

食道入口部よりやや下方に球状のものが常につかえ

ているように感じるものの，実際の嚥下に際しての通過症状の症状を呈さないもので，内視鏡では食道の器質的変化は確認されず，透視でもバリウムの通過障害は確認されない．若い女性に多く，ヒステリー球とも呼ばれる．

2. 胃の機能異常・機能障害
1) 胃の運動機能異常
(1) 糖尿病性ガストロパレーシス
(i) 病　態

糖尿病性自律神経障害の一環として発症するもので，重症の自律神経機能障害のため高度の胃の運動障害を起こす．ガストロパレーシスとは，胃の運動機能が高度の障害されたことを指すもので，胃が全く動かない状態(paralysis)ではない．極めて不規則な胃の運動のため，小腸への栄養物の移送が不規則となり，不規則な吸収動態による血糖調節異常が起こる．

(ii) 診　断

標準的な糖尿病治療にもかかわらず，血糖調節が不安定な時には，糖尿病性ガストロパレーシスの存在を疑う．胃排出能検査で評価するのが最も定量的であるが，簡便法として，6時間以上の絶食の後に胃内容物の存在が確認されれば胃排出機能低下が強く推測される．内視鏡，バリウムなどによる胃透視，超音波などのいずれの方法での確認でもよい．胃排出機能の定量的検査には，アセトアミノフェン吸収試験，^{13}C呼気試験，RI標識試験食，放射線非透過マーカーによる通過状況観察（いずれも保険未収載）などの方法がある．胃電図による規則性の消失からの評価（保険未収載）もある．

(iii) 治　療

消化管運動賦活薬による胃運動賦活が必要である．エリスロマイシンは強力な胃運動賦活作用を有する．胃運動不全状態での経口薬投与は，吸収までの状態が安定しないので，薬効の発現も不安定であり，充分な効果を確認するには，1週以上の観察が必要である（いずれの薬剤も保険未収載）．米国では，胃運動を電気的にコントロールするペーシングについての検討が行われている．

(iv) 特記事項

血糖調節が安定してくると，必要インスリン量が減少するため，低血糖になることがあるので，注意が必要である．

(2) 強皮症
(i) 病　態

逆流性食道炎の項でも述べた通り，強皮症では消化管平滑筋の変性が高頻度に出現する．食道平滑筋に次いで胃平滑筋の機能障害が起こる．逆流増強要因となる．

(ii) 診　断

逆流要因の増強以外には自覚症状に乏しい．糖尿病性ガストロパレーシスの診断に準じた胃運動機能の評価にて診断し，強皮症の診断とともに判定する．

(iii) 治　療

酸逆流に対する治療以外には臨床的には治療の必要性は低い．

(iv) 特記事項

強皮症による消化管平滑筋障害は，病期の進行とともに進行し，小腸，大腸の運動機能も障害が顕著になる．

(3) 他疾患により二次的に出現する胃運動機能障害

様々な種類の自律神経障害では，迷走神経胃枝の障害のあるもので胃運動障害が出現する．

拒食症や過食症などの摂食障害では，低栄養により二次的に胃運動障害が出現する．

2) 胃の機能障害
(1) 機能性胃腸症 / Functional dyspepsia (FD) または Non-ulcer dyspepsia
(i) 病　態

従来慢性胃炎に伴う上腹部不定愁訴，慢性胃炎の急性増悪，などの保険病名で呼ばれていたものとほぼ同じものを指す．すなわち，上腹部愁訴が慢性的あるいは長期間にわたって出没し，その原因となるような胃粘膜変化，生化学的異常所見などを認めないものを指す．従来日本人では H. pylori 感染が高頻度であったため，上腹部愁訴のある患者では，そうでない患者でも同様であるが胃粘膜に萎縮などの慢性胃炎の所見を高頻度に認めたため，このような保険病名が付与されたと考えられる．H. pylori 感染による慢性胃炎と上腹部愁訴との間には必ずしも密接な関連が認められないため，器質的病変や生化学的異常のない上腹部愁訴の症例には，機能性胃腸症/ Functional dyspepsia (FD) の病名が用いられるようになってきた．

(ii) 診　断

上腹部愁訴が慢性的に持続し，症状を説明するに足る器質的疾患，内分泌疾患，精神疾患が同定できないとき，機能性胃腸症と診断する．上腹部愁訴があり，体重減少や貧血などの兆候がなく，若年者であれば，特に検査を必要としない．しかし，いずれかに該当するときには，内視鏡検査あるいは他の検査によって器質的疾患を除外することが必要である．

(iii) 治　療

消化管運動賦活薬が最も適切な薬剤選択となる．胃粘膜保護薬，消化酵素製剤などの有効性は確認されて

いない．抑うつとの鑑別が困難となることもあり，スルピリドが著効を示すことがある．

(iv) 特記事項

機能性胃腸症では，胃排出遅延，胃底部受容性弛緩不全などが高頻度に確認される．しかし，このような現象は症状の原因か，あるいは症状を起こす他の原因によって症状発現とともにもたらされたものかは，未だに明確ではない．有症状者でも消化管運動障害がないこと，鎮痙薬による胃運動抑制でも症状が発現しないこと，などを勘案すると，もたれなどの上腹部愁訴は胃運動障害のためということは困難である．

●文　献●

1）Wingate D, Hongo M, Kellow J, et al : Disorders of gastrointestinal motility: towards a new classification. J Gastroenterol Hepatol. 17（Suppl）: S1-14, 2002.
2）Drossman DA : The functional gastrointestinal disorders and the Rome II process. Gut 45（Suppl 2）: II1-II5, 1999.
3）Lundell LR, Dent J, Bennett JR, et al : Endoscopic assessment of oesophagitis: clinical and functional correlates and further validation of the Los Angeles classification. Gut 45 : 172-80, 1999.
4）Spechler SJ, Goyal RK : The columnar-lined esophagus, intestinal metaplasia, and Norman Barrett. Gastroenterology 110 : 614-21, 1996.

［本郷　道夫］

総論 7

上部消化管の画像診断

はじめに

　上部消化管のスクリーニング検査には，一般的にX線造影検査と内視鏡検査が行われ，検診ではX線造影検査が，多くの医療施設では内視鏡検査が第一選択の検査として行われている．このように一般施設でX線造影検査がスクリーニング検査に使用されなくなった要因としては，X線造影検査の精度が施設によって差が大きいこと，検査技術の修得に時間が掛かること，患者もX線で異常を指摘されると次に内視鏡検査を指示されるために最初から内視鏡検査を希望する方が多い，内視鏡の改良により検査が楽に受けられるようになったことなどが挙げられる．しかし，消化器病を専門とする多くの施設では，今でも術前のX線造影による精密検査が行われている．X線による画像は，詳細に描出されるようであれば癌の浸潤範囲，深達度，正確な病変の大きさや解剖学的な位置を示すことができ，治療方針の決定において重要な情報を提供できるからである．

　最近ではCTによるVirtual endoscopyの有用性も認められるようになり，スクリーニング検査への応用も考えられている．一方，Virtual endoscopyを含めた三次元画像は，術前検査としての役割も有し，腫瘍の位置や進展度などの情報を提供する．また，MRI検査は，軟部組織のコントラスト分解能に優れているためこれまでの方法では描出が困難であった腫瘍内部の性状を知ることができると言える．本稿では，X線造影検査における造影の基本的な考え方や最近のCTやMRIにより得られる画像診断について概説する．

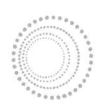

上部消化管X線造影検査

1．検査法の要点

　最近では消化管造影検査にもDR（digital radio-graphy）装置が使用されるようになり，撮影画像のリアルタイムでの表示，連続撮影，拡大観察，各種の画像処理，さらにX線の被曝線量の軽減等これまでにない多くの有用性が指摘されている（表1）．とくにリアルタイムの画像表示機能は検査中に撮影した画像を確認できるため，病変の詳細な所見を描出した画像を確実に撮影でき，一方で無駄な撮影も減らせる大きな利点を有する．また表在食道癌は，ごく僅かな凹凸であるため粘膜面に附着する造影剤の層が厚い，あるいは逆に薄すぎても微細な所見は不明瞭となってしまう．そこで秒2枚程度の連続撮影を行うと造影剤の厚さが適当で僅かな凹凸を的確に表現できる瞬間を撮影することができる（図1）．

　上部消化管の造影検査法には，主に充盈像と二重造影像の二つの方法があり，充盈像はバリウムのみにより示される食道および胃の辺縁像であり，食道では嚥下直後に，胃では立位と腹臥位での撮影が一般的である．立位充盈像では病変の多い胃角部が最も自然な形で描出されるように撮影し，さらに小弯および大弯線に陰影欠損や変形がみられる場合には僅かな体位変換を行い撮影する．また腹臥位の充盈像では，立位と比較して幽門部がより充盈される（図2）．しかし，最

表1　デジタル画像装置の有用性

1）リアルタイムの画像表示
2）連続撮影
3）種々の画像処理
4）電子化による画像保管
5）皮膚線量の軽減

28　I. 総論

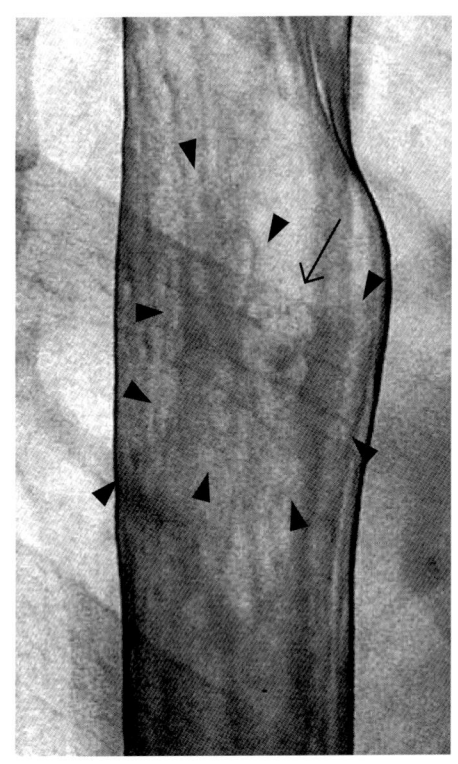

a. 正面像

b. 側面像

図1　表在食道癌のX線像
デジタル画像による連続撮影にて，胸部食道に淡い陰影斑（▶）と一部に平盤状隆起（→）がみられ，IIc＋IIa型の表在食道癌の所見である．

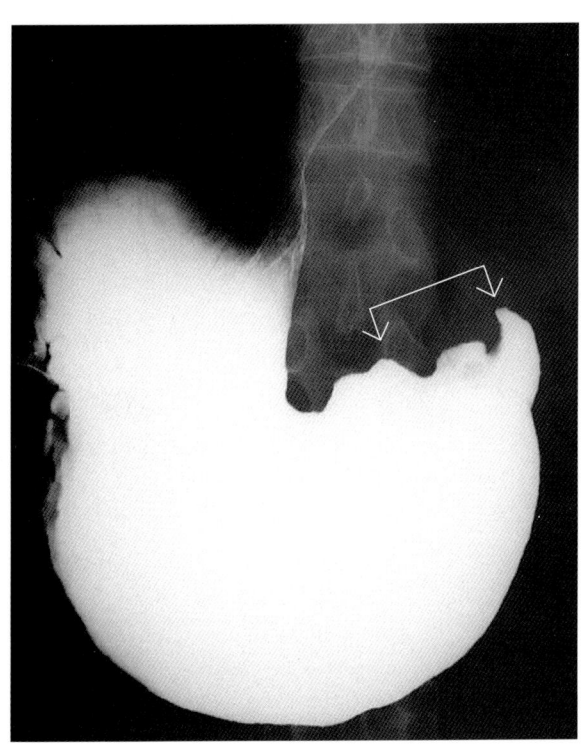

a. 充盈像

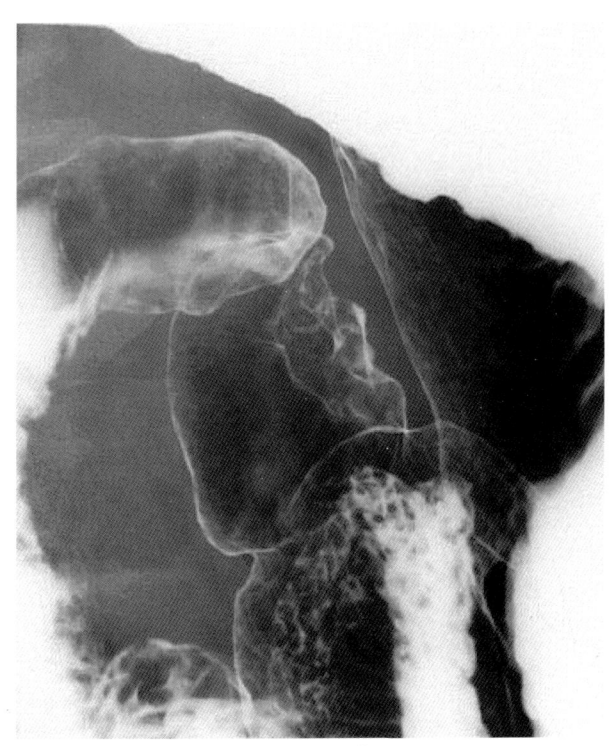

b. 二重造影像

図2　2型進行胃癌のX線像
充盈像では，胃幽門部小弯に陰影欠損中の添加像を呈する所見（→）が認められ，2型進行胃癌と診断できる．

近では透視像が良くなったこともあり，異常所見が無ければ腹臥位充盈像のみを撮影することが多い．

次に発泡剤あるいは経鼻チューブで胃内に空気を注入すると二重造影像が撮影される．良い二重造影像を撮影するには，粘液等が粘膜から剥がされ，バリウムが粘膜に均一に附着する必要がある．このためには360度廻転での体位変換が有効で，通常は背臥位から右側臥位，腹臥位から左側臥位，さらに背臥位とする右下廻りが行われる．そのほか前壁撮影では頭低位および半立位により造影剤を移動させて撮影し，後壁の撮影には右側臥位から背臥位さらに左側臥位から背臥位といった体位変換を行う．

病変を描出するための二重造影法には，病変部に造影剤を溜める，あるいは造影剤をはじくような状態で撮影する二重造影法-Iと完全に造影剤を流し切った状態で撮影する二重造影法-IIがある[1]．二重造影法-Iでは，潰瘍や陥凹に造影剤を溜める，隆起では周囲に造影剤を集めて透亮像を描出することにより病変の輪郭を描出することができる．これはIIcの範囲を知る際にも必要な技術であり，できるだけ病変部が水平となるような体位で造影剤の層が比較的均一になるようにして撮影する（図3）．二重造影法-IIは造影剤を流し切った状態での撮影であり，周囲粘膜を含めた微細な粘膜模様を描出することができ，造影剤の附着ムラを少なくして極めて浅い陥凹を描出することができる．術前の精密検査では，この二つの撮影方法の両方ともが必要となる．

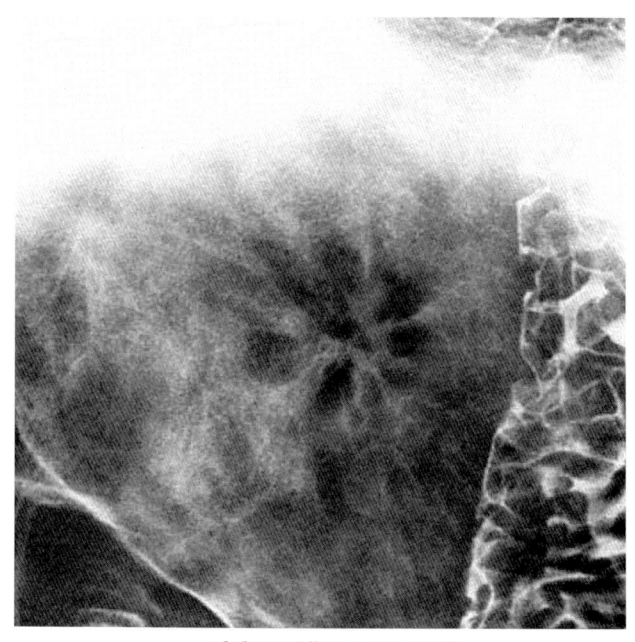

a．デジタル画像によるネガ画像　　　　　b．ポジ画像

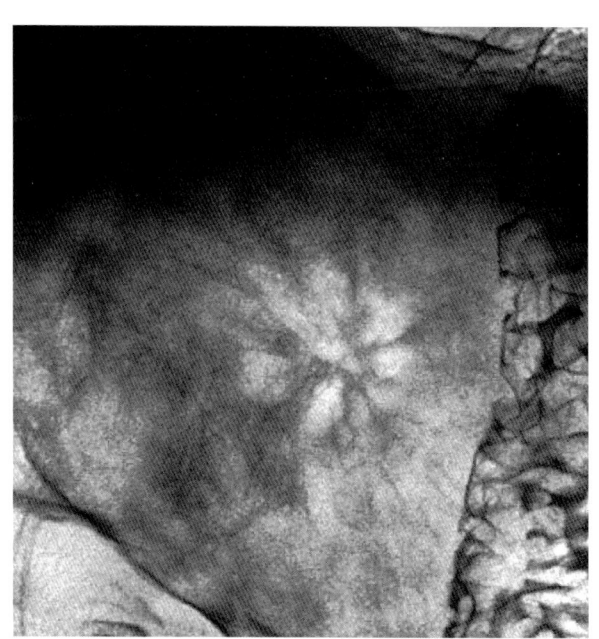

図3　IIc型早期胃癌のX線像
胃体部前壁にみられる陰影斑に造影剤を溜めるようにして撮影した画像で，IIc型早期胃癌と診断できる．

2. 画像所見の呼び方と捉え方

充盈像では，本来の辺縁像を想定するとその想定される輪郭が欠ける場合に陰影欠損と呼び，進行癌では明らかな陰影欠損像を呈する．さらに中央に深い潰瘍形成を有する進行癌では，陰影欠損中の添加像（Schattenpuls im shcattenminus）という用語を用いる（図2）．IIa型のような僅かな隆起を示す病変では，小さな陰影欠損像と呼んでいる．

二重造影像によるX線像は，あくまでも粘膜の凹凸を描出しており，深い潰瘍に造影剤が厚く濃く溜まっている場合にはニッシェ，IIcのような浅い陥凹に造影剤が溜まった際には陰影斑（図3）と呼ぶ．一方，隆起により造影剤をはじく状態を透亮像（図4）という表現を用い，胃癌取り扱い規約のIIa＋IIcやIIc＋IIa型早期癌では，辺縁に透亮像，中心部に陰影斑が認められる．さらに4型の進行胃癌では，広範囲にわ

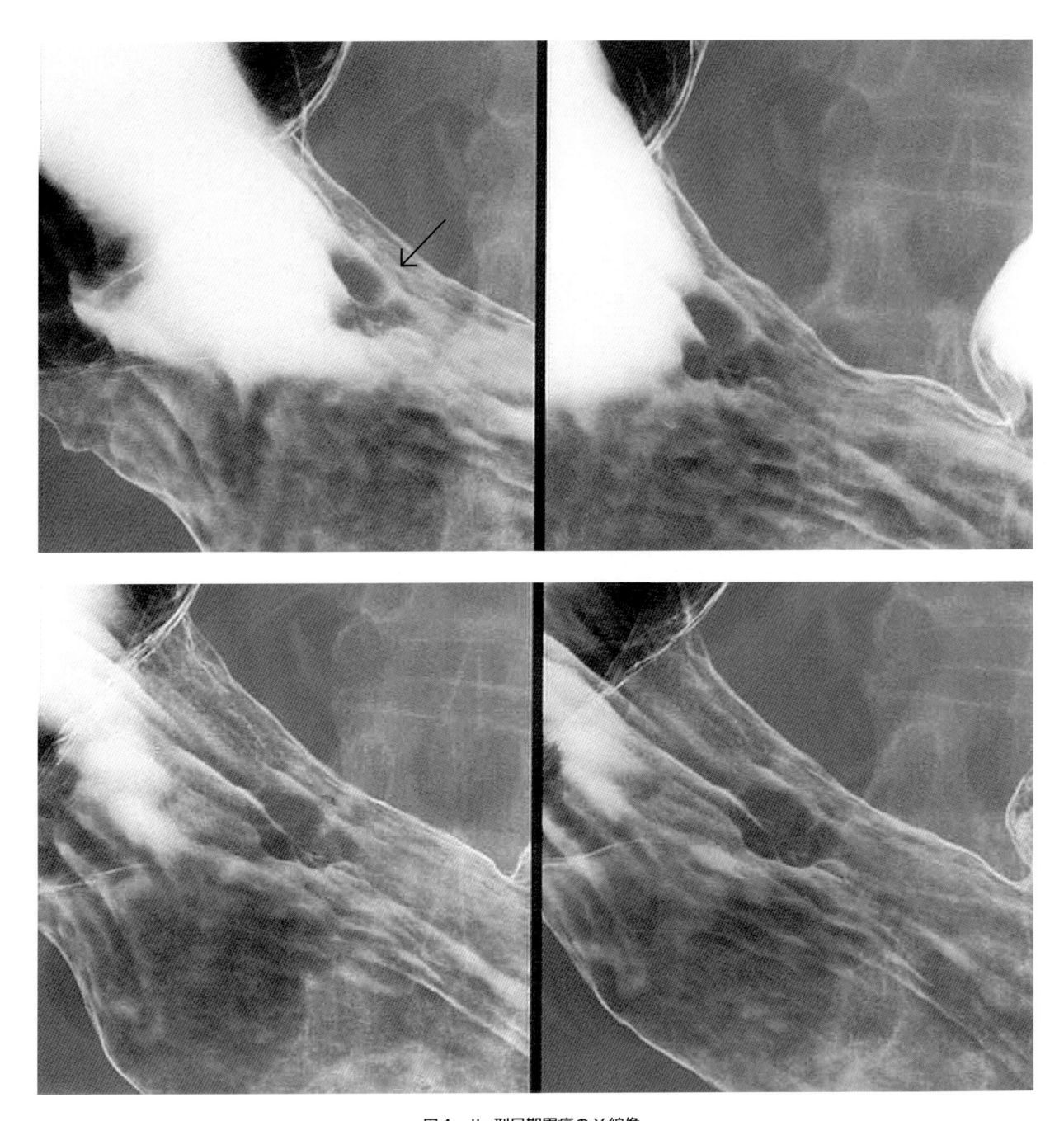

図4　IIa型早期胃癌のX線像
胃体部下部前壁には透亮像（→）がみられ，周囲の造影剤量を変えて撮影することにより病変の高さや輪郭の線を正確に観察することができる．

たる胃壁の伸展不良が重要な所見で，巨大皺壁がみられる症例も多い（図5）．消化管腫瘍の治療には，病変部位，腫瘍の大きさや肉眼型，さらに深達度診断が求められる．

胃粘膜下腫瘍は表面の平滑な隆起として描出され，周囲の粘膜ヒダが隆起辺縁部にも延びる所見がみられれば，bridging foldと呼ばれる．また，粘膜下腫瘍の診断には，形態が単結節か，あるいは多結節を呈しているのか，さらに表面に潰瘍形成の有無を描出しなければならない．また，胃悪性リンパ腫の特徴像としては，癌と比較して壁の伸展性が良い，隆起や潰瘍など多彩な形態を示し多発することが多い（図6）．さらに粘膜面は癌に比して平滑で病変のどこかに粘膜下腫瘍の要素がみられるなどが挙げられる．

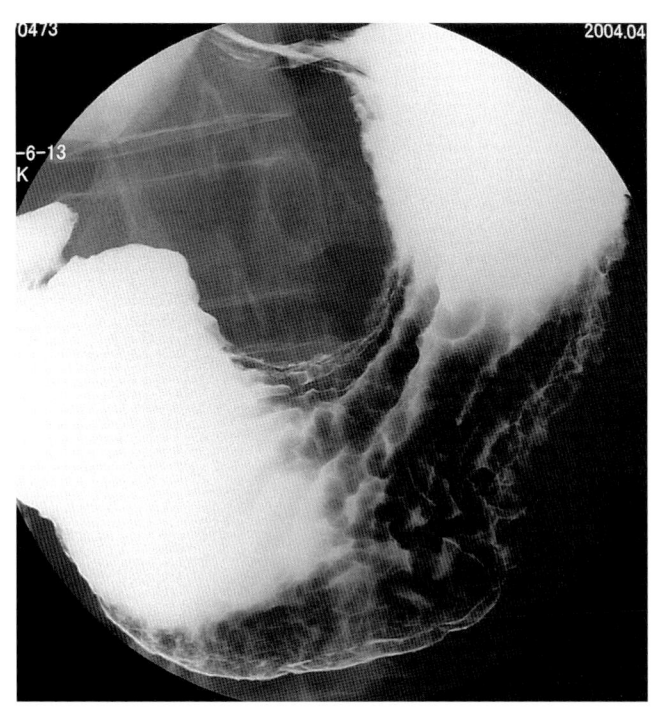

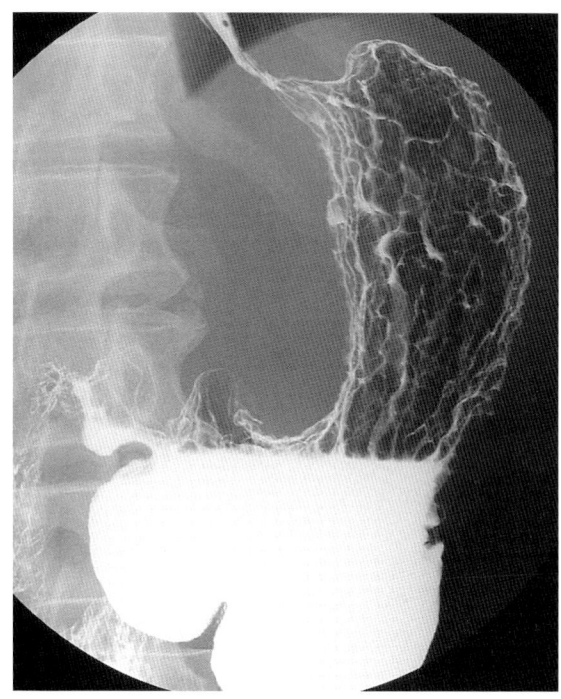

図5　4型進行胃癌のX線像
胃体部から弓隆部にかけて，巨大皺壁と壁の伸展不良が観察され，4型進行胃癌と診断できる．

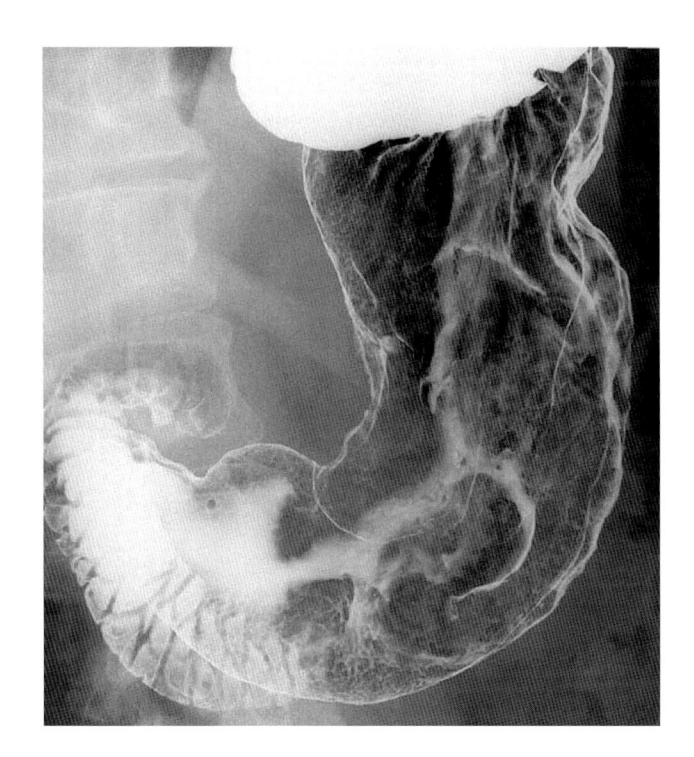

図6　胃悪性リンパ腫のX線像
胃体部には表面平滑で境界不明瞭な隆起が多発し，一部の表面にはびらん，あるいは潰瘍形成が認められる．

マルチスライスCTによる診断

1. 三次元画像の種類と目的

撮影は鎮痙剤を投与後に発泡剤を内服，あるいは経鼻チューブにて空気を約500ml注入し，背臥位と腹臥位あるいは斜位で撮影する．また必要であれば経静脈性にヨード造影剤を投与する．造影剤の投与の目的は，胃癌の術前診断における深達度診断や血流の分布，さらに血管解剖の診断にある．現在の装置では，1枚のスライス厚は1mm以下で撮影できるため，可能であれば画像の素子であるボクセルの縦横高さの比が等しいアイソトロピックデータでの撮影が望ましい．

三次元画像を作成するには，まず画像の中から空気のCT値のみを抽出する．次に再構成の方法には二つあり，一つは視点を管腔外に置く方法，いわゆるair imageと呼ばれる方法，もう一つは，視点を管腔内に置いて内腔を表示する方法，いわゆるvirtual endoscopyである．また，表示方法にはsurface rendering法とvolume rendering法がある．surface rendering法は，CT値のある特定の閾値を決めて表示するため，被写体の表面に光を当て，近くのものをやや大きくして遠近感をもたせた表示である．一方，volume rendering法では，CT値にある一定の幅を有するために透過度を変えることにより物体の深部の情報まで透かして表示することができる．Volume rendering法は，surface rendering法に比べてデータ量が多いという欠点があったが，現在ではコンピュータの性能が向上したために，ほとんどvolume rendering法での画像表示が行われる．また任意の断層面を表示するMPR (Multi-planar reformation) と呼ばれる方法があり，通常のワークステーションでは，水平断，冠状断，ならびに矢状断像が同時に表示され，さらに斜めの断層像も表示が可能である．

胃癌の診断においては，術前に血管解剖の情報は重要であり，描出にはMIP (maximum intensity projection) 法，Surface rendering法のほかにVolume rendering法がある．MIP法は血管の末梢まで明瞭に描出することができるが，他の血管との重なりを回避できない．一方，他の二つの方法では血管同士の重なりを避けることができ，volume rendering法では血管のほかに膵臓や脾臓などの臓器の解剖学的位置も表示することができる．

2. Virtual endoscopyによる胃癌のCT診断

現在のマルチスライスCT装置を用い，内腔に十分な空気量が注入されていれば進行胃癌，ならびに早期胃癌でも隆起型であれば診断にまず苦慮することはない．しかし，問題は早期胃癌，とくに陥凹型早期胃癌 (IIc) の診断である．僅かな陥凹のみを表現するには，プログラム上で作成される光源からの光を斜めから当てる必要がある．なぜならば陥凹部に正面から光が当たる角度での観察では，陥凹部を認識することは難しいからである．したがって，現在の装置では視軸と光軸が同じ方向であるために，陥凹を表示するには，かなり斜めでの観察でないと表示できない (図7)．今後は光軸の方向を任意に変えて観察できるシステムの開発が望まれる．

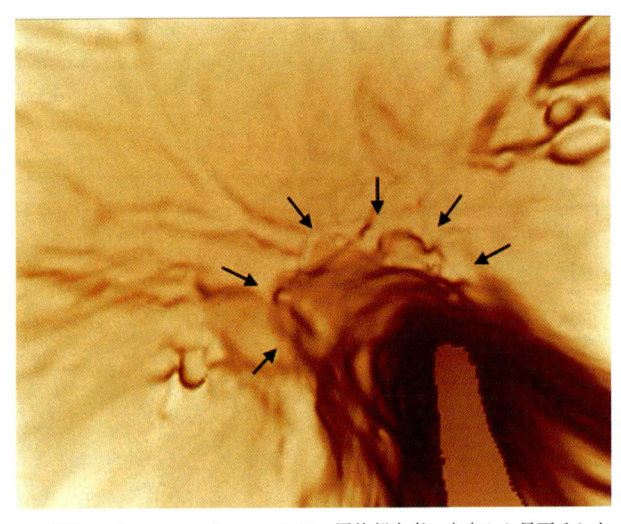

a. CTによるvirtual endoscopyでは，胃体部小弯に上方から見下ろした角度からの観察にて浅い陥凹 (→) が認められる．

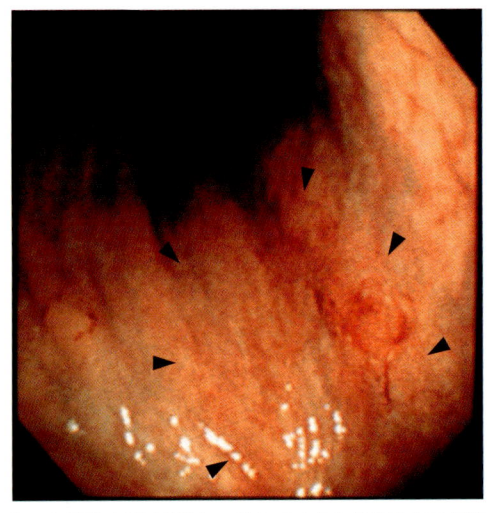

b. 内視鏡では同部位に一致してくすんだ発赤を示す陥凹 (▶) がみられ，IIcと診断される．

図7 胃IIc型病変のCT像

3. 胃癌の深達度診断

胃壁内への癌の浸潤評価には，造影剤を用いたdynamic studyを行い，動脈相早期には粘膜と固有筋層に一致して造影効果がみられ，粘膜下層はむしろ低吸収域として描出される．しかし，静脈相では粘膜下層にも造影効果がみられ，層構造の識別は困難になる．また深達度診断の評価には，胃壁に対して正確に垂直な断層面でのMPR画像を作成する必要があり（図8），屈曲のみられる部位では少なくとも2方向からのMPR画像を作成することが望ましい．白神ら[2]の検討によれば，早期胃癌の診断能は，ほぼ100％で，MPRによる深達度診断も光学的内視鏡とほぼ同等としている．しかし，潰瘍瘢痕を伴う早期胃癌の正確な深達度診断は難しいと考えている．

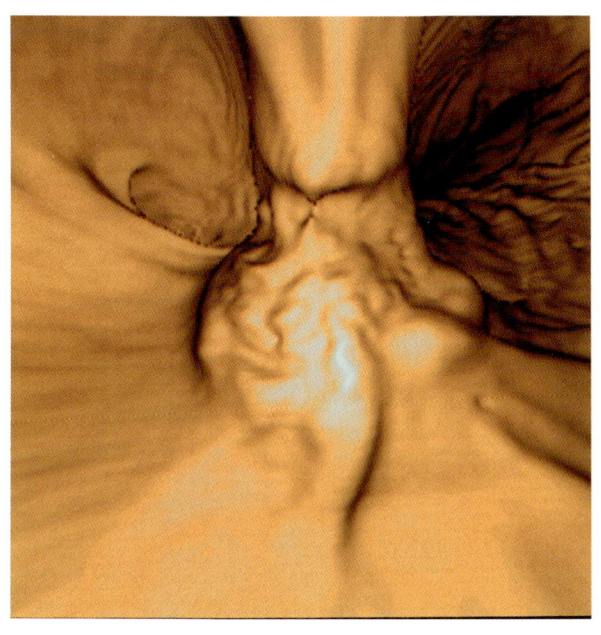

a. Virtual endoscopyでは，胃角後壁に表面に浅い陥凹を有する隆起性病変がみられ，進行胃癌の所見である．

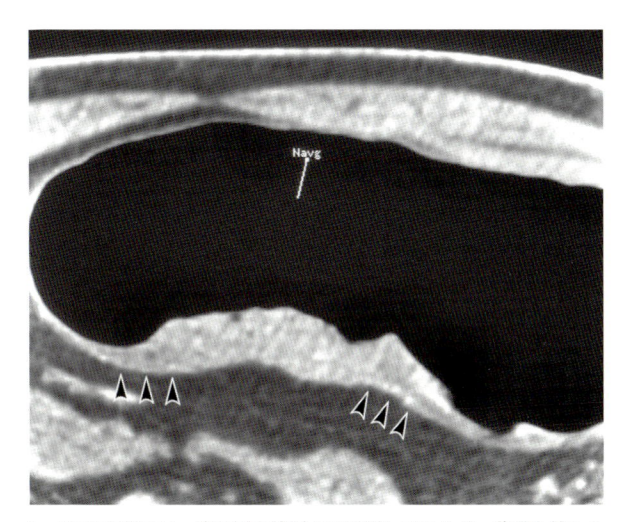

b. MPR画像では，癌は固有筋層まで浸潤しているが，漿膜を越えた浸潤はないと診断できる．

図8　進行胃癌のMPR画像による進展度診断

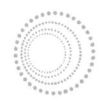

MRIによる胃粘膜下腫瘍の診断

1. 検査目的と撮像方法

胃粘膜下腫瘍の治療方針は，腫瘍の大きさや形状から悪性の有無を推定して決める．しかし，最近では狭義のGastro-intestinal stromal tumor（GIST）と呼ばれる腫瘍の存在が指摘されるようになり，MRIにてGISTのほかに平滑筋腫や肉腫との鑑別診断がある程度可能になってきた．撮像方法は，胃内腔に空気を注入し，病変部周囲の壁が十分に伸展する体位で，T1強調，T2強調画像，さらに水を明瞭に表示できるSSFSE（Single-shot fast spine echo）法などで撮影し，必要であればガドリニウム造影剤を経静脈性に投与し血流の多寡を検索する．なお，MRIによる胃癌の診断に関しては，他臓器浸潤の診断を除くと超音波内視鏡あるいはCTに付加する情報は現在のところ少ない．

2. 粘膜下腫瘍の鑑別診断

平滑筋腫，平滑筋肉腫およびGISTを比較してみると，腫瘍の大きさでは平滑筋肉腫が最も大きく，次いでGISTで，平滑筋腫は最も小さい．また，GISTは腫瘍が小さいうちに潰瘍形成を生じやすいといえる．また胃粘膜下腫瘍の割面をMRIで観察するとT1強調像およびT2強調像いずれにおいても中等度の信号を呈する充実性腫瘍成分とT1強調像にて低信号，T2強調像にて高信号を呈する嚢胞変性成分に分けられる．こ

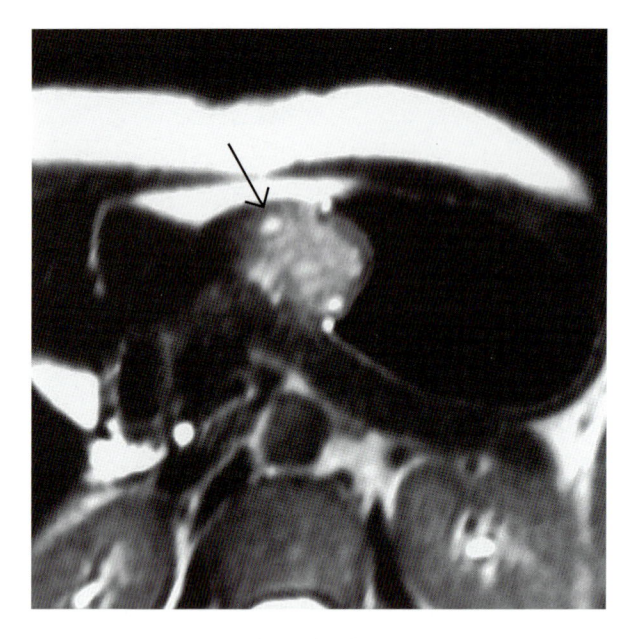

a. SSFSEの画像では胃体中部小弯に球形の腫瘍がみられ, 腫瘍内部には小さな点状の高信号域 (→) が観察される.

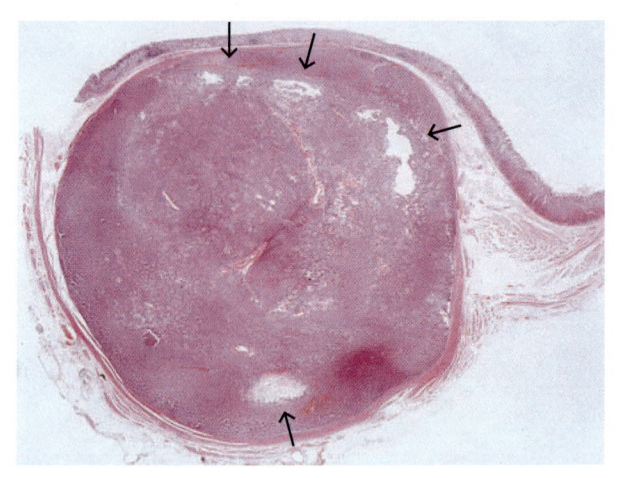

b. 病理組織像ではGISTと診断され, 腫瘍内には小さな囊胞変性 (→) が認められる.

図9　胃GISTのMR画像

の中で, 腫瘍内部に変性を有する腫瘍としては平滑筋肉腫とGISTがあり, 平滑筋肉腫では腫瘍の中心部に変性壊死部がみられるのに対して, GISTでは腫瘍内部に囊胞変性部が散在, あるいは腫瘍の辺縁まで大きな囊胞が観察される傾向にある[3]. また小さなGISTにみられる腫瘍内部の囊胞変性部を描出するにはSSFSE等の水を明瞭に描出する撮像法が優れている (図9). さらにガドリニウム造影剤を投与後のT1強調像では, 平滑筋腫ならびにGISTでは, 造影効果に富む腫瘍と乏しい腫瘍がみられるのに対して, 平滑筋肉腫はいずれも強い造影効果を示す.

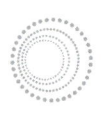

おわりに

上部消化管診断には, やはりX線造影検査と内視鏡検査が中心的な役割を担っており, X線造影検査でも診断装置の進歩により微細な所見を的確に捉えることができるようになった. また, これまで消化管診断にあまり用いられなかったCTやMRI検査も積極的に行われるようになり, 診断情報は大幅に増大した. 今後もさらに新しい診断装置を応用した消化管診断学の進歩が期待される.

●文　献●
1) 熊倉賢二, 杉野吉則, 馬場保昌: 2. X線検査法 B. 二重造影法. 胃X線診断学　検査編. pp77-107, 金原出版, 1992
2) 白神伸之, 甲田英一, 石橋了知, ほか: CTによる上部消化管のVirtual Endoscopy. 胃と腸　37 (11): 1421-1436, 2002
3) 今井　裕, 渡邊芽美, 杉野吉則, ほか: 胃間葉系腫瘍の画像診断, 特に狭義のGISTの特徴像について. 胃と腸　36 (9): 1163-1168, 2001

［今井　裕／川田　秀一／白神　伸之］

総論 8 上部消化管造影検査と内視鏡検査の比較と適応

　上部消化管の画像検査では，内視鏡検査とX線検査は上手に組み合わせることによって病態の診断精度が向上する．本項では，上部内視鏡検査ならびX線検査の特徴を理解し，2～3の症例を呈示しそれぞれの検査法の有用性を示す．

上部消化管X線検査

　胃のX線検査は充盈法と二重造影法と圧迫法を組み合わせて行われる．

　1．充盈法：胃X線法の基本法で，胃内にバリウムをいっぱいに満たし得られる胃全体の像より，形の異常の有無・変形および辺縁の変化（伸展不良，壁硬化，直線化，壁の不整，弯入など）を読む．

　2．二重造影法：粘膜面にバリウムを移動させて付着することにより，粘膜の凹凸を描出し，粘膜面の微細な所見と辺縁と粘膜面の変化を読影できる．

　二重造影法の基本成分として，吉田[1]らはバリウムと空気が造るコントラストの差からはじき像，たまり像，接線像より構成されているとしている．

　つまり，はじき像とは胃内に突出する隆起があるとき，隆起の辺縁にバリウムがせき止められことにより，隆起に一致した部位と周辺を取り囲む部位により生じた像をいい．たまり像とは胃壁に陥凹し内部にバリウムがたまり，周囲に比べバリウム影が強いものをいい，接線像とは上方壁（前壁）の隆起所見で辺縁が尖鋭な線で取り囲まれるものとしている．

　3．圧迫像：凹凸所見をもつ病変の描出に優れ，圧迫の程度によって重ね合った辺縁を引き離し病変を写し出す．

1．読影のポイント

1）消化管の全体像をみる

　消化管全体の形，大きさ，内径，位置などの異常はないかをみる．

2）消化管の局所像をみる

　消化管の辺縁の異常の有無について読影することが大切である．つまり，陰影の欠損，狭窄，弯入などの陥凹性所見がないか，伸展不良などの直線的な異常はないか，ニッシェ，憩室様突出など突出性の異常を注意して読影しなければならない．

　また，消化管内腔（粘膜面）の異常は，透亮像，輪郭像（はじき像）は隆起性所見を，ニッシェ（たまり像）は潰瘍性所見を示すが，特に二重造影法では粘膜の皺襞やアレアに異常がないか，わずかな変化を見逃してはならない（表1）．

表1　上部消化管X線読影のポイント

1．消化管の全体像をみる
- 1）形の異常はないか？
- 2）大きさの異常はないか？
- 3）内径の異常はないか？
- 4）位置の異常はないか？

2．消化管の局所をみる
- A．消化管の辺縁の異常の有無について読影する
  - 1）隆起性所見の異常はないか？
    陰影欠損，狭窄，伸展不良，弯入
  - 2）直線的異常はないか？
    伸展不良
  - 3）突出性異常はないか？
    ニッシェ，憩室様突出
- B．消化管内腔（粘膜面）の異常はないかどうかをみ読影する
  - 1）隆起性所見を示すものはないか？
    透亮像，輪郭像
  - 2）潰瘍性所見をしめすものはないか？
    ニッシェ
  - 3）粘膜皺襞やアレアの異常はないか？

2．上部消化管X線検査の禁忌

腹部単純X線検査においてニボーの形成を認めるイレウスや消化管穿孔などの急性腹症，また，その疑いのある患者は上部消化管X線検査は禁忌である．なお，妊婦や妊娠の疑いがある患者は当然ながら検査は避けるべきである．

3．鎮痙剤の使用上の注意

上部消化管の運動を抑制するために，抗コリン剤やグルカゴンを使用するが，抗コリン剤の場合は，(1) 緑内障，(2) 心疾患，(3) 前立腺肥大，(4) 甲状腺機能亢進症，(5) 抗コリン剤のアレルギーの場合は禁忌である．また，グルカゴンは高血糖を誘発するために糖尿病患者には使用は避けるべきと思われる．

4．造影剤の濃度と量

多くの施設では200〜220W/V％の高濃度低粘性バリウムを130〜150 mlを使用している．

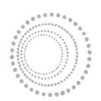

内視鏡検査

内視鏡検査は上部消化管の形態，色調を観察し，生検鉗子を用いて組織の一部を採取して病理検査による質的診断も可能である．また，通常の観察に加え色素を散布することにより内視鏡による診断能も向上する．

内視鏡検査は胃カメラと言われているように先端にフィルムを装着し，被写体を撮影後のフィルムを読影し診断いていたが，その後のファイバースコープの出現により，検査時の被写体をリアルタイムに観察ができ，しかも組織を生検することにより診断も可能となった．現在では先端に小型のChange-Coupled Device (CCD)を装着した電子内視鏡が主流となり電気信号として情報が伝達された画像がモニタに映し出され，高解像度，高画質で画像の処理によっては赤外線などの非可視光線の利用も可能で，さらに高画質な画像を得るために走査線数，水平方向画像数を大幅に増加させたハイビジョンシステムにより，飛躍的な情報量を得ることができ微細な構造もリアルに再現できるようになった．しかし，電子内視鏡の解像力は映像信号へ信号雑音やモニタの解像力左右されやすく，また，色合いも電気的に可変であるため，調節も可能であるが異常による影響も受けやすく，モニタに写し出されている色合いが実際の色を再現していないこともある[2]．

1．内視鏡検査の禁忌

内視鏡検査は上部消化管疾患が疑われる場合はすべてにおいて適応となるが，全身状態の極めて不良な場合やイレウス，消化管穿孔などでは内視鏡検査を施行することが，被検者にとって有用でなければ行ってはならない[3]．

2．鎮痙剤の使用上の注意

上部X線検査を参照．

3．色素内視鏡

色素内視鏡検査は通常の内視鏡検査では識別が困難な消化管粘膜の形態および消化管の機能を内視鏡で観察する方法である[4]．

1）種類と分類

(1) コントラスト法：色素液のたまり現象を応用して消化管の内面の凹凸を強調して，形態の観察を目的とする方法．

使用色素：インジゴカルミン

(2) 染色法：色素液の浸潤，吸収，直接染色による生体組織の染色を観察することを目的とする方法．

なお，本法では表面を覆う粘液は色素の病変への到達を妨げるため，タンパク分解酵素による前処置が大切である．

使用色素：メチレンブルー，トルイジンブルー

(3) 反応法：色素である特定の環境内で特異的に反応することを応用する方法．

使用色素：コンゴーレッド，ルゴール

コンゴーレッド法：塩酸との反応による酸分解領域を判定する方法であるが，酸分泌刺激剤のテトラガストリンが発売中止のために現実的には検査は困難である．

ルゴール法：ルゴール液のヨードが扁平上皮内に含まれるグリコーゲンと反応して，上皮を黒褐色に変色させることを利用した方法．

2）色素内視鏡に使用されている色素剤の濃度

インジゴカルミン	：青色	1.0〜0.5％
メチレンブルー	：青色	0.05％
トルイジンブルー	：青紫色	0.2〜2.0％
コンゴーレッド	：pH3 青紫色 PH5 赤色	0.3〜0.5％
ルゴール	：赤褐色	1.2〜3.0％

3）色素内視鏡の前処置

消化管の粘膜には多かれ少なかれ粘液を認め，色素液の効果を減弱させる．このため粘液を除去するためタンパク分解酵素剤背あるプロナーゼを使用する．通常プロナーゼ20,000単位と重曹1gを50ml程の水に溶かし，内視鏡検査の15分から20分前に服用させておく．

4）色素の投与方法

（1）インジゴカルミン法

色素の散布は幽門前庭部から口側にかけ全周性にスコープのアングルを使いまんべんなく散布する．なお，散布する際にチューブの先端で傷をつけたり，強く散布し胃粘膜を出血させないように注意する．足りない場合は追加するか，空気を吸引し胃内の色素液を粘膜面に再度ふれさせ，散布後には速やかに撮影する．なお，副作用はほとんど無い．

（2）ルゴール法

ルゴール液を食道胃接合部より口側へ向かい散布する．1分以内に染色効果が完成する．副作用は直接刺激による胸痛，蠕動運動亢進，消化管の刺激による悪心や腹痛，嘔吐の消化器症状が多い．ヨードの過敏症は散布後より発疹，呼吸困難，ショックを認める．このため，観察後には胃内に貯留したルゴールを吸引し，チオ硫酸ナトリウム（デトキソール）を散布することによりヨードを中和させる．それでも症状を認める場合には粘膜保護剤（アルロイドG）を投与する．

（3）トルイジンブルー法

着色の機序は十分に解明されていないが，色素の付着，単純な上皮の染色，色素剤の組織間隙への浸潤や拡散が関与している．色素液は非常に青色調が濃く，粘稠性もあるため，着色後には100～200mlの水による洗浄が必要である．

（4）トルイジンブルー・ルゴール染色

必ずトルイジンブルー染色を先行させてからルゴール染色を行う．食道癌では癌巣が粘膜の表面に露出したところは青く，非癌上皮で覆われたところは不染帯として白く，正常の粘膜は褐色に染まって観察される．

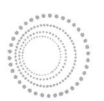

症例呈示

1．食道静脈瘤

X検査では連珠状（F_2），結節状（F_3）などのある程度の形態をもつ静脈瘤は太く蛇行した食道粘膜が皺襞様に造影されるが，色調の変化の診断は不可能である．

内視鏡検査では，送気により食道ないし胃が十分に拡張した後も食道腔内あるいは胃内腔へ突出したまま残存する静脈である．したがって，少量の送気によって消失するような静脈の怒張は静脈瘤とは言わない．内視鏡では静脈瘤の色調，特に発赤所見，出血所見，

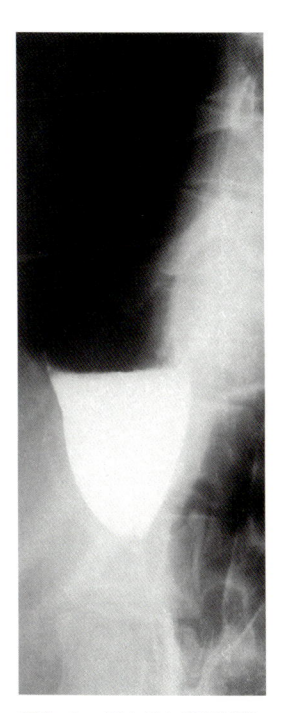

図1-1　アカラシアX線像
紡錘型のアカラシア．食道の拡張を認めるが，辺縁硬化・不整，陰影欠損などは認められない．

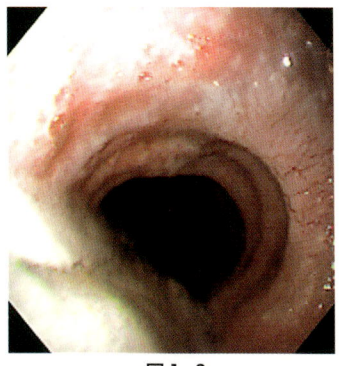

図1-2

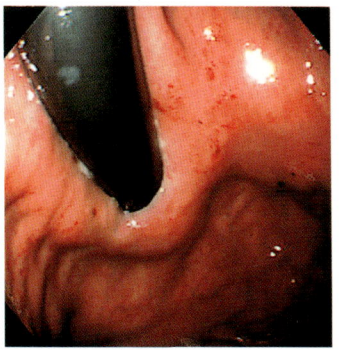

図1-3

図1-2, 3　アカラシア内視鏡像
図1-2は食道の見下ろし像．食道内に食物残渣や輪状収縮を認める．
図1-3は反転像で噴門部粘膜のファイバースコープの巻き付きおよび一部食道粘膜が観察される．

粘膜所見などを観察・診断することにより治療法の選択や判定が行われる（図１）．

内視鏡診断は食道・胃静脈瘤内視鏡所見診断基準（1991）に準拠して記載する．

内視鏡検査により，静脈瘤を直接観察しその位置，形態，色調，発赤所見を観察することできる5）．

1）占拠部位 Location（L）

食道は上部（食道入口部より大動脈弓，左主気管支による圧排部付近の第二狭窄部まで），中部（第二狭窄部より左房による拍動による圧排部位付近），下部（胃・食道接合部まで）にわけ，それぞれをLs, Lm, Li に記載する．

2）形　態 Form（F）

形態のみでなく，静脈瘤の大きさも加味する．

F_0 治療により静脈瘤としての形態を失ったもの，または静脈瘤の形態になっていないもの

F_1 直線的な細い静脈瘤（蛇行した細い静脈瘤を含む）

F_2 連珠状の中程度の静脈瘤

F_3 結節状あるいは腫瘤状で太い静脈瘤

3）基本色調 Fundamental color（C）

食道胃静脈瘤の色調を示すもので

Cw（white varices）　白色調の静脈瘤で，正常の粘膜の色調を持つ静脈瘤．

Cb（blue varices）明らかに青色調の強い静脈瘤で，蒼白色の緊満した静脈瘤もこれに入れる．

4）発赤所見 red color sign（RC）

発赤所見には，ミミズ腫れ所見red wale marking（RWM），cherry-red spot 所見cherry-red spot（CRS），血マメ様発赤所見hematocystic spot（HCS）の３つを示す．

5）出血所見 bleeding sign
6）粘膜所見 mucosal findings

２．食道アカラシア

アウエルバッハ神経叢Auerbachの変性・消失や消化管ホルモンのVIP（vasoactive intestinal polypeptide）や一酸化窒素（nitric oxide）と活性酸素（super oxide）の相互による下部食道括約筋（low esophageal sphincter LES）の弛緩不全により食道の蠕動運動の消失，LES圧の上昇が生じると言われ，食物の通過傷害や食道の異常な拡張が見られる機能的な疾患である．

X線検査では食道の拡張，とくに第一蠕動波の欠如し食道の拡張が3.5cm未満をⅠ度，3.5以上6.0cm未満をⅡ度，6.0cm以上をⅢ度に分けられ，立位では食道内の残渣と造影剤により鏡面形成が認められる．また，その拡張型により１）紡錘型，２）フラスコ型，３）S字型に分類され，その拡張度や拡張型によって病態期間の推測が可能あるとされている．

内視鏡検査では上部食道より食物残渣や輪状の食道粘膜の収縮を認め，下部食道見下ろし像では食道裂孔や食道胃接合部は確認できないが，スコープはさほどの抵抗もなく胃内に挿入は可能である．また，反転観察において，スコープが噴門部の粘膜の巻き付き所見を認め，Ｊターンの状態で押し込むと，食道の粘膜を観察することができる．めくりみ所見を認める．このようにアカラシアの内視鏡所見を認識していれば内視鏡検査だけでも診断は可能である（図２）．

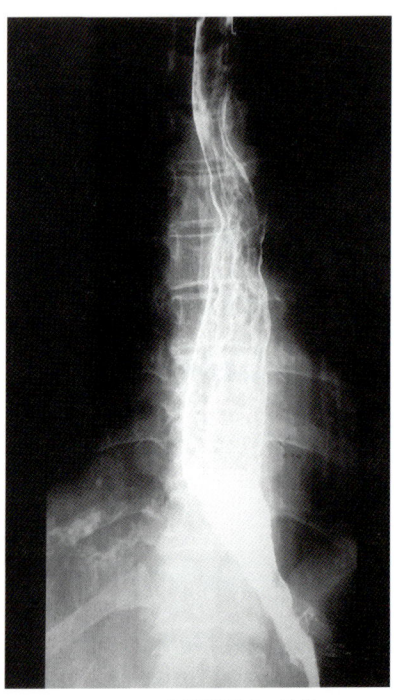

図２-１　食道静脈瘤X線像
中部食道より蛇行した静脈瘤が隆起性の所見としてみられる．

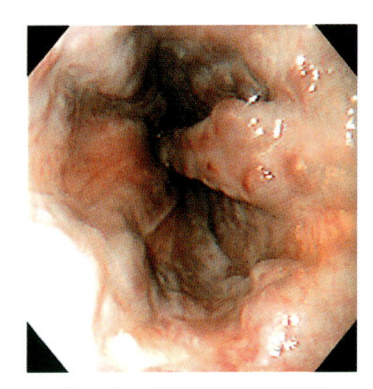

図２-２　食道静脈瘤内視鏡像
中部食道の静脈瘤は内視鏡所見診断基準によるとLmC13F2Rc＋（CRS）と記載され，硬化療法の適応となる．

3. スキルス胃癌

　X線検査では胃全体の収縮と粘膜ひだの硬化と腫大を認める．胃壁の著明な壁不整や壁の硬化像を伴い胃体部を中心とした内腔の狭小や巨大皺襞を示す．

　内視鏡検査では胃内の進展性が不良で，送気を行っても胃内腔は広がらず狭く明らかな潰瘍の形成や周堤をみとめず大弯の襞は太く，結節状に肥厚し直線化を認めるが，このような皺襞の中には潰瘍化した所見を認めることが有り，注意深く観察することを忘れてはならない．なお，内視鏡の像からは悪性リンパ腫，MALTリンパ腫，肥厚性胃炎，Menetrier病などを鑑別が必要となる（図3）．

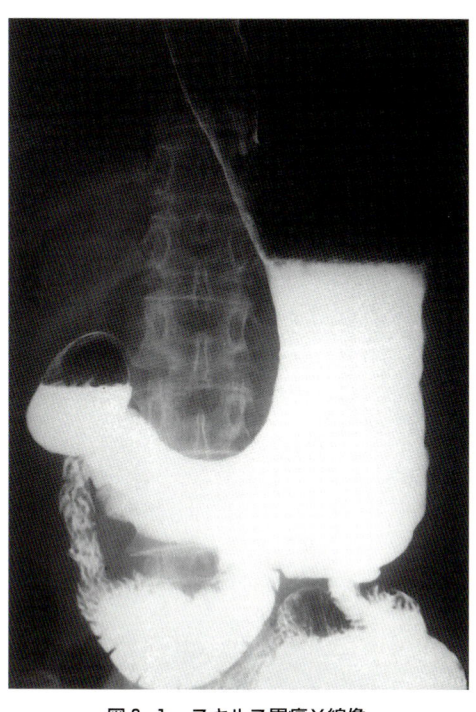

図3-1　スキルス胃癌X線像
胃体下部から幽門にかけ辺縁の硬化と狭小化を認める．

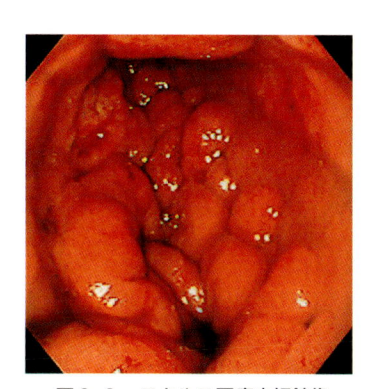

図3-2　スキルス胃癌内視鏡像
胃内の伸展は不良で狭小化している．ひだは肥厚し不規則となり，前壁側に小さな潰瘍を認めている．

● 文　　献 ●
1) 吉田裕司：胃X線診断の考え方と進め方，吉田祐司，市川平三郎（編），医学書院，東京，1998
2) 丹羽寛文：電子内視鏡と画像処理，アドヴァンスト上部消化管内視鏡検査，丹羽寛文（編），南江堂，東京，1996
3) 三木一正，村田洋子，荒川哲男：上部消化管内視鏡ガイドライン．消化器内視鏡ガイドライン，日本消化器内視鏡学会卒後教育委員会（編），医学書院，東京，2002
4) 奥田順一，吉田　操，上堂文也：色素内視鏡ガイドライン．消化器内視鏡ガイドライン，日本消化器内視鏡学会卒後教育委員会（編），医学書院，東京，2002
5) 小林迪夫，熊谷義也，鈴木博昭，高瀬靖広，豊永　純：内視鏡検査　食道静脈瘤　門脈圧亢進症取り扱い規約，日本門脈圧亢進症食道静脈瘤学会（編），金原出版，東京，1996

［荒川泰行／川村　洋］

総論

9 消化管内視鏡診断，検査方法，前処置

はじめに

　上部消化管内視鏡診断は食道，胃十二指腸が通常の範囲であるが，内視鏡機器の改良により逆行性膵胆管造影（ERCP）も内視鏡挿入手技からいえば全く同じであり，乳頭へのカニュレーションのみであれば，さほど特殊技術ではない．また，生活習慣病である喫煙とアルコール摂取との因果関係が近年注目されている頸部食道癌例の発見頻度が高まるにつれてこの境域の早期診断と治療手技にスポットが当てられ始めた．この部位の内視鏡的粘膜切除術（EMR）は通常の上部消化管内視鏡手技と異なり現在のところ全身麻酔下で行はれている．この部位の早期診断と治療は今後さらなる発展が期待される発展途上とも言うべき状況である．本項においては通常の一般的な診断，検査法，前処置について述べる．

診　　断

　上部内視鏡検査における基本的な診断手技は内視鏡を口腔に挿入してから最終到達部位までのすべての粘膜表面の肉眼形態所見と伸展性，運動情報を確実に観察することである．内視鏡機器は苦痛・危険性を最小限度にする改良の努力がされているので初心者でも容易に消化管内に挿入出来る製品として市販されている．したがって挿入ができるか否かは論外で確実な診断と微小病変の見落としがないように熟達した挿入技術と観察力・診断能力に要する知識と技術のトレーニングを内視鏡検査を開始する前に習得しておかなければならない．経験を積みながらでも知識の蓄積が可能であるという指導者や研修者がいるかも知れないが，それは消化管内部表面の所見と病理学的な診断の相関性が全く不明であった内視鏡機器開発初期の時代に行はれた実地診療下での学習・教育方法であって現在では教書に記載されている内容につては熟知しているべきことは検査施行医師の基本的姿勢であり，基本姿勢を誤れば医療過誤の訴訟事件として責任を問はれる昨今である．したがって，内視鏡診断とその修練には充分な指導体制と本人の謙虚な学習態度が求められる．

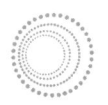

喉・頸部・上部食道早期がんの診断

　この喉・頸部・上部早期食道癌の診断は消化器内視鏡医にとって最近やっと注目され始めた領域であるが，耳鼻咽喉科領域の医師にとっては衆知の疾患であった．消化器内視鏡医にとって診断に苦慮するというよりも，この領域の疾患の重要性についてほとんど注目していなかったことに起因していると思はれる．通常上部消化管内視鏡検査に直視型内視鏡が使用される．口腔から舌根部に挿入し，喉・頸部・上部食道えの挿入直前に確実に声門の形態・動きを呼気，吸気時に確認し頸部食道に挿入する．この観察・挿入操作は被験者の一呼吸の瞬間で可能である．熟達すれば被験者にとって特別に負担のかかるものでなく一瞬の中に観察・診断が可能である．この気配りが頸部早期食道癌を見落さないコツである．
　一方，通常上部消化管内視鏡検査診断に病変の局所を強調する補助手段として色素溶液を利用する色素内視鏡検査法あるいは超音波内視鏡検査が普及している．

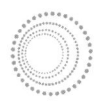

診断される疾患

1．食道疾患

　嚥下障害症状を主訴とする患者の内視鏡検査で診断される食道疾患は
　1）神経・筋性嚥下障害：アカラジア，全身性強皮症，アミロイドジス，食道痙攣など，
　2）炎症性嚥下障害：感染性食道炎，逆流性食道炎，食道潰瘍，腐食，熱傷，真菌症など，

3）機械的閉塞性嚥下障害：癌，ポリープ，脂肪腫，肉腫などの他に食道静脈瘤，血腫，憩室，瘢痕狭窄などがある．

4）食道周辺臓器疾患の間接的影響を受ける原因疾患：甲状腺腫，縦隔腫瘍，縦隔炎，悪性リンパ腫，気管支癌，胸膜炎，心臓・大血管動脈瘤，食道裂孔ヘルニアなどがある．

2．胃・十二指腸疾患の診断

日常診療において主訴を目安として内視鏡検査が選択される．

1）胃・十二指腸疾患

慢性胃炎，急性胃炎，消化性潰瘍，胃癌その他の悪性腫瘍，GIST，胃の良性腫瘍，幽門部痙攣，幽門狭窄，胃内異物，アニサキス症，まれに胃結核，胃梅毒がある．

2）十二指腸球部の疾患

十二指腸潰瘍，十二指腸狭窄，十二指腸憩室，ブルンネル腺腫，胃粘膜化生，白点症候群（リンパ嚢滞症）が診断される．

3）乳頭部近傍

Lemmel症候群（傍乳頭憩室症候群），十二指腸憩室，ファーター乳頭がん，回虫の乳頭迷入などが発見されることがある．

検査法

上部消化管内視鏡検査は粘膜表面の形態学的診断と組織採取による病理組織学的検査法の両者によって遂行される．しかし，それぞれについて検査の手法は異なり，マクロ的レベルの鑑別診断からミクロ，時には遺伝子的レベルの鑑別診断に委ねなければならない試料採取が求められるようになっている．そのためには試料を正確に目的に合わせた採取技術と補助的手段が重要となる．たとえば，生検鉗子を直視下に検査対象となる局所部分に正確に的中させるための技術的修練と目的部分に正確に針付鉗子の針を刺入・確認の上で鉗子孔を閉じるなどの目的意識を明確にした検査法を取得せねばならない．

さらに近年になって超音波の探触子を内視鏡直視下に目的病変に接触して内部構造を検討することが可能となったため粘膜内病変や癌の進達度，腫瘍の内部構造，壁内転移や漿膜転移まで診断可能となった．その情報を正確にうるためには超音波探触子を確実に局所に接触させる基本的手技の取得が必要である．

通常使用されている上部消化管内視鏡は直視鏡であるために病変の局在によっては病変を正面視することが不可能であり，消化管の変形によっては側視の内視鏡を使用しなければ病巣発見すら不可能なことがある．しかしながら細径の先端硬性部が短い直視内視鏡では先端部反転により胃壁変形の裏側は勿論のこと，ファーター乳頭開口部の正面視や十二指腸球部内反転で幽門輪の十二指腸側の観察も可能である．しかし通常のファーター乳頭部観察は側視型の十二指腸内視鏡を使用する．

粘膜表面の観察には粘膜表面構造の異常を発見しやすくする補助的手法として色素散布や拡大内視鏡観察が行われている．この色素内視鏡の研究は約25年前まで盛んに行はれ多くの色素の応用が提案され比較検討されていた．現在は使用する色素はほぼ画一化されてしまい内視鏡検査目的により色素を選択することがほとんど見られなくなった．色素散布は現在使用されているインジゴカルミンのように粘膜表面の凹凸を鮮明に観察可能とすることが初歩の目的であった．メチレンブルー色素水溶液は腸上皮化生や早期胃がん粘膜が染色されるという生検組織の結果から散布法や経口投与法が行はれていた．また胃内pHの直接測定が可能となる以前には消化性潰瘍の背景粘膜組織としての酸分泌腺境界を検討するためにコンゴーレッド色素散布法が開発された．これらの色素散布内視鏡検査法はコントラスト法，染色法，反応法として作用機序により分類されている．たとえば食道におけるヨード散布法は扁平上皮表面のヨード・グリコーゲン反応を診断に応用したものである．

[色素内視鏡の機序による分類]

（1）粘膜表面の凹凸を強調するコントラスト法：インジゴカルミンなど

（2）粘膜表面の組織あるいは粘液が染色され特徴的な形態を表現させる方法：メチレンブルー散布，ルゴール散布法，高濃度クリスタルバイオレット染色散布法など

（3）色素の化学的反応を示し生理的特長を形態的観察として強調させる方法：コンゴーレッド法（pH依存性），クリスタルバイオレット法（表面粘液のpH0.07〜4.5までpH依存性に多様性発色）など

（4）蛍光色素による2次光観察を応用する方法：血流観察の補助診断としてのフルオレスチン静脈注射法（蛍光眼底血管造影法を応用），アクリジンオレンジ（組織化学ではDNA，RNAが発色）散布法など

前処置

消化器内視鏡検査に用いる主な薬品：

胃内粘液消泡剤：ガスコン：ジメチルポリシロキ

サン
　粘液除去溶解剤：プロナーゼ
　消化管運動抑制，分泌抑制，迷走神経遮断剤：硫酸アトロピン，レジタン，ブスコパン，グルカゴン（0.5〜1 mg筋注または静注）
　咽頭麻酔剤：キシロカイン（スプレー，ゼリー，ビスカス）
　鎮静剤：オピスタン（塩酸ペチジン），ジアゼパム（セルシン，ホリゾン），アタラックスP（塩酸ヒドロキシジン）

[前処置の目的]

　内視鏡検査における前処置の基本的な目的は，患者の苦痛の軽減と苦痛の排除，特に安全に検査行為が遂行され，かつ確実に診断がなされることの検査施行前の準備である．したがって，個々の身体状況による相違や合併症を配慮し，使用薬剤の効果・効能のみならず随伴症状・副作用について熟知していなければならない．

　上部消化管内視鏡の検査前には通常は食道・胃粘膜表面に付着する粘液の粘着性を低下させる目的でシリコン製剤であるジメチルポリシロキサンのガスコン液剤を服用させる．また，粘膜表面に色素を散布して表面微細構造を観察しやすくするために，粘液溶解除去の目的でプロナーゼを服用または散布する．炎症のために粘液の粘調性が高いときには飽和重曹水を目的部位に前もって散布すると粘液が剥離しやすくなる．以下に色素内視鏡時の標準的な前処置を述べる．

1．ルゴール染色法

　食道内視鏡検査15〜30分前にプロナーゼ20,000単位を炭酸水素ナトリウム1.0 gとともに約50〜80ccの水に溶解し，これ5〜10分間で何回かに分けてゆっくりと服用する．硫酸アトロピン0.5mg，ブスコパン20mg筋注，内視鏡挿入直視下に2％トルイジンブルー水溶液または1.5〜3.0％ルゴール液を散布する．観察は多量の温水で余分な色素を洗浄，吸引後に行う．ルゴール・トルイジンブルーのいずれも粘膜表面の早期食道癌の局所を鮮明にする補助的診断として日常的な検査法である．さらに，ルゴール・トルイジンブルーの食道二重染色法が行われ，トルイジンブルーのメタクロマジールの特徴により癌の進達度の推測が可能であると云われている．

2．胃・十二指腸内視鏡検査に使用される色素

　コントラスト法：インジゴカルミン，エバスブルー，ブリリアントブルー
　染色法：メチレンブルー（吸収機能細胞および杯細胞などに取り込まれる），トルイジンブルー，クリスタルバイオレット（粘液のpH変化に伴う変色を応用した粘液染色），アズールA（粘液染色），
　反応法
　コンゴーレッド法：コンゴーレッドが胃酸分泌促進よりpHa3.5で変色する性質を応用してガストリン刺激により胃酸分泌刺激を行いコンゴーレッドの変色pH3.5による胃底腺領域の黒色化により幽門腺領域との腺境界を内視鏡直視下に観察する．
　蛍光内視鏡
　アクリジンオレンジ：RNAの変化により黄色〜橙色に発色するとされている．表在性胃癌組織や腸上皮化生が染色され蛍光を示す．
　フルオレスチン：フルオレスチン静注により数秒後に血流とともに蛍光色素が粘膜表面に到達して蛍光を示す．蛍光眼底検査の原理を応用したもので血管からの色素の漏出や印環細胞癌や杯細胞内に停滞して他の粘膜表面から蛍光が消退した後も蛍光を示しているとの報告がある．

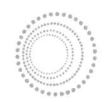

ちょっとしたコツ

　上部消化管内視鏡検査手技は，消化管内視鏡検査習得の初期修練であるが，時としてこのレベルの技術が思いもよらない名人技となることを紹介しよう．切除胃例でB-Ⅱ法が行はれている場合に乳頭の観察が容易であり，さらに総胆管えのカニュレーションが思いのほか容易で，乳頭切開などの手技も簡単な症例に出会うことがある．対象症例の選択としてはB-Ⅱ法で輸入脚の盲管が短く，輸出脚との吻合のない場合に，細径の直視内視鏡を盲管側に挿入してゆくと乳頭の開口部が正面視されることがあり乳頭部病変の観察には有用な手技である．さらに近接して乳頭開口部にカニューレを挿入すると簡単に総胆管が造影される．一方，膵本管に対しては直角に位置するので造影は不可能である．胃切除後B-Ⅱ吻合による盲管症候群の疑いのある症例に対してはX線造影による検討に加えて直視内視鏡による胆管造影を試みることを推奨する．通常のERCPによる総胆管の造影よりも容易な症例に遭遇することがある．しかし，最近ではMRCPにより総胆管・膵管の検索も侵襲なしに行えるので無理に危険を冒してまで造影を試みるのも留意しなければならないであろう．

［勝　健一］

総論 10 消化器内視鏡の新しい展開
バーチャルエンドスコピーとカプセル内視鏡

はじめに

MEの進歩は著しく，消化管ではVirtual Endoscopy（バーチャルエンドスコピー：以下VE）とカプセル内視鏡が注目されている[1]．VEとは，CTやMRで得られた情報をコンピュータで再構成して従来の内視鏡に類似した管腔内画像を得る方法である．一方，カプセル内視鏡は薬のカプセル錠よりもやや大型のカプセル内に超小型の撮像端子やバッテリーが一体として組み込まれており，無線で送られてくる消化管内の映像を体外で観察ないし記録するものである．VEは大腸，カプセル内視鏡は小腸を中心に臨床応用が試みられている．

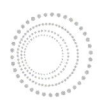

VEによる診断

CTやMRで得られた情報から三次元画像を得るためにはボリューム・レンダリングという手法が用いられるが，レンダリングの方法によって消化管を外から視たような三次元画像や消化管を内腔から視たような三次元画像が得られる（図1～4）．後者が表面レンダリングと呼ばれる再構築法で一般にVEと呼べば本法を指す．VEは大腸を中心に臨床応用が進められているが，歴史が浅く十分な症例数によるprospectiveな検討は少ない．もともとCTはリンパ節転移など，消化管悪性腫瘍ではstagingの診断に応用されてきたが，1990年代後半になりVEが試みられるようになった[2]．これまでのVEの報告の多くは，大腸疾患であり，特にrandomized control trial（RCT）による上部消化管に関する検討はほとんどない[3]．現状は，X線造影検査や光学内視鏡などで既に病変部の存在が解っている症例について検討されたものであり，未知の病変で何処まで病変描出率があるのかについては今後の検討を待たねばならない．VEの診断率は進行癌では臨床応用上，問題ないが，早期胃癌では80～90％とい

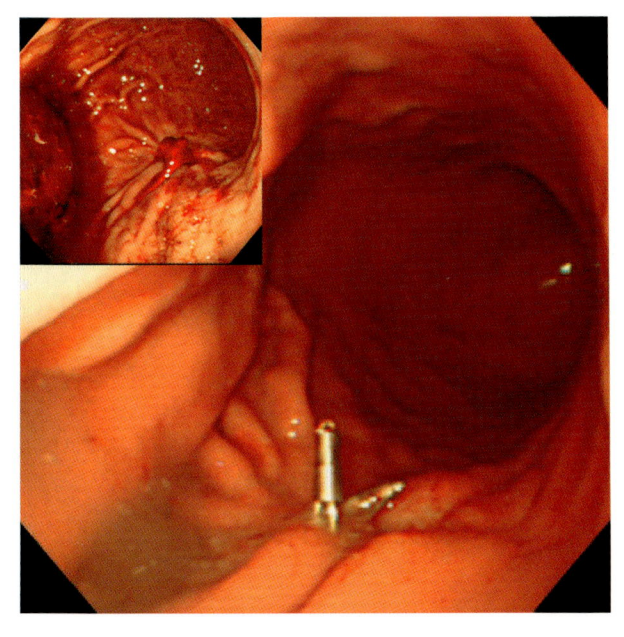

図1 上部消化管内視鏡検査にて，胃体中部大弯側に周囲ひだの途中途絶，癒合を伴う陥凹性病変を認める．
（桑山 肇ほか，2002[3]）

44　I. 総論

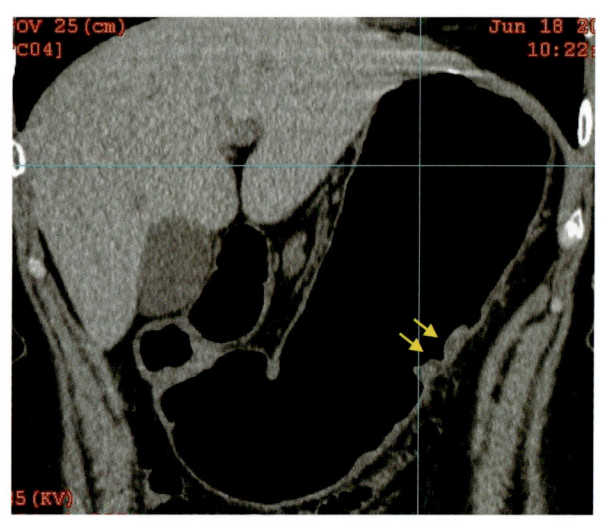

図2　MPR像（桑山　肇ほか，2002[3]）

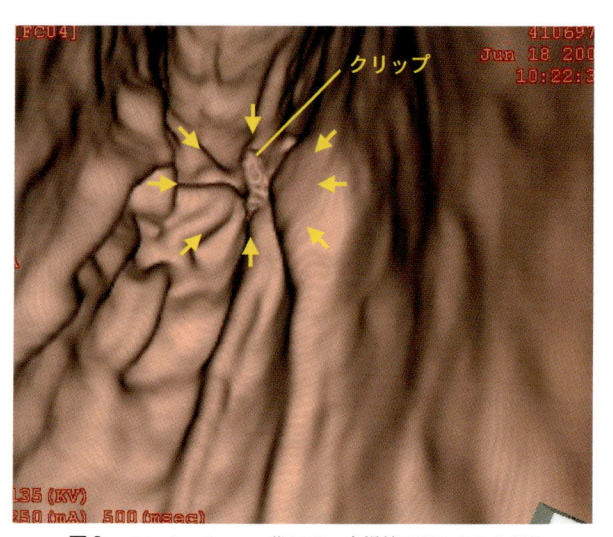

図3　virtual endoscopy像にて，内視鏡で認められた部位と同部位に胃体中部大弯側に周囲ひだの途中途絶，癒合を伴う陥凹性病変を認める．（桑山　肇ほか，2002[3]）

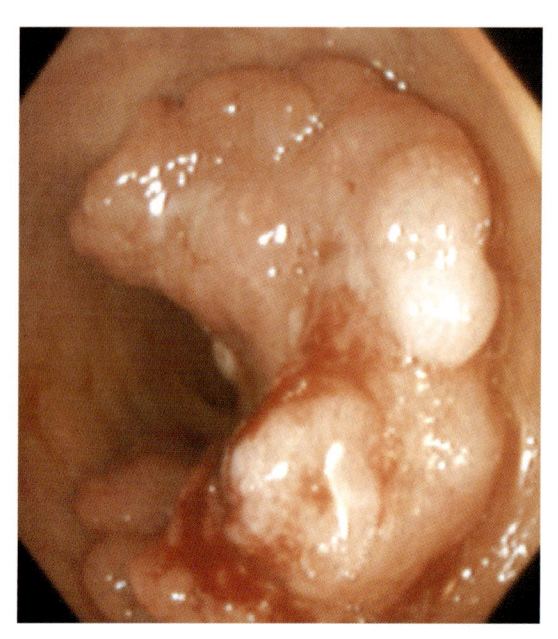

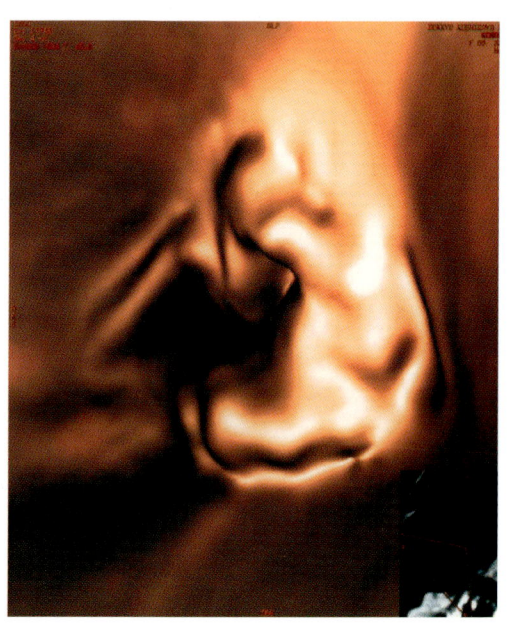

図4　CASE II. disagreed case.（桑山　肇ほか，2002[4]）
左：EC（TYPE II CANCER）　　右：VC（TYPE III CANCER）

った報告が多い．VEの診断能はハードやソフトの進歩いかんであるが，実際，マルチディテクターCTでは進達度mの浅い病変でも充分診断可能であることが示されている．今後，VEの小病変に関する診断能はさらなるCTやMRの進歩により急速に進歩していくことが考えられるが，平坦型病変の診断では問題が残ることが想定される[4]．

VEの長所と問題点

VEの最大の特徴は従来の内視鏡と比べ侵襲性がほとんどないという点である．欧米では内視鏡検査に際して上部消化管，下部消化管にかかわらずsedationを行うが，それでも「より苦痛のない，より簡便な」検査を望むのは当然である．VEでは，当然，生検が出来ない．したがって，欧米におけるVEの応用は，大腸癌のスクリーニングがターゲットとなっている．我が国に多い胃癌のスクリーニングには間接や直接のX線造影検査が用いられてきたが，大腸癌が急速に増加傾向にあることから，VEのスクリーニングへの応用が期待されている．VEにおいても従来の内視鏡と同様の前処置（禁食やクリーンコロン）や送気を必要とすることがVEの意義を半減させているが，バリウムなどを含んだ特別食によって糞便などを標識してお

表1 VE と 従来の内視鏡（Conventional Endoscopy）の比較

	Conventional Endoscopy	Virtual Endoscopy
検査時間	30分	3分
生　検	可	不可
穿孔などの合併症	0.075 %	0 %
診　断	同　時	1時間
放射線被曝	0 rem	0.44 rem
狭窄性病変の口側観察	困　難	可　能
扁平性病変の診断	可	不可
前処置	要	要
送　気	要	要
苦　痛	大	小
コスト*	40,000円	20,000円
ヒダ裏病変の診断	困　難	容　易
sedation	適　時	不　要

＊ コストの概算は，平成12年4月改訂の保健点数を基準に行った．VEではCT費用3441点，フィルム代三枚で141点，造影剤オプチレイ320ヨード100cc使用で1万7552円に診断料を加えたものである．内視鏡検査では盲腸までの観察で20枚撮りフィルム一本と仮定した．

て前処置を割愛しようという試みが実際に始まっているので今後の発展が期待される．合併症については，従来の内視鏡と比べ穿孔などの可能性がほとんどないことは大きな長所である．また，大腸ではハウストラのヒダ裏に存在する病変の診断にもスコープの反転などの特別な手技はVEでは必要ない．短所としては，先に述べた生検が不可能であることの他，少なからず放射線被曝（腹部単純X-P2枚程度）がある点である．したがって，妊婦や小児にはVEは避けるべきである．

いかなる検査もコストパーフォーマンスが悪ければ臨床的価値は少ない．VEのコストパーフォーマンスは現状では低い．その理由は用いる造影剤が高価なことが挙げられる．造影剤は必ずしもCTで必要ではないのでスクリーニングでは造影剤を用いないVEによる検討が必要である．VEと従来の内視鏡のコストパーフォーマンスの比較においては，内視鏡の保健点数も重要な要素である．これまでの試算では，たとえ診断率が従来の内視鏡と同等と仮定してもVEの大幅な費用ダウンがなければスクリーニングに応用出来ない（表1）．

カプセル内視鏡による診断

内視鏡を超小型化し，得られる画像データを内視鏡本体内に記録するか，無線で対外へ送るといった，いわゆるカプセル内視鏡の構想は内視鏡医のみならず多くの人々の古くからの夢であった．現在，臨床応用されているカプセル内視鏡はイスラエルのGiven Imaging社のM2Aだけであるが[5]，日本のアールエフ社のNORIKAシリーズも臨床応用に向けて準備中である．今後も数社からカプセル内視鏡が開発されるものと期待されている．

カプセル内視鏡は，内視鏡本体となるカプセル部分，受信装置，コンピュータの3つの部分から構成される．欧米で臨床応用されているGiving Imaging社製の「M2A」と呼ばれるカプセル内視鏡は，大きさが11×26mmで重量は3.7gである．アールエフ社で発表されている「NORIKA3」は大きさが9×23mmでほぼ同じ形状である（図5）．カプセル内視鏡は空腹時にコップ一杯の水で服用する．飲み込まれたカプセル内視鏡は蠕動運動によって消化管内を進む．

世界でいち早く臨床応用が認可されたアメリカでは2002年の夏にカプセル内視鏡の適応を決めている[6]．それによると，カプセル内視鏡の最も良い適応は原因不明の消化管出血で通常の内視鏡検査（上部，下部，および小腸内視鏡）やX線造影検査（追腸検査）で出血源が同定できない症例である．その他に，相対的適応がある疾患として，消化管ポリポージス，吸収不良症候群，炎症性あるいは浸潤性の病態で通常の内視鏡検査では診断が困難な病態を挙げられている．

一方，カプセル内視鏡の禁忌は，妊婦，消化管閉塞，狭窄，瘻孔，などの存在が疑われる者，心臓ペースメーカーや心細動除去装置などの電気的機器を装具した者，が挙げられている．これらの絶対的禁忌はカプセル内視鏡内のバッテリーに起因するものが多い．その

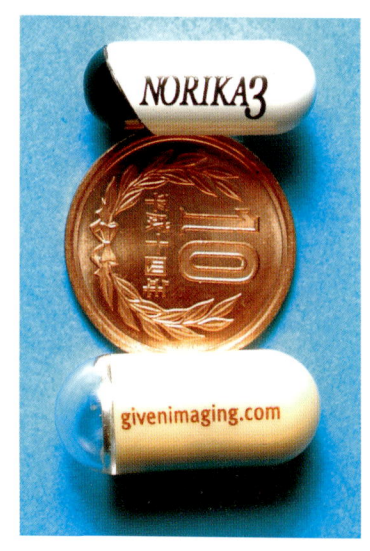

図5　カプセル内視鏡．NORIKA 3（上）とM2A（下）

他の相対的禁忌として，Zenker憩室を含む消化管憩室症，嚥下困難，全大腸型のクローン病，腹部外科手術の既往歴のあるもの，などが挙げられている．これらは，いずれも消化管狭窄や憩室内へカプセルがひっかかり体内へ停留する恐れがある病態である．実際に，憩室症の患者でカプセルが体内に停留し開腹による摘出が必要であった症例が報告されている．このようなカプセルの体内停留が起こる率は200人にひとり程度(0.5%)であるとメーカー側では発表しているが，臨床応用が広まるに連れて拡大する可能性がある．

以上のように，カプセル内視鏡の主な適応は小腸病変である．その診断能はこれまでの報告をまとめると約50%である．追腸X線造影検査と比較したデータでは，全体の診断率はX線造影(27%)とカプセル内視鏡(45%)で差はなかったが，消化管出血症例だけの結果を集計するとカプセル内視鏡の診断率(31%)がX線造影(5%)よりも遙かに優れている[7-8]．カプセル内視鏡の臨床応用が進むに連れて小腸出血の原因としてangiodysplasiaが多いことである(図6[9])．Lewisら[10]は26人の小腸出血が疑われる症例について，カプセル内視鏡と従来の内視鏡である小腸鏡を比較検討している．4人は糖尿病あるいはペースメーカー装着のため除外し，一人はデータのダウンロードに失敗し除外された．その結果，カプセル内視鏡では20人中11人(55%)に出血源の同定が可能であったが小腸鏡では20人中6人(30%)しか診断できなかった．小腸鏡の到達深度は平均2.4mであり，カプセル内視鏡では小腸鏡で観察できなかった遠位小腸の病変観察に有効であったと報告している．その他に小腸の潰瘍性病変，アニサキス症例，結核症例などにカプセル内視鏡が有効であったことが報告されている．

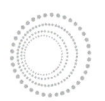

カプセル内視鏡の長所と問題点

カプセル内視鏡に期待されるのは，被験者の苦痛軽減と従来の内視鏡機器では到達が困難であった小腸の診断である．現在，欧米で臨床応用されている「M2A」では全小腸の画像は約半数例でしか得られないことが指摘されており，長時間作動する生体に安全なバッテリーの開発が急務である．バッテリー以外にも多くの問題点がある．たとえば，送気あるいは消化管の伸展である．これまでの消化管診断学は造影X線検査にせよ，内視鏡検査にせよ，消化管を空気で伸展させることが基本であった．ワイヤレスであるカプセル内視鏡では基本的に送気による消化管内腔の進展は技術的に最も困難である．この問題を解決するには，カプセル内視鏡自体を透明なバルーンで覆わせて消化管内腔を物理的に伸展させる方法が考えられる．しかし，消化管内腔の進展を行うと，一方では必然的に視野確保に超広角レンズが必要となり，そのため，より大きな光源確保が必要となってくる．そうなると，内腔の広い胃などはカプセル内視鏡は不向きである．胃や大腸では従来の内視鏡による診断がほぼ完成していることから，カプセル内視鏡の当面のターゲットは小腸のようにそれほど内腔を伸展させる必要のない管腔臓器となろう．ただ，被験者のニーズを考えると，将来は全消化管をカバー出来るカプセル内視鏡の開発が望まれる．図2は筆者らが考える生検機構も備えた将来のカプセル内視鏡である[1]．

ハード面に加えてソフト面の改善も必要である．第一に，所要時間である．現在，臨床応用されている「M2A」では，カプセル服用から8時間後(これはバッテリーの寿命時間に依る)にコンピュータにダウンロードするが，ダウンロードに約3時間かかる．さらに，50枚の静止画で実際に診断するのには2時間程度かかり，全体では診断まで13時間程度が必要となる．静止画にせよ，動画にせよ，将来はCAD(Computer Assisted Diagnosis)をはじめとした自動診断ソフトの開発も急務である．

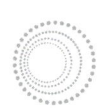

おわりに

現在の消化器内視鏡の完成度は高く，食道や胃の上部消化管や大腸などの下部消化管の診断にはほぼ問題ない．しかしながら，CTやMRIによるVEとカプセル内視鏡の登場は，非験者の不快感を減らすことの他に，これまで消化器内視鏡の暗黒部分といわれてきた

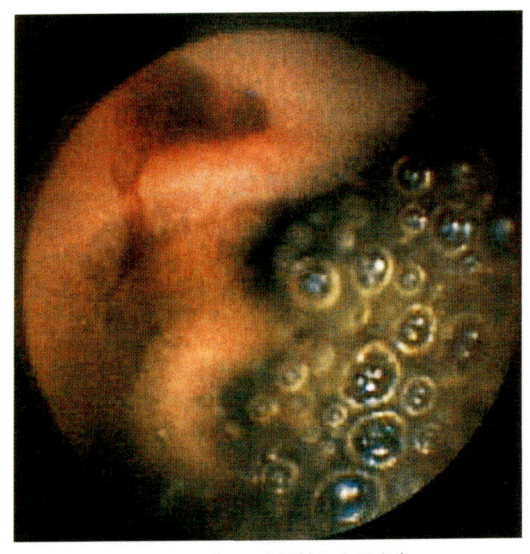

図6　カプセル内視鏡と小腸出血
(Costamagna G, et al., 2002[9])

小腸や深部大腸の診断への貢献が期待されている．さらに，体外に連絡する光源や画像転送への必要な配線を極細化した内視鏡であるHybrid Endoscopyも実用化されている．将来の小腸疾患の診断にどの内視鏡が実用化されるかは，それぞれの進歩とコストによる．いずれにせよ，これまで消化管の中で暗黒部分と言われてきた小腸の内視鏡診断が容易に行われる日も近いことを想定させる．

●文　　献●

1) 桑山　肇：消化器内視鏡の新しい展開―バーチャルエンドスコピーとカプセル内視鏡―．戸田剛太郎，税所宏光，寺野　彰，幕内雅敏編「Annual Review消化器2002」pp7-13，中外医学社，東京，2002
2) Kuwayama H, Iimuro M, Kitazumi Y, et al：Virtual endoscopy -current perspectives. J Gastroenterol 37 (Suppl. XIII)：100-105, 2002
3) 桑山　肇，飯室　護，高田博信，他：VIRTUAL ENDOSCOPYの現状と展望ム早期胃癌の描出．胃と腸 37: 1429-1436, 2002
4) 桑山　肇・林　棋欽・飯室　護・他：VIRTUAL ENDOSCOPYの展望．消化器内視鏡 12: 1025-1030, 2000
5) Iddan G, Meron G, Glukhovsky A, Swain P：Wireless capsule endoscopy. Science 405:417, 2000
6) Ginsberg GG, Barkun AN, Bosco JJ, et al.：Wireless capsule endoscopy：August 2002. Gastrointest Endosc 2002;56(5):621-4.
7) 桑山　肇，安藤邦郎，板井悠二，他：Quo Vadis? Endoscopy. Current Review of Gastroenterology 5(3): 2-7, 2000
8) 桑山　肇：カプセル内視鏡―臨床応用とその可能性について．新医療 342: 138-143, 2003
9) Costamagna G, Shah SK, Riccioni ME, et al.：A prospective trial comparing small bowel radiographs and video capsule endoscopy for suspected small bowel disease. Gastroenterology 123(4): 999-1005, 2002
10) Lewis BS, Swain P.：Capsule endoscopy in the evaluation of patients with suspected small intestinal bleeding: Results of a pilot study. Gastrointest Endosc 56(3): 349-53, 2002

［桑　山　　肇］

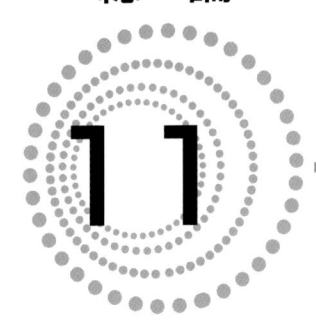

総論 11 消化性潰瘍の考え方の変遷

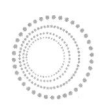

疫 学

　わが国の死亡統計によると，消化性潰瘍の死亡率は明治の終わりから大正，昭和10年代にかけてゆるやかな漸増傾向を示し，その後再び減少して戦前の数値に復し，やがてそれを下回って漸減傾向をたどって現在に至っている．胃・十二指腸潰瘍の有病率は1955年，1960年，1965年，1970年，1975年，1980年，1985年の対人口千人あたりでそれぞれ2.6，3.8，5.4，4.8，5.5，4.3，4.6とされているが，1989年以降は，有病率が示されなくなったため最近の推移を比較することが困難となっている[1]．

　これまで欧米などの先進国では十二指腸潰瘍が多く見られ，胃潰瘍は東アジアなどの発展途上国に多いと言われてきたが，最近の調査では十二指腸潰瘍はアフリカ，インド，サウジアラビアなどの開発途上国でも日本よりも多く見られることが明らかとなり，疫学的な見直しが行われている．日本では胃潰瘍が十二指腸潰瘍より多く見られるが，地域差がある．沖縄では欧米諸国と同じく十二指腸潰瘍のほうが胃潰瘍より多く見られるが，北海道では胃潰瘍が十二指腸潰瘍より明らかに多いことが知られている．なお，阪神大震災時に発症した消化性潰瘍患者では胃潰瘍/十二指腸潰瘍比は2.68であった[2]．

原 因

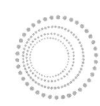

　消化性潰瘍の原因は，胃酸，ペプシンなどの攻撃因子および攻撃因子を増強させるストレス，NSAIDs（nonsteroid anti-inflammatory drugs），アルコールなどと，防御因子としての粘液，血流，重炭酸バリアなどのバランスが乱れることにより潰瘍が発生するとするバランス説（Shay & Sun）で理解されてきた（図1 a．

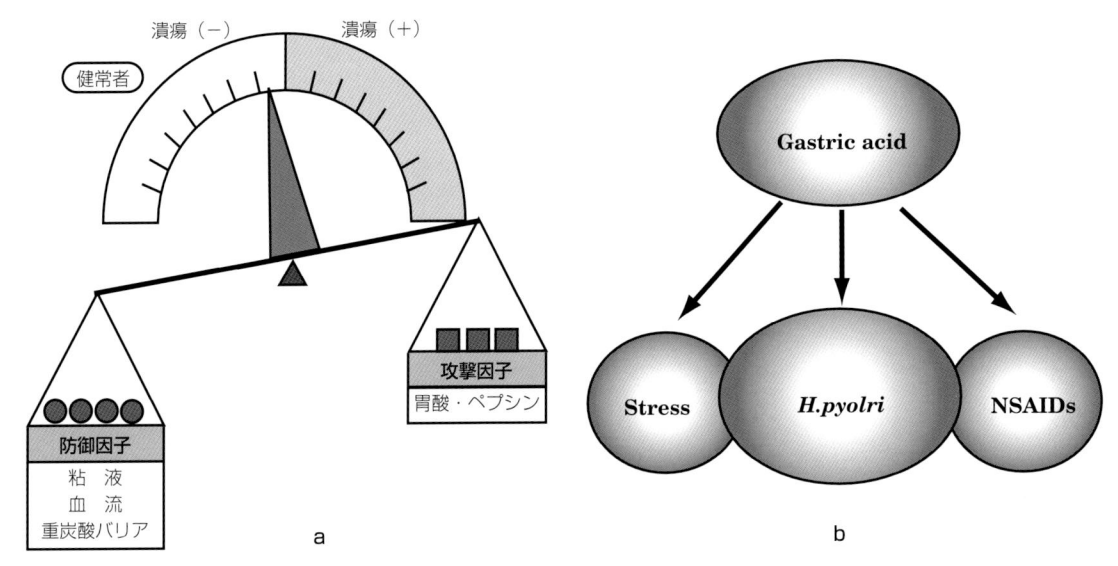

図1　消化性潰瘍の原因

消化性潰瘍の原因).一般に,十二指腸潰瘍では高酸で攻撃因子が優位であり,胃潰瘍では正酸あるいは低酸で防御因子が低下している.また,若年者では十二指腸潰瘍が多く,高齢者になるにしたがって胃潰瘍が多くなる.

近年,消化性潰瘍の原因に対する考え方はHelicobacter pylori (H. pylori)の発見によって大きく変化した.H. pylori感染率は胃潰瘍患者の約90％,十二指腸潰瘍患者の約95％で,H. pyloriの除菌に成功すると消化性潰瘍の再発を抑制できることからH. pylori感染症が消化性潰瘍の発症に深く関与することが明らかとなった.現在では消化性潰瘍の三大原因としてH. pylori感染,ストレス,そしてNSAIDsが最も重要であり,両者に共通の増悪因子として胃酸が存在するものと理解されている(図1 b.消化性潰瘍の原因).実際,消化性潰瘍の発症には複数の要素が関与し,それらが複雑に絡み合っているものと考えられる.ただし,ストレス潰瘍患者のH. pylori陽性率は高いため,H. pylori非感染者はストレス潰瘍を発症しにくいと言える.

臨床像

心窩部痛,心窩部不快感,悪心,嘔吐,胸焼け,食思不振,吐血,下血,貧血症状などがある.胃の噴門に近い高位潰瘍ほど食直後の痛みが多く,幽門側になるに従って空腹時痛となる傾向にある.十二指腸潰瘍の場合は空腹時痛,特に夜間や早朝時の腹痛が多く,摂食により軽減する.疼痛の程度は様々であるが,炎症が漿膜側に及ぶと強い持続痛となる.しかし,高齢者やNSAIDs服用者では自覚症状に乏しい場合も多く注意を要する.

おもな合併症として出血,穿孔,狭窄がある.出血は十二指腸球部潰瘍や高齢者の高位胃潰瘍に多く,吐血(コーヒー残渣様),タール便,ショックなどをきたす.穿孔は十二指腸球部前壁潰瘍に多く,急性腹膜炎による持続性かつ徐々に増強する激しい腹痛や体動時痛,ショックなどをきたす.狭窄は十二指腸球部潰瘍に多く,高度の嘔吐,腹部膨満などをきたす.なお,高齢者では自覚症状が軽微であるにもかかわらず,突然穿孔,穿通,出血などを来たし,緊急処置を必要とする例が少なくない

診断

1．問診

腹痛と食事との関連性,排便状況,薬剤服用歴,嗜好歴,生活歴などについて詳しい問診をおこなう.なお,上腹部痛を主訴とする患者に対しては肝・胆・膵,下部消化管,心血管系,場合により産婦人科的あるいは泌尿器科的疾患などを除外する必要があるためそれらの疾患も念頭において問診をすすめる.

2．理学所見

バイタルサイン(→緊急性の有無),眼瞼結膜(→貧血の有無),腹部所見(→圧痛の部位や程度,腹膜刺激症状の有無),直腸診(→タール便の有無)など.

3．初診時におこなっておきたい検査

1)血液検査:貧血の有無,BUNの上昇,総蛋白やアルブミンの低下,炎症反応の有無,感染症(HBV,HCV,STS)など.

2)尿一般

3)便潜血反応:オルトトルイジン法,グアヤック法.

4)胸部単純X線撮影(立位正面):free airの有無を確認する.

5)腹部単純X線撮影(立位・臥位):立位がとれない場合には左側臥位でfree airを確認する.

4．確定診断および精査時に必要な検査

消化性潰瘍の診断は症状や理学所見だけでは困難で,確定診断には上部消化管内視鏡検査や上部消化管造影検査などが必須である.これらにより潰瘍の存在診断,質的診断(良性か悪性か),病期診断(図2.潰瘍の内視鏡的病期分類)をおこなう.

1)上部消化管内視鏡検査

肉眼的に良・悪性の変化を読みとるだけではなく,疑わしい場合は生検によって診断を確定する.病期や治癒の判定,癌を含めた他疾患除外のための生検,出血への対処が可能であるなどの点で,上部消化管造影検査より上部消化管内視鏡検査が優れており,現在では多くの施設で上部消化管内視鏡検査が第一選択となっている.日本消化器内視鏡学会から「消化器内視鏡ガイドライン(第2版)」[3]が出版されている.上部消化管内視鏡検査をおこなう場合は是非御一読いただきたい.

2)上部消化管造影検査

ニッシェやタッシェを証明する.周堤の変化,皺襞の変化などにより活動性や良・悪性を診断する.女性では必ず妊娠の有無を確認してからおこなう.

3) H. pylori感染診断

消化性潰瘍と診断したらH. pylori感染の有無を確認する.H. pylori感染診断法を表1に示す.それぞれの

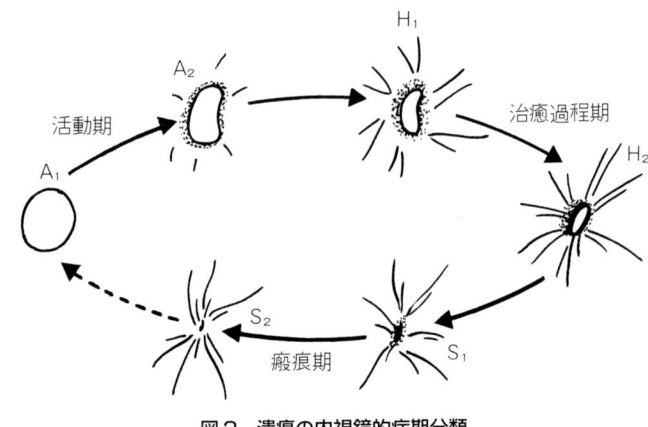

図2 潰瘍の内視鏡的病期分類

活動期A₁：
　潰瘍底の苔が厚く，辺縁に腫脹がある．
活動期A₂：
　潰瘍辺縁に白色の輪状縁および充血縁がみられる．
治癒期H₁：
　潰瘍が縮小し，腫脹がとれ，辺縁に発赤がある．
治癒期H₂：
　粘膜再生が著明で，白苔がわずかに残存する．
瘢痕期S₁：
　白苔が消失し，発赤のみが認められる．
瘢痕期S₂：
　発赤がなくなり，白色瘢痕となる．

表1　H. pylori 感染診断法

◎内視鏡による生検組織を必要とする検査
1) 迅速ウレアーゼ試験：迅速性に優れ，簡便で精度が高い．
2) 鏡検法：H. pylori 存在診断の他に組織学的診断が可能．
3) 培養法：H. pylori の唯一の直接的証明法．抗生物質に対する感受性検査が可能．

◎内視鏡による生検組織を必要としない検査
1) 抗 H. pylori 抗体測定（血清，全血，尿，唾液）：抗体が陰性の場合は，H. pylori 感染陰性とほぼ診断可能．
2) 尿素呼気試験（urea breath test；UBT）：非侵襲的，簡便で感度，特異度ともに高い．プロトンポンプ阻害薬の服用中および服用中止直後には偽陰性をみることが少なくない点に注意．
3) 便中 H. pylori 抗原測定：便中の菌体蛋白を直接測定．治療後の検出感度に問題あり．

検査法には診断精度の高低，長所や短所があるので，その特徴を理解した上で選択する．複数であればさらに精度が高まるが，保険上は原則として除菌前後1回ずつ1項目のみ算定できる．除菌判定は除菌治療薬中止後4週以降におこなう．除菌判定では尿素呼気試験を含むことが望ましい．日本ヘリコバクター学会から「H. pylori 感染の診断と治療のガイドライン2003年改訂版」[4]が発表されている．治療ともあわせて御参考いただきたい．

治　療

1980年以前は制酸薬，抗コリン薬，防御因子増強薬などの併用投与が標準治療であった．1980年代にはH₂受容体拮抗薬の出現によって大多数の消化性潰瘍を治癒に導くことが可能となり，消化性潰瘍の手術率が激減した．1990年代にはH₂受容体拮抗薬よりも強力な酸分泌抑制作用を有するプロトンポンプ阻害薬が出現し，潰瘍の治癒率はさらに向上した．酸分泌抑制薬によって大多数の消化性潰瘍を治癒に導くことが可能となったものの，潰瘍の治癒後に薬剤の内服を中止すると容易に再発するため潰瘍の治癒後も再発予防を目的として薬剤の服用を継続する維持療法が広く行われていた．しかし，維持療法によっても再発数が経年的に増加し，維持療法にも限界があった．その様な状況の中で2000年からわが国で H. pylori 除菌療法が保険適用となった．H. pylori 除菌に成功すると維持療法を行わずとも潰瘍再発が抑制されるため今後 H. pylori 除菌療法が広く普及することが予想される．

なお，胃潰瘍に関しては2003年4月に科学的根拠（evidence）に基づく胃潰瘍診療ガイドラインの策定に関する研究班から「EBMに基づく胃潰瘍診療ガイドライン」[5]が発表された．胃潰瘍診療に是非御活用いただきたい．

1．一般療法，患者指導

1) ストレスを避け，睡眠時間を十分にとる．禁煙が好ましい．
2) 規則正しい食事をする．消化の良いものをよく噛んで食べる．濃い塩味や砂糖味のもの，繊維の多いものや固いもの，香辛料，アルコール，カフェイン，炭酸飲料などは控える．
3) 風邪薬や痛み止め（特にNSAIDs）などの服用は可能な限り休止する．
4) 服薬を開始すると1～2週間くらいで症状が取れることが多いが，疼痛の消失は潰瘍の治癒ではないので，決められた時間，量を守って勝手に服用を中止しないように十分に説明する．

2. 薬物療法

プロトンポンプ阻害薬やH_2受容体拮抗薬などの酸分泌抑制薬のうち1剤が投与されることが多い．防御因子増強薬も併用投与されることがあるがその併用効果についてはいまだ明確ではないため今後の評価が待たれる．今後，H. pylori除菌療法によって維持療法が不要となる症例が増加すると考えられる．H. pylori除菌療法が消化性潰瘍に対する初期治療の中心となり，従来の初期治療，維持療法に対する考え方が徐々に変化してゆくものと思われる．

1) 治療法
(1) 従来法

（i）**初期治療** 自覚症状の消失，潰瘍の治癒を目的としておこなわれる．酸分泌抑制薬であるプロトンポンプ阻害薬やH_2受容体拮抗薬が主体となる．

（ii）**維持療法** 白苔の消失後もしくは瘢痕期（S_1ないしS_2）以降に再発防止を目的として初期治療に引き続いて半年から1年ほどおこなわれることが多い．本邦ではプロトンポンプ阻害薬に使用制限があることから，H_2受容体拮抗薬（多くは半量投与）が主体となっている．

(2) H. pylori 除菌療法

保険上，除菌の対象となるのは，上部消化管内視鏡または上部消化管造影において胃潰瘍または十二指腸潰瘍の確定診断がなされた患者のうち H. pylori 感染が確認された患者である．除菌の時期は活動期でも瘢痕期でもよい．なお，わが国では除菌成功例の約10％にGERD (gastro esophageal reflux disease；胃食道逆流症) が生じることも報告されている．GERDによるバレット食道は食道腺癌のリスクとなりうるため注意深い経過観察が必要となる．また，わが国ではクラリスロマイシン耐性菌の頻度は5～10％であり近年増加傾向にある．耐性菌感染例では除菌率がかなり低下する．除菌不成功後にはクラリスロマイシン耐性獲得が生じることが報告されており，安易に不十分な除菌治療がおこなわれると，耐性菌の出現を増加させる危険性がある．

2) 消化性潰瘍治療薬

消化性潰瘍治療に用いられる薬剤は，バランス説で示された攻撃因子の抑制および防御因子の強化を目的とした薬剤，そして H. pylori 除菌治療薬にわけて考えると理解しやすい．代表的薬剤の特徴を下記に，一覧を表2に示す．

表2 消化性潰瘍治療薬

攻撃因子抑制薬		
酸分泌抑制薬		
	プロトンポンプ阻害薬	オメプラゾール，ランソプラゾール，ラベプラゾールナトリウム
	H_2受容体拮抗薬	シメチジン，塩酸ラニチジン，ファモチジン，塩酸ロキサチジンアセタート，ニザチジン，ラフチジン
	選択的ムスカリン受容体拮抗薬	塩酸ピレンゼピン，臭化チキジウム
	抗ガストリン薬	プログルミド*，セクレチン，ウロガストロン
	抗コリン薬（非選択的ムスカリン受容体拮抗薬）	臭化メチルベナクチジウム，臭化チメピジウム，臭化ブチルスコポラミン，臭化プリフィニウム，臭化プロチピウム，各種配合薬
酸中和薬		炭酸水素ナトリウム，酸化マグネシウム，沈降炭酸カルシウム，乾燥水酸化アルミニウムゲル，メタケイ酸アルミン酸マグネシウム，合成ケイ酸アルミニウム，ヒドロタルサイト，各種配合薬

防御因子増強薬	
粘膜抵抗強化薬	スクラルファート，ポラプレジンク*，アズレン*，アルジオキサ，ゲファルナート，エカベトナトリウム*，アルギン酸ナトリウム，幼牛血液抽出物
粘液産生・分泌促進薬	テプレノン*，プラウノトール*，ミソプロストール
PG製剤	オルノプロスチル*，エンプロスチル*，ミソプロストール
胃粘膜微小循環改善薬	塩酸セトラキサート*，ソファルコン*，スルピリド，塩酸ベネキサートベータデクス*，マレイン酸イルソグラジン*，トロキシピド*，リンゴ酸クレボプリド*

H.pylori除菌治療薬	
プロトンポンプ阻害薬	オメプラゾールもしくはランソプラゾール
抗菌薬	アモキシシリン，クラリスロマイシン

*：十二指腸潰瘍に保険適用がない薬剤

(1) プロトンポンプ阻害薬

壁細胞がH^+を分泌する最終段階であるプロトンポンプ［H^+, K^+］-ATPaseを特異的に阻害する非常に強力な酸分泌抑制薬．主として肝排泄．胃潰瘍では8週間，十二指腸潰瘍では6週間と保険適用上の制限がある．

(2) H_2受容体拮抗薬

壁細胞のH_2受容体に対しヒスタミンと拮抗する．プロトンポンプ阻害薬に次ぐ強力な酸分泌抑制薬．主として腎排泄．経口薬のみならず注射薬もそろっており使用しやすい．

(3) 選択的ムスカリン受容体拮抗薬

H_2受容体拮抗薬よりも酸分泌抑制効果は弱い．塩酸ピレンゼピンはM_1受容体特異的で，M_2受容体には比較的作用が少ないので前立腺肥大症，緑内障や心疾患を有する患者に用いることができる．

(4) 抗ガストリン薬

H_2受容体拮抗薬よりも酸分泌抑制効果は弱い．セクレチンは大量静脈内投与で上部消化管止血作用を示すが過敏症には十分注意する必要がある．

(5) 抗コリン薬（非選択的ムスカリン受容体拮抗薬）

H_2受容体拮抗薬よりも酸分泌抑制効果は弱い．現在ではいわゆる鎮痙剤としての使用が主体となっている．

(6) 酸 中 和 薬

即効性だが作用時間が短く服用回数が多くなる．一般にアルミニウム塩は副作用として便秘をおこしやすく，マグネシウム塩は下痢をおこしやすい．

(7) 防御因子増強薬

様々な作用機序を有する多数の薬剤がある．防御因子増強薬は潰瘍治癒の質を高める効果や自覚症状の改善効果を有することが知られている．単剤で酸分泌抑制薬を上回る効果を有する薬剤は少なく，酸分泌抑制薬と併用投与される場合が多い．プロスタグランジン製剤は NSAIDs 潰瘍に非常に有効な薬剤であるが，下痢や腹痛などの出現頻度が高く，子宮収縮作用があるので妊婦には禁忌である．

(8) *H. pylori*除菌治療薬

使用可能薬剤は現時点ではランソプラゾール（60mg/日）もしくはオメプラゾール（40mg/日），アモキシシリン（1,500mg/日），クラリスロマイシン（400もしくは800mg/日）の3剤（新3剤併用療法）で，一日の服薬量が1枚にパックされた製剤もある．投与期間は1週間である．除菌成功率は胃潰瘍では約87～89％，十二指腸潰瘍では約84～91％．除菌の副作用で最も多いのが下痢，軟便で約10～30％，味覚異常，舌炎，口内炎が5～15％，皮疹2～5％，その他腹痛，放屁，腹鳴，便秘，頭痛，頭重感，肝機能障害，めまい，掻痒感などがある．なお，まだ保険適用とはなっていないが，プロトンポンプ阻害薬のラベプラゾールも他のプロトンポンプ阻害薬と同様の除菌効果を有している．

3．合併症に対する治療方針

消化性潰瘍のおもな合併症である出血，穿孔，狭窄を認めた場合は手術適応およびその施行時期に関する判断が重要であり，正確な診断が要求される．

特に穿孔は緊急手術の適応であり迅速な対応が必要である．穿孔発生後8時間が golden period と呼ばれ，この時間を超えると術後合併症や死亡率が高率となる．穿孔を疑えば胸部・腹部単純X線撮影を行い free air の存在を確認する．単純X線撮影では確認できない少量の free air の検知には腹部 CT が有用である．なお，高齢者やステロイド服用中の患者，穿孔部が大網などで覆われている場合（穿通）などでは腹膜刺激症状が明らかにならず診断が困難な場合があるので注意を要する．限局性腹膜炎にとどまっている場合には厳重な監視のもとに保存的に内科的加療をおこなう場合もあるが，原則として汎発性腹膜炎を発症している場合には外科的療法をおこなう．以前は開腹による胃切除術がおこなわれていたが，最近では穿孔部への大網充填術（時に腹腔鏡下）も選択されるようになってきた．

吐血や下血が明らかで，バイタルサインからも持続性あるいは大量の出血が疑われる場合には，直ちに血管確保をおこない輸液，輸血などによりまず循環動態の安定化をはかる．緊急内視鏡が可能な全身状態になれば内視鏡的止血術を試みる．高張Na-エピネフリン（HSE）局注法，純エタノール局注法，ヒータープローブ法，高周波凝固法，クリップ法などの方法が用いられる．内視鏡的止血が困難な場合には経カテーテル的動脈塞栓術や外科的治療を考慮する．

狭窄による嘔吐が著しい場合はまず絶食，輸液管理とする．粘膜浮腫が強い急性期を過ぎると狭窄が改善することがある．慢性期ではバルーンやブジーによる拡張術などが試みられるが，これらの方法で狭窄が解除できなければ外科的治療をおこなう．

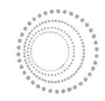

おわりに

H. pylori が発見されて以来，消化性潰瘍の概念は大きく変化した．今や消化性潰瘍の原因の大半を *H. pylori* 感染が占めていることは明白である．プロトンポンプ阻害薬やH_2受容体拮抗薬などの強力な酸分泌

抑制薬，さらには H. pylori 除菌療法によってほとんどの症例で再発が見られなくなるため，消化性潰瘍患者が激減することが予想される．今後はNSAIs潰瘍や H. pylori 陰性潰瘍の発症機構の解明，治療法に関する検討がより重要となるであろう．

●文　献●
1) 三橋利温，西元寺克禮：消化性潰瘍の最近の疫学動向.日本臨牀60：29-33, 2002
2) 伊藤俊之，千葉勉：消化性潰瘍の国際比較.日本臨牀60：34-39, 2002
3) 日本消化器内視鏡学会編: 消化器内視鏡ガイドライン（2版).医学書院, 2002
4) 日本ヘリコバクター学会ガイドライン作成委員会：*Helicobacter pylori* 感染の診断と治療のガイドライン2003年度改訂版．日本ヘリコバクター学会誌 4 (suppl)：2-17, 2003.
5) 科学的根拠 (evidence) に基づく胃潰瘍診療ガイドラインの策定に関する研究班：EBMに基づく胃潰瘍診療ガイドライン. じほう, 2003

［伊藤　俊之／千葉　勉］

56　I．総　論

表1　AFP分類

A	ANATOMY (based on barium and/or endoscopy)	: A0〜A3
F	FUNCTION (based on 24-hour pH measurement)	: F0〜F3
P	PATHOLOGY (based on barium, endoscopy or operation findings)	: P0〜P3

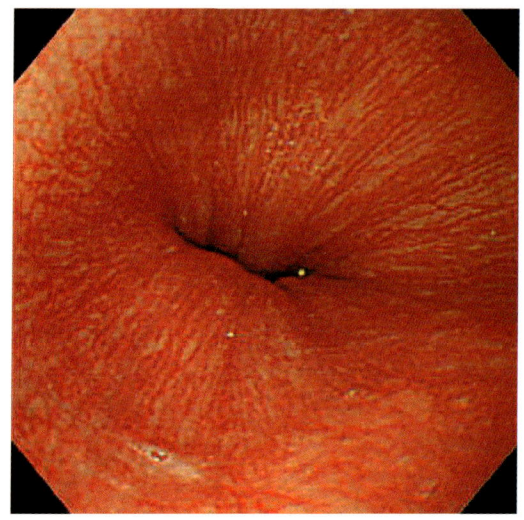

正　常　例

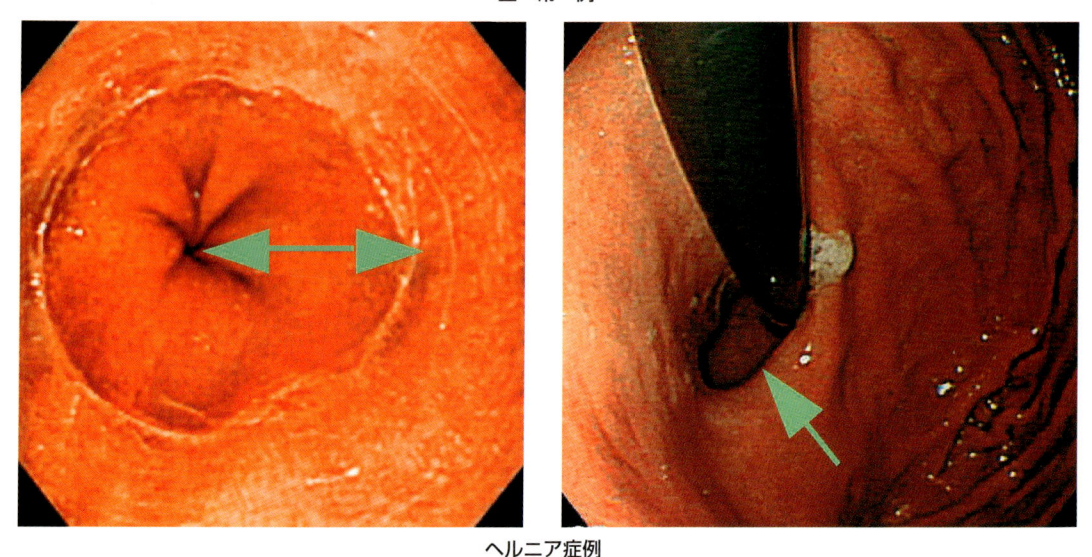

ヘルニア症例

図4　食道裂孔ヘルニアの内視鏡所見

治　療

　食道裂孔ヘルニアは，その存在のみでは治療の対象とはならない．治療適応は，GERDの合併するものであるが，GERによる症状が激しかったり，重篤な合併症がない限り保存的治療が行われる．

　GERDの内科的治療では，これまで生活指導の重要性が繰り返し指摘されてきた．すなわち，高脂肪食・喫煙・アルコールの制限，就寝時頭部の挙上，腹圧上昇の予防として肥満，便秘の解消等の指導などである．しかしながら，GERDの治療におけるライフスタイル改善の有用性は20％程度までとされており，生活指導はあくまでも治療の補助手段であり，以下に述べる薬物療法が保存的治療の主体となる．

　薬物療法には大別して酸分泌抑制薬（H2ブロッカー，PPI），消化管運動機能改善薬があるが，後者には現在，臨床使用可能なものはないため，薬物療法には主に前者が用いられている[7]．酸分泌抑制薬の中では初期療法，維持療法のいずれにおいても，H2ブロ

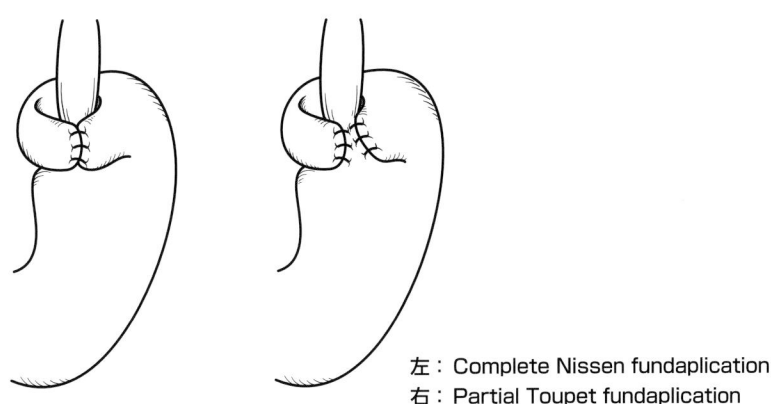

図5　逆流防止手術
左：Complete Nissen fundaplication
右：Partial Toupet fundaplication

ッカーと比べPPIの方が有用性が高いことが明らかとされており，最近では初期治療，維持療法ともにPPIが第一選択薬として用いられている．

今後の問題点として，初期治療にPPIを用いてもなおPPI抵抗性のGERDが存在することがある．このような難治例に対してPPIの倍量投与が有効との報告がある一方，PPIを1日2回服用していても夜間に酸分泌が回復する現象がみられることが明らかとなり，nocturnal acid breakthrough（NAB）と呼ばれている．NABは夜間に1時間以上にわたり胃内pHが4未満になる現象と定義され，健常人においても約70％にこの現象が認められるとされている[8]．重症例では日中，とくに食後の酸逆流以上に夜間の酸逆流が問題であり，NABが重症例の治療上，PPI抵抗性の一因となっている可能性がある．難治例でNABがみられる症例に対しては，日中にPPIを使用し，主に食後の酸分泌を抑え，就寝前にH2ブロッカーを追加しNABを抑制することで治療効果が期待できる．

また近年，GERDの治療として内視鏡下食道噴門部皺壁形成術（ELGP）が欧米にて盛んに行われるようになり，良好な成績が報告されているが，controled studyがなくその評価はいまだ定まってはいない．

血行障害や胃軸捻転，急性胃拡張などの重篤な合併症を伴う食道裂孔ヘルニアは外科的治療の適応である．世界的に最も多く行われている術式は，食道下部を胃底部で襟巻きのように全周を巻くNissenの噴門形成術と部分的に巻くToupetの噴門形成術がある．（図5）この領域の外科治療は，かなり大きなヘルニアであっても腹腔鏡下に行われるようになってきている．

おわりに

食道裂孔ヘルニアは発生頻度の高い疾患であるが，常に臨床的意義を有しているとはかぎらない．しかしながら，GERDの発生には深い関連がみられ，その治療という観点に立った場合，この疾患概念の理解が非常に重要となる．

●文　献●

1) Fujishiro H.et al. : Influence of Helicobacter Pylori infection on the prevalence of reflux esophagitis in Japanese patients. J. Gastroenterology and Hepatology 16;1217-1221, 2001
2) Amano K. et al. : Role of hiatus and gastric mucosal atrophy in the development of reflux esophagitis in the elderly. J. Gastroenterology and hepatology 16 ; 132-136,2001
3) 大原秀一，関根　仁，飯島克則，他：老年者逆流性食道炎における胃粘膜萎縮とHelicobacter Pylori 感染の検討，日消誌93：235-239, 1996.
4) Mihara M.et al.:Low prevalence of Helicobacter Pylori infection in patients with reflux esophagitis.Gut39（Suppl12）:A94,1996.
5) Ohara S.et al.:prevalence of Helicobacter Pylori infection and gastric mucosal atrophy in patients with reflux esophagitis in Japan. Gut41（Suppl 3）: A204, 1997.
6) Werdmuller BFM.et al. : Helicobacter Pylori infection has no role in the pathogenesis of reflux esophagitis.Dig Dis Sci42:103-105,1997.
7) 天野和寿，木下芳一：IV.胃・食道逆流症の治療2.薬物療法．日内会誌 89：68-73, 2000
8) Adachi K.et al.:Predominant nocturnal acid reflux in patients with Los Angeles Grade C and D reflux esophagitis. J. Gastroenterology and Hepatology 16;1191-1196,2001

［串山　義則／木下　芳一］

13 AGMLについて

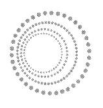

歴史的背景

Acute gastric mucosal lesion (AGML：急性胃粘膜病変)は，1968年 KatzとSiegel[1]により提唱された概念であり，突発する胃を中心とした病変の総称で出血を伴うものが多く，多発するびらんや不整形の浅い潰瘍が食道，胃，十二指腸に生ずるものとされた．上腹部痛，嘔気，嘔吐，ときに吐下血などの症状を伴い，内視鏡検査にて炎症性変化(発赤，浮腫)，出血，びらん・潰瘍性変化など，急性の胃粘膜異常所見を呈するものを指す．彼らは，(1) acute erosive gastritis (急性びらん性胃炎)，localized or diffuse，(2) acute gastric ulcer (急性胃潰瘍)，single or multiple，(3) hemorrhagic gastritis (出血性胃炎)，と内視鏡的病型分類を行った．一般にこれらの診断名をAGMLとして一括して論じることが多い．

本邦では，1973年，川井ら[2]は，「突発する胃症状を伴い，X線，内視鏡検査により胃粘膜に異常所見を認める病変」について「急性胃病変」と定義した．1979年，竹本ら[3]は，「顕出血，上腹部痛などの急激な腹部症状の出現後，できるだけ早期に内視鏡検査が行なわれ，出血びらん，出血性胃炎，急性潰瘍の所見が認められたもの」を「急性胃粘膜病変」と定義した．1985年，木村ら[4]は，AGMLの発症原因，発症からの経過時間に関わらない内視鏡的病型分類を表1のように提唱した．

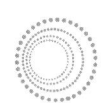

疫　学

都市部の病院に搬送された吐血患者の出血原因が検討された報告[5]によると，その原因はAGMLが24％と最多で，食道静脈瘤破裂22％，胃潰瘍19％，十二指腸潰瘍14％，マロリーワイス症候群11％，食道炎3％となっており，外科手術は10.5％に施行されている．本邦の報告[6]では，急性胃炎，AGMLは上部消化管出血の原因疾患の4.7～23.4％を占めていた．原因として薬剤性とストレス性が約半数を占めていた[7]．薬剤起因性によるものは，非ステロイド系消炎鎮痛薬 (nonsteroidal anti-inflammatory drugs；NSAIDs) が一番多く (46.8％)，副腎皮質ホルモン剤 (14.9％)，抗生物質 (14.1％)，抗癌剤 (8.9％)，経口糖尿病薬 (6.6％) との報告[8]がある．最近では，*Helicobacter pylori* (*H. pylori*) 感染，特に経内視鏡感染がAGMLを起こすと報告されている[9][10]．

手術療法が行われたAGML患者の死亡率を検討した結果，平均年齢，主要疾患の有無，再出血，再手術が危険因子である一方，NSAIDs使用，AGMLに対する予防投薬，性差，輸血の有無などは影響を及ぼさなかったとの報告がある[11]．また別の報告[5]では，入院時に認められたショックおよび6単位以上の輸血が死亡の危険因子であったとされている．

原　因

表2に示すように，精神的ストレス (重度熱傷，手術，外傷など)，肉体的ストレス，薬剤，腐食性物質，飲食物，細菌・寄生虫，全身性疾患，医原性などが原因として挙げられる[12][13]．

薬剤性で最も原因として多いNSAIDsは，シクロオキシゲナーゼ活性を阻害し，胃粘膜内の内因性プロス

表1　AGMLの内視鏡的病型分類

病型	内視鏡的所見
1．急性胃炎	粘膜の浮腫
2．急性出血性胃炎	出血源明確でなく，滲んだ出血
3．急性びらん	出血はなく，白苔・発赤を伴う陥凹
4．急性出血性びらん	出血を伴う陥凹
5．急性潰瘍	急性潰瘍の所見

内視鏡所見に基づき，発症原因や疾患発症からの時間に関わりなくAGMLを評価する分類．

(竹本忠良，1979[3]より引用)

表2　AGMLの発生原因

1. ストレス	精神的ストレス，身体的ストレス（中枢神経障害：Cushing ulcer，熱傷：Curling ulcer，外傷，手術など）
2. 薬　剤	アスピリンなどの非ステロイド系消炎鎮痛剤（NSAIDs），ステロイド剤，抗悪性腫瘍薬，抗生物質など
3. 腐食性物質	酸，アルカリ，農薬などの誤嚥，自殺企図による服飲.
4. 飲食物	アルコール，にんにく，コーヒー，香辛料，アレルギー性食品
5. 細菌・寄生虫	食中毒（ブドウ球菌，サルモネラなど），アニサキス，Helicobacter pylori など
6. 全身性疾患	肝硬変（門脈圧亢進症），肝不全，心不全，呼吸不全，腎不全，閉塞性黄疸，DIC，血液疾患，胃血管の閉塞性変化
7. 医原性	肝癌に対する肝動脈塞栓術および抗癌剤注入，上部消化管内視鏡検査

問診を十分に行い，原因を明らかにすることが最優先である．

(Altaca G, et al, 1944[11]；並木一義，1993[12]より改変引用)

タグランジン（PG）の生合成を阻害する．このPGの低下は胃粘膜血流低下をもたらし，微小循環障害を引き起こす．このように，粘膜表層の虚血が関与して胃粘膜バリアを脆弱化させ，AGMLを発症させるものと考えられている．ラットにおいて，アスピリンにより惹起したAGMLにはPGの合成減少が関わるが，エタノール，HCl，酢酸により起こしたAGMLでは，内因性PG合成に影響がみられなかったことより，PG減少はAGMLに必ずしも認められるものではないとされる[14]．

AGML発症に関与しているサイトカインとして，小林ら[15]は Tumor necrosis factor (TNF)-α, Interleukin (IL)-1, IL-6, IL-8が炎症惹起に関与し，好中球よりのリソソーム酵素の放出を刺激することを報告している．最近では，活性化を受けた細胞傷害性の消化管上皮内リンパ球（IEL）がAGML粘膜に認められ，それにともないアポトーシスに陥っている細胞が増加していることから，IELがAGML発生に関与することを示唆する報告もされている[16]．

閉塞性黄疸の際にAGMLが見られることがある．ラットを使った実験で，タウロコール酸の静脈内投与により胃酸分泌，胃粘液産生が減少し，血清中の胆汁酸の増加が直接的に胃粘膜の防御機構を破綻させることが示されている[17]．

熱傷に伴って起こるショック時には胃酸分泌，胃粘膜血流，エネルギー貯蔵量が減少し，胃粘膜虚血と低酸素血症がAGML発症に関与するものと考えられる[18]．この現象は熱傷後早期に起こるため，すみやかに血流を改善する方策が採られるべきことを示唆するものと考えられる．

診　　断

問診として，精神的・肉体的ストレスの有無，薬剤の内服歴，アルコールを含めた食事摂取内容，既往歴などを聴取する．発症前に原因となりうるエピソードがはっきりしている場合には，第一にAGMLを強く疑う．

内視鏡所見として，発赤，びらん，浮腫，粘膜ひだの腫大，潰瘍，出血がある．組織学的には，粘膜固有層表層にいたる出血を伴う，斑状の表層性胃炎と，びらん性病変を伴う表層上皮の脱変性変化を認め，慢性胃炎や胃潰瘍の所見とは全く異なる特徴をもつ[19]．アルコールなどの飲食物や腐食物質を飲用した場合，食道，胃，十二指腸の広範囲に出血性病変を認めることがあり，幽門部の前後壁に発生する潰瘍（幽門前庭部急性対称性潰瘍）[20]や胃体部に深い巨大帯状潰瘍（trench ulcer）[21]のような，特徴的な像が認められることがある．

検便により虫卵検査を行い，寄生虫感染が原因でないかを検索する．H. pyloriの感染診断も考慮する．

腹部超音波検査では胃壁の全周性・びまん性の肥厚，特に第3層の著明な肥厚とエコーレベルの低下が認められる．バリウムによる胃透視検査では，粘膜ひだの腫大，びらん，バリウムの粘膜付着不良，バリウム斑，前庭部の狭窄・進展不良などの像を呈する．

他の急性の腹痛を来たす疾患を除外するために，血液検査，腹部単純X線検査，腹部CTなどの検査を行う．

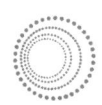

治　療

　上腹部痛のみを呈する程度の軽症例では，アルコール多飲や刺激物過剰摂取を控えたり，原因薬剤の中止したりすることにより軽快が期待される．精神的ストレスのある場合も，そのストレスを取り除くことを優先する．

　吐下血を生じている症例では，まず全身管理を行い，静脈路確保，輸液等により循環動態を保ったうえで，上部消化管内視鏡検査を行なう．クリップ法，局所注射法，レーザー法などの内視鏡的止血術，血管造影下治療などの適応を検討する．外科手術を要することは比較的少ない．薬物治療として，プロトンポンプ阻害剤（PPI）やH₂受容体拮抗剤の静脈内投与を行う．

　出血性の慢性胃潰瘍とAGMLに対し，セクレチンを持続静注した検討で，AGMLに対してのほうが高い効果が得られたとの報告がある[22]．ただし，AGMLに対し，セクレチンとの比較対照がなく，セクレチンの効果はさらに検討する必要があろう．

　NSAIDsが原因の場合には，酸分泌抑制薬のほか，ミソプロストールなどのプロスタグランジン製剤の投与を検討する．

●文　献●

1) Katz D, Siegel HI : Erosive gastritis and acute gastric mucosal lesion. In : Progress in Gastroenterology Vol 1.1 (ed. by Glass GB), p67-96, Grune and Stratton, New York, 1968.
2) 川井　啓一ほか：急性胃病変の臨床―胃出血の面から―．胃と腸　8：17, 1973.
3) 竹本　忠良：急性胃病変とその関連疾患概念について．急性胃病変の臨床．竹本　忠良・並木　正義（編），1-25, 医学図書出版，東京，1979.
4) 木村　健ほか：胃炎の診断基準・病型診断．内科　55：1052-1057, 1985.
5) Sugawa C, Steffes CP, Nakamura R, et al. : Upper GI bleeding in an urban hospital. Etiology, recurrence, and prognosis. Ann Surg 212 : 521-6, 1990.
6) 吉原　正治，春間　賢：出血性消化器疾患の疫学．日本臨牀　56：2319-2324, 1998.
7) 斉藤　利彦：急性胃粘膜病変－B. 病因，1. ストレス　最新内科学大系41巻（井村裕夫ほか編），129-137. 中山書店, 1993.
8) 原田　一道，並木　一義：急性胃粘膜病変―B. 病因，1. ストレス　最新内科学大系41巻（井村裕夫ほか編），129-137. 中山書店, 1993.
9) Laine L, Weinstein WM : Subepithelial hemorrhages and erosions of human stomach. Dig Dis Sci 33 : 490-503, 1988.
10) Sobala GM, Crabtree JE, Dixon MF, et al. : Acute Helicobacter pylori infection : clinical features, local and systemic immune response, gastric mucosal histology, and gastric juice ascorbic acid concentrations. Gut 32 : 1415-8, 1991.
11) Altaca G, Dereli Z, Sayek I, et al. : Risk factors affecting the mortality in acute gastric mucosal lesions. Acta Chir Belg 94 : 263-5, 1994.
12) 並木　一義：急性胃粘膜病変-A. 概念2．AGMLの診断基準．最新内科学大系41巻（井村裕夫ほか編），p125-128, 中山書店, 1993.
13) 屋嘉比　康治，中村　孝司：出血性消化器疾患―各論―急性胃十二指腸粘膜病変．日本臨牀　56：2319-24, 1998.
14) Amioka I, Arima T, Nagashima H : Role of endogenous gastric mucosal prostaglandins in the formation of acute gastric mucosal lesions induced by aspirin, ethanol, HCl and CH3COOH. Gastroenterol Jpn 22 : 273-9, 1987.
15) Kobayashi K, Kashima K, Higuchi K, et al. : [The mechanisms of gastrointestinal mucosal injury and repair] [in Japanese] Nippon Rinsho 56 : 2215-22, 1998.
16) Suzuki T, Ito M, Hayasaki N, et al. : Cytotoxic molecules expressed by intraepithelial lymphocytes may be involved in the pathogenesis of acute gastric mucosal lesions. J Gastroenterol 38 : 216-221, 2003.
17) Mizumoto S, Harada K, Takano S, et al. : Mechanisms of acute gastric mucosal lesion accompanying obstructive jaundice ; role of bile acids in plasma. Gastroenterol Jpn 21 : 6-16, 1986.
18) Zhu L, Yang ZC, and Cheng DC : Reduced gastric acid production in burn shock period and its significance in the prevention and treatment of acute gastric mucosal lesions. World J Gastroenterol 6 : 84-8, 2000.
19) Morson BC, Dawson IP, Day DW, et al. : Gastritis. In: Morson BC, Dawson IP, editors. Morson and Dawson's gastrointestinal pathology. Oxford : Blackwell Scientific 94-119, 1990.
20) 髙木　国夫，松本　俊雄：幽門前庭部急性対称性潰瘍．臨床消化器内科　3：1443-51, 1998.
21) 房本　英之ほか：胃巨大帯状潰瘍 (trench ulcer) の2症例．Gastroenterol Endosc 15 : 722-7, 1973.
22) Watanabe Y, Tsumura H, Sasaki H : Effect of continuous intravenous infusion of secretin preparation (secrepan) in patients with hemorrhage from chronic peptic ulcer and acute gastric mucosal lesion (AGML). Gastroenterol Jpn 26 Suppl 3 : 86-9, 1991.

［村田　浩昭／辻　晋吾／辻井　正彦／川野　淳］

総論 14. 食道癌の疫学

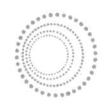

はじめに

疫学とは「人間集団の健康現象の分布に関する法則性を見出す科学」あるいは「人間集団における疾病または生理的現象の分布およびその分布に影響する要因の研究」と定義されている．

食道癌は従来，嚥下困難を主訴として来院する進行癌が多くを占め，また解剖学的特殊性もあり予後不良な消化器癌とされてきた．しかし，近年では電子スコープやヨード染色の普及など内視鏡診断技術の進歩により粘膜癌を中心とした食道表在癌の発見例が増加している．

WHOを中心として世界各地でも癌登録が行われ，また本邦でも癌登録が実施されており食道癌の疾病状況が明らかとなってきた．

本項では食道癌の疫学と病因について述べる．

食道癌の疫学

1. 地理的な相違と食道癌の病因

食道癌の発生率をみると国ごと，あるいは人種や民族によって大きく異なる．

世界的にみると中国では北部の華北地区は気候が寒く熱い食物を好み，林県地区はカブやサツマイモの葉を発酵させた"酸葉"を食し，発癌物質としてのニトロソアミンなどが含有されており発癌のイニシエーターといわれている[1]．南アフリカのTranskeiは土壌にニッケルや銅，ホウ素の含有量が多く食道癌の原因といわれている．また，カスピ海沿岸からトルクメン，カザフ，ウズベクに至る地域はマンガンや亜鉛の不足が指摘されている．インドでは発酵した食料や香辛料，熱いお茶，大量の喫煙が食道癌のリスクファクターとされている．その他，ウルグアイ，フランス，プエルトリコ，香港なども比較的高率である．食道扁平上皮癌は有色人種に多く，食道腺癌は白人に多い傾向がある．欧米ではBarrett腺癌が高頻度に認められ，食道癌全体の60～80％を占めるようになっている．

日本での年間食道癌死亡者数は約8,000人で，年齢では60～70歳代に好発し，男女比約5：1であり，95％が扁平上皮癌である．地域的には東北・北陸・北関東，奈良・和歌山・三重，南九州・沖縄地方の3つの食道癌多発地帯がある．このうち奈良・和歌山・三重地方で行われた研究で，ワラビ，熱い茶粥，喫煙が食道癌のリスクを高めることが示されている[2]．

食道癌の好発地域が存在するのは人種や生活習慣の差が大きく影響している．また，栄養状態や経済状態が悪い地域に高率に発生する傾向があり，先進国では飲酒と喫煙が大きなリスクファクターとなっている[3][4]．喫煙は紙巻タバコだけでなく，パイプや葉巻も同様にリスクとなり，飲酒はアルコールにの量と濃度が関係すると報告されている．微量元素や重金属の不足や発癌性化学物質の摂取，熱い食事など刺激物の摂取習慣も関係している．このように食道癌の病因は単一なものではなく，幾つかの複合した因子によって発癌しており，それらの因子に地域差があるようである．

2. 食道癌とアルコール

食道癌とアルコールの関係は疫学的調査でも明らかである．世界的にみても食道癌の多発がみられる特定の地域はアルコールの摂取量と発癌には相関があるといわれている．

横山ら[5]は40歳以上の男性アルコール依存症患者1,000症例にヨード染色を用いた上部消化管内視鏡検査による食道癌検診を施行し257例（25.7％）にヨード不染帯を認めたと報告している．これらの中で36例（3.6％）が食道癌と診断され，頭頸部癌や胃癌を加えると53例（5.3％）に増加し極めて高率であったと報告している．アルコール多飲者では喫煙者も多いことが知られている．比較的高齢者という背景も関与していると考えられる．

アルコール代謝産物であるアセトアルデヒドは発癌

物質であることが報告されている．これを産生するチトクロームP450IIE1とアセトアルデヒド分解酵素であるALDH2が食道癌発生に関係している．ALDH2はアセトアルデヒドの主要分解酵素であり，日本人の約半数はその酵素活性が欠損しておりALDH2のホモ欠損者はアルコール不耐症であるが，ヘテロ欠損者は飲酒訓練により飲酒が可能となりその結果アセトアルデヒドの産生が亢進し発癌のリスクが増すと考えられている[6]．

3．その他の病因

環境発癌物質として植物成分由来のものとしてアフラトキシン，サイカシン，カテキンタンニン，わらび毒などが代表される．アフラトキシンは糸状菌の代謝で生じる二次的毒性物質である．熱帯地区の気象条件下で保存される食物に発生しやすく，ピーナッツやトウモロコシに認められる．サイカシンはソテツなどに認められ強い発癌性を有し，肝癌発生との関係も指摘されている．カテキンタンニンは噛みタバコとの関係が指摘されており，わらび毒はわらびの葉の若い部分に多いとされ，和歌山県や奈良県の熱い茶粥とわらびの摂取が食道癌発生と相関していることが報告されている．

動物由来の代謝産物としてベンツピレンがあり，タバコ煙中のタールと同様に炭焼きステーキの焦げにも認められる．

また，硝酸塩，亜硝酸塩，N-ニトロソ化合物が食道癌発生と関係あることがいわれている．

食道癌発生のハイリスク食道疾患

食道癌と食道炎の関係を示唆する報告も多い．これまでに食道の慢性炎症を呈する良性食道疾患が癌化のリスクファクターになり得ることが明らかとなっている．

1．腐食性食道炎

酸やアルカリの誤嚥などによって生ずる腐食性食道炎および腐食後の食道狭窄の存在が30〜40年後に食道癌の発生をもたらすことが報告されている[7]．また，癌の発生の多くは狭窄部位に出現しやすいことも報告されている．

2．食道アカラシア

食道アカラシアは下部食道噴門部の弛緩不全により食物の通過障害や食道の異常拡張などを呈する機能的良性疾患で，主に迷走神経系の異常によって生じる運動機能障害である．アカラシアでは長期にわたる食物貯留によって慢性炎症が生じ食道粘膜の浮腫，肥厚，白色混濁，落屑様変化を認めることが多い．

食道アカラシアと食道癌の合併については5〜10％程度とするものが多いが高率な合併率であることは明らかであり，食道癌発生の重要な危険因子と考えられる．その因果関係については長期にわたる唾液や食物残渣の停滞により食道粘膜に持続的な刺激が加わり，慢性炎症，粘膜破壊，修復，粘膜上皮の過形成が生じその過程で悪性化すると考えられている[8]．報告例ではアカラシアの症状発現からの病悩期間が20年以上のものが多く，拡張型，拡張度が中等度以上に進んだ症例での癌化が高率である．また，食道癌の主症状としての嚥下障害がアカラシアの自覚症状と類似しているため発見時期を逃し，進行癌での発見例が多く切除不能で予後不良に終わる症例が多いといわれている．

3．胃食道逆流症と逆流性食道炎

多くは食道裂孔ヘルニアともない胃食道逆流症（GERD）と逆流性食道炎が生じる．胃内容として塩酸とペプシンを含んだ胃液が逆流し，また時により胆汁酸とトリプシンを含んだ十二指腸内容も加わった消化液が食道内に逆流することで食道扁平上皮が慢性的または持続的に傷害され慢性炎症が惹起される．その結果，食道上皮に肥厚や欠損が生じびらん，潰瘍を形成してくる．本来成立している食道粘膜防御機構をこれらの攻撃因子が上回れば理論上は逆流性食道炎が発生すると考えられる．

消化液の暴露は下部食道にほど高頻度でありそこに食道癌が好発すると推測されるが，実際の好発部位は胸部中部食道である．食道は解剖学的に脊椎に沿ってやや彎曲しており，仰臥位では逆流物は胸部中部食道に停滞する可能性がある．健常な食道運動機能では第2次蠕動波により排出されるが，加齢によって食道運動機能が低下している場合は逆流液の慢性的な長時間にわたる食道内暴露が考えられる[9]．持続的な胃食道逆流症と逆流性食道炎が食道癌発生の一因となっている可能性は否定できない．

4．Barrett粘膜とBarrett腺癌

Barrett粘膜は，繰り返す胃食道逆流症により食道扁平上皮の脱落・再生が繰り返され酸やアルカリに対してより耐性のある円柱上皮に置換された状態で，逆流性食道炎の終末像ともいわれている．

Barrett食道は，下部食道の柵状血管網の下端から

3cm以上全周性に円柱上皮のはい上がった状態をいい，それに満たないものが short segment Barrett's esophagus（SSBE）と呼ばれている．また，これらから発生したものをBarrett食道癌と呼称している．欧米では白人の男性にBarrett食道癌の発生が高頻度であり，食道癌全体の60～80％を占めている．われわれの検討ではBarrett食道（long Barrett）やshort segment Barrett's esophagus（short Barrett），あるいはpartial Barrett's esophagus（partial Barrett）の頻度は，40～70歳代の657人の成人集検患者を対象とした調査の結果6％であった[10]．

今日では諸家の研究・報告によりBarrett粘膜は発癌のリスクが高いと考えられており，その特殊円柱上皮（不完全型腸上皮化生）は malignant potential が生じやすく，これについては様々な病理組織学的または分子生物学的検討がアプローチが加えられている．Barrett 腺癌の発生には metaplasia-dysplastic sequenceからなる多段階発癌機構が考えられている．癌抑制遺伝子であるp53の異常やシクロオキシナーゼ（cox-2）およびプロテインキナーゼC（PKC）による細胞増殖能亢進などが報告されている．

Barrett粘膜とBarrett腺癌の相関が指摘され，内視鏡観察とくに内視鏡的長期経過観察と生検組織診断の必要性が認識された．Barrett食道における腺癌発生のサーベイランスには定期的な内視鏡検査が必要であり，メチレンブルーを用いた色素内視鏡や拡大観察などが補助診断として有効である．その結果，本邦でも早期のBarrett食道癌が多数発見されるようになり，内視鏡的粘膜切除術の適応病変も増加している[11]．

また，日本人の生活様式の変化によって本邦でのBarrett食道の頻度が増加することが予測されている．しかし，癌発生の要因については不明な点が多く今後の症例の集積が必要である．

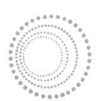

おわりに

食道癌の疫学と病因について述べた．食道癌は生活環境の影響を比較的受けやすい悪性腫瘍であると考えられる．また，慢性的な食道炎を背景とした食道癌発生の高危険群となる食道良性疾患が存在しており，長期経過観察を含めた十分な認識と注意が必要である．

●文　献●

1) The co-ordinating group for research on the etiology of esophageal cancer of North China : The epidemiology of esophageal cancer in North China and preliminary results in the investigayion of its etiological factors. The People's Republic of China, Peking, 1974.
2) Segi M : Tea-gruel as a possible factor for cancer of the esophagus. Gann 66: 199-202, 1975.
3) Wynder EL, Bross U : A study of etiological factors in cancer of the esophagus. Cancer 14: 389-413, 1961.
4) 幕内博康：内視鏡硬化療法は食道癌を発生させるか：日門亢会誌7: 57-65, 2001.
5) Yokoyama A, Ohmori T, Makuuchi H, et al. : Successful screening for early esophageal cancer in alcoholics using endoscopy and mucosa iodine staining. Cancer 76 : 928-934, 1995.
6) Yokoyama A, Muramatsu T, Ohmori T,et al. : Esophageal cancer and aldehyde dehydrogenase-2 genotypes in Japanese males. Cancer Epidemiol. Biomarkers & Prev 5 : 99-102, 1996.
7) Hopkins RA. Postlethwait RW : Caustic Burn and Carcinoma of the Esophagus. Ann Surg 194: 146-148, 1981.
8) Rake G : Epithelioma of the Esophagus in association with achalasia of carcinoma: Report of 24 casa. Lancet 2 : 682-683, 1931.
9) 幕内博康：食道炎と発癌．細胞 35 : 502-505, 2003.
10) 西　隆之，幕内博康，島田英雄ほか：Barrett食道・Barrett上皮の頻度．消化器内視鏡 9 : 891-896, 1997.
11) 幕内博康：Barrett食道とBarrett食道癌．日消誌 97 : 1233-1242, 2000.

［千野　修／幕内　博康］

総論 15 胃癌の疫学

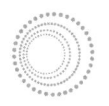

はじめに

世界的に見てもわが国は胃癌多発国である．近年胃癌死亡は減少傾向にあり，1997年以降死亡順位は肺癌に次いで2位になったものの，女性については依然として死因の第1位であり，2001年の胃癌死亡数は男女合わせて約5万人にのぼる．罹患数は約10万人以上にのぼり，胃癌は全癌罹患の20.1%をも占める重要な疾患である．

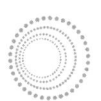

胃癌死亡率の動向

胃癌の死亡率は年齢による影響を強く受けるので，年次推移を分析する場合，人口の年齢構成を一定にそろえ，年齢調整率を計算し，これを代表値とすることが一般的である[1]．「昭和60年日本人モデル人口」を用いた，性別，主要部位別年齢調整死亡率を提示する（図1-1）[1]．胃癌死亡率は男女とも著明な低下傾向にある．胃癌の発生には性差があることが知られているが，男性においては1993年に首位の座を肺癌に譲ったが，いまだ全癌の約19%を占め，また女性では約16%を占めている．年齢別に詳しく見ると（図2）[2] 84歳以下のすべての年齢層で減少しており，全体では著明な低下傾向が見られる．85歳以上の超高年齢者層でのみ死亡率が逆に上昇しているが，これは以前に脳卒中や肺炎などの他の原因で死亡していたものが，他の死亡原因による死亡確率が低くなり，胃癌死亡率が相対的に高くなったと考えられる．

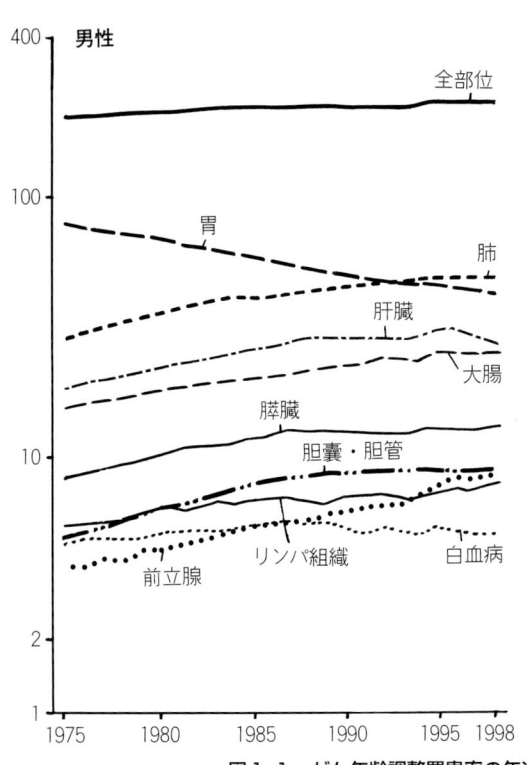

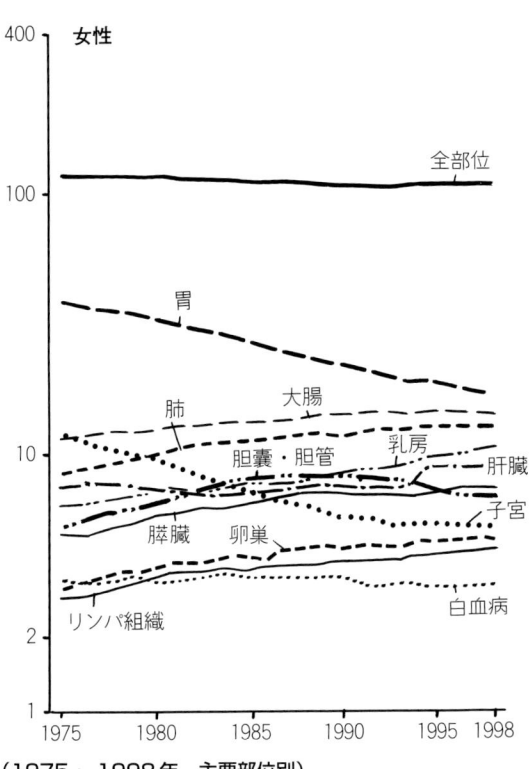

図1-1　がん年齢調整罹患率の年次推移（1975～1998年，主要部位別）

総論15. 胃癌の疫学   65

図1-2　がん年齢調整死亡率の年次推移（1975〜1998年，主要部位別）

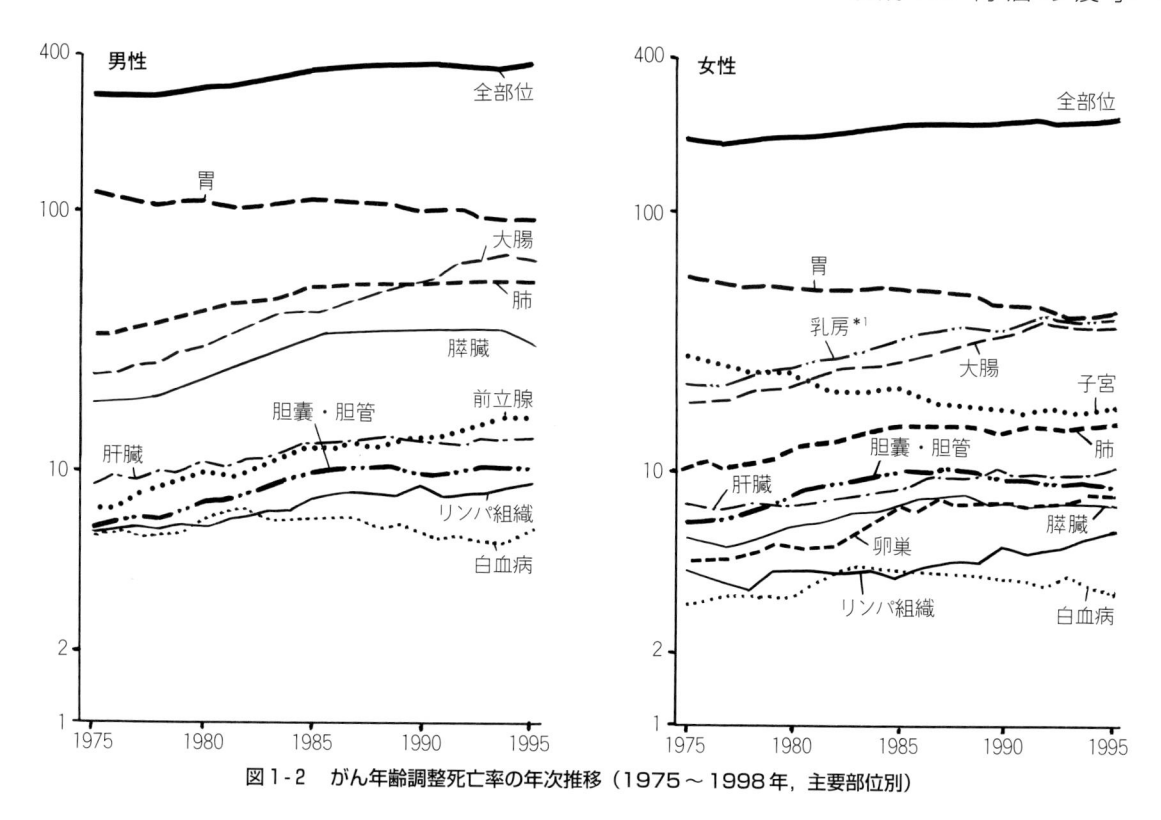

胃癌罹患率の動向

死亡率と同じく，人口の年齢構成を一定にそろえ，「昭和60年日本人モデル人口」を用いた，性別，主要部位別年齢調整罹患率を提示する（図1-2）[1]．癌全体の罹患率は増加しているにもかかわらず，男女とも胃癌罹患率の低下傾向がみられる．10万人あたりの年齢調整罹患率は1975年119人であったが約20年間で87人にまで減少している．男性は全癌の約24％を占め，女性では1995年に乳癌に首位の座を譲り，約16％となっている．

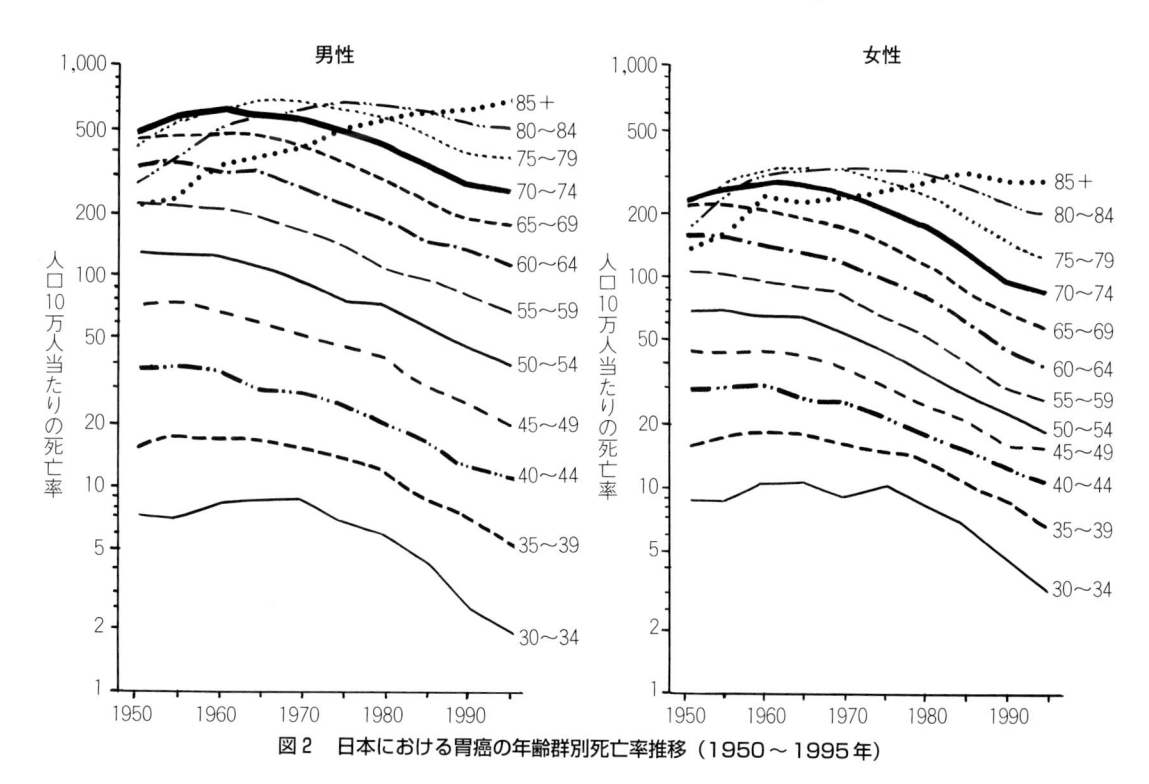

図2　日本における胃癌の年齢群別死亡率推移（1950〜1995年）

取の減少，食事の欧米化などにより胃癌死は明らかに減少している．今後この傾向は続くと思われるが，なお世界的に見て日本人の胃癌死は世界の第1位であることから，さらなる生活習慣要因の改善とH. pylori感染の撲滅を目指すことが肝要と思われる．

● 文　献 ●
1) 津熊英明，他：わが国の主要部位のがん．癌と化学療法 28(2):138-140, 2001
2) 谷川允彦，他：胃癌の疫学に関する最新のデータ．臨床外科 増刊号57(11):131, 2002
3) 徳留信寛，他：胃癌減少の理由―最近の知見．綜合臨牀51(9):2522, 2002
4) 黒石哲生，他：世界各国のがん死亡の動向―33ヵ国における部位別がんの年齢調整死亡率(1953-1992)．がん・統計白書―罹患/死亡/予後―1999(富永祐民他編)，篠原出版, 233, 251, 1999.
5) Correa P : Human gastric carcinogenesis-a multifactorial process : first American Cancer Society award lecture on cancer epidemiology and prevention. Cancer Res 52 : 6735,1992
6) Watanabe T, et al. : Helicobacter pylori infection induces gastric cancer in mongolian gerbils.Gastroenterology1 15 : 642-648, 1998
7) Uemura N, et al. : Helicobacter pylori infection and the development of gastric cancer. N Engl J Med 345 : 784-788, 2001
8) Asaka M, et al. : Relationship of Helicobacterpylori to serum pepsinogens in an asymptomatic Japanese population. Gastroenterology 102 : 760-766, 1992
9) Nozaki K, et al. : Synergistic promoting effects of Helicobacter pylori infection and high-salt diet on gastric carcinogenesis in mongolian gerbils. Jpn.J Cancer Res 93 : 1083-1089, 2002
10) 黒澤美智子，他：コホート研究による飲酒・喫煙と胃癌との関連の分析．日衛誌 53：183, 1998.

［芹澤　信子／三輪　洋人／佐藤　信紘］

総論 16 H. pylori と上部消化管疾患

H. pyloriの細菌学的特徴

Helicobacter pylori（H. pylori）は1983年に発見されたらせん状のグラム陰性桿菌で，ヒトの胃粘膜に感染して様々な上部消化管疾患の発症に関与する．H. pylori 感染に伴う病態は，胃粘膜の形態学的な変化にとどまらず，胃酸分泌などの胃機能に及ぶ．培養には微好気条件下で3〜7日を要し，不適な環境条件では球状体に変形する．球状体はヒト胃粘膜以外でも生存できるため，感染伝搬としての役割が推測されている．強いウレアーゼ活性が H. pylori の生化学的な特徴で，尿素を二酸化炭素とアンモニアに分解し，強酸性の環境に対する防御的な働きをする．H. pylori は数本の鞭毛を回転させて胃粘液中を移動できる．H. pylori は胃粘膜に付着し増殖するが，粘膜内に侵入して細胞障害を起こさない．一方，H. pylori が産生したCagAなどの病原蛋白が，Ⅳ型分泌装置で胃上皮細胞内に注入され細胞障害を引き起こすとされている．

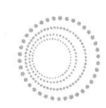

H. pylori感染の特徴

H. pylori の罹患率には地域差や年齢差が存在する．一般的には発展途上国では罹患率が高いが，先進国では低く，年齢とともに罹患率が高くなる．わが国での罹患率は平均50％で，若年者では先進国並みに低いが，高齢者では発展途上国並みに高いのが特徴である（図1）．H. pylori に感染すると約1週間で症状を伴った急性胃炎が惹起され，慢性感染に移行すると組織学的胃炎が継続し，やがて萎縮や腸上皮化生の変化を起こす．胃潰瘍，十二指腸潰瘍，分化型胃癌，未分化型胃癌，胃MALTリンパ腫，胃過形成ポリープなどの上部消化管疾患は，組織学的胃炎を背景に発生する（図2）．H. pylori の除菌により，ほぼ例外なく組織学

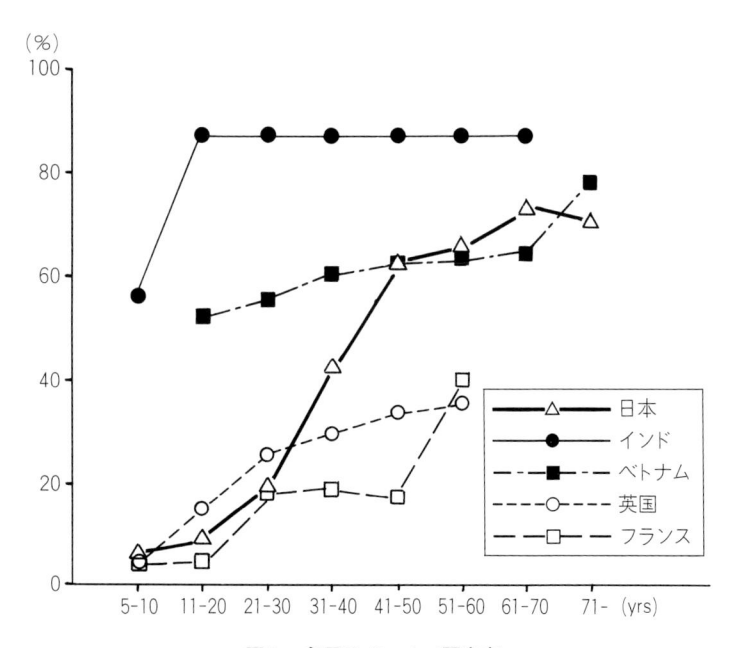

図1　各国のH.pylori罹患率

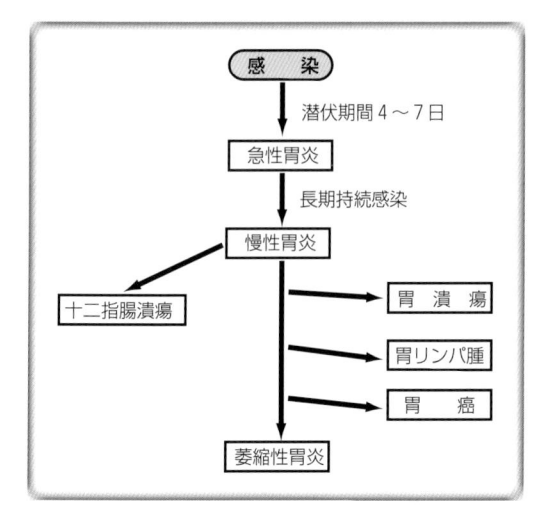

図2　H.pylori感染の経過

的胃炎の改善が得られ，消化性潰瘍の再発予防および治癒促進，胃MALTリンパ腫の消失などがもたらされる．このような H. pylori に関する新しい知見は，上部消化管疾患の概念や治療法を大きく変えてきている．

H. pylori と急性・慢性胃炎

胃炎とは胃粘膜における炎症性変化で，経過により急性胃炎と慢性胃炎に分ける．胃炎は H. pylori 感染，自己免疫，薬剤などにより惹起され，その炎症過程は他臓器と変わらない．H. pylori 感染時に腹痛・嘔吐を伴った急性胃炎を起こすことは，H. pylori 培養液を服用したボランティアの感染実験で証明された．また，内視鏡後の急性胃粘膜病変（AGML）症例者の H. pylori 菌株とその直前に内視鏡を受けた被検者の菌株が分子生物学的に一致したため，その原因が H. pylori の経内視鏡感染であることが証明された．H. pylori の経内視鏡感染は十分な内視鏡洗浄で発生は抑えられる．慢性胃炎は様々な程度の固有胃腺の減少と形質細胞，リンパ球を中心とした炎症性細胞浸潤を特徴とする．単核球浸潤，好中球浸潤，粘膜萎縮，腸上皮化生は H. pylori 感染者に特徴的な所見で，H. pylori 非感染者にはこれらの頻度は極めて低い（図3）．萎縮性変化は加齢現象ではなく，H. pylori の持続感染に伴うものといえる．

H. pylori と消化性潰瘍

H. pylori の発見により，消化性潰瘍の成因の重みずけが可能となり，感染性（主に H. pylori），薬剤性（主にNSAID），過酸性（Zollinger-Ellisson症候群），二次性，特発性（原因不明）に分けられる．成因別の頻度は十二指腸潰瘍の90％，胃潰瘍の70％が H. pylori で残りのほとんどがNSAIDである（図4）．わが国では H. pylori の関与する消化性潰瘍の割合は諸外国より多い傾向にある．H. pylori 感染とNSAIDはそれぞれ独立した因子であり，両者の相互関係については不明な点が多い．

消化性潰瘍の治療において，従来は酸分泌抑制薬が初期治療，再発予防の第一選択であった．しかし，再発予防には長期の維持療法が必要であり，さらに維持療法の中止後には高頻度の再発を認め，酸分泌抑制薬の治療には限界があった．H. pylori 除菌が消化性潰瘍の再発を抑制することが明らかになってからは，H. pylori 陽性の消化性潰瘍に対しては H. pylori の除菌治療が優先して行われるようになった（図5）．

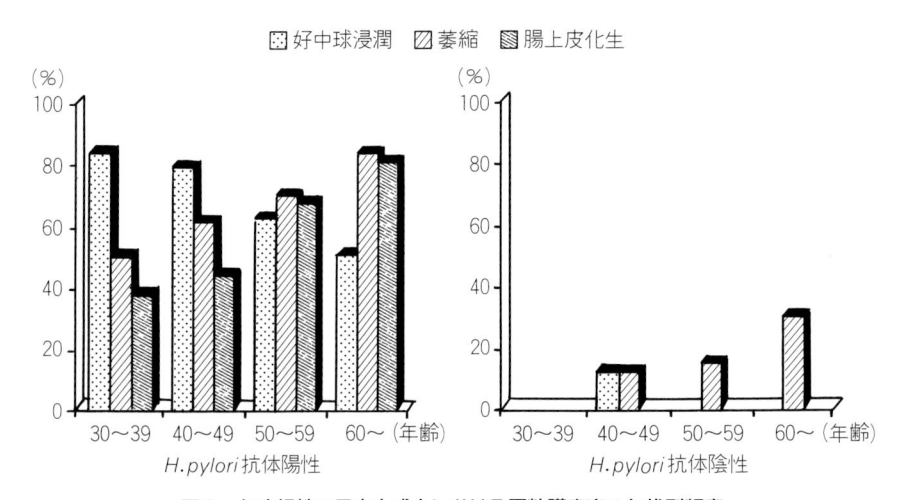

図3　無症候性の日本人成人における胃粘膜病変の年代別頻度

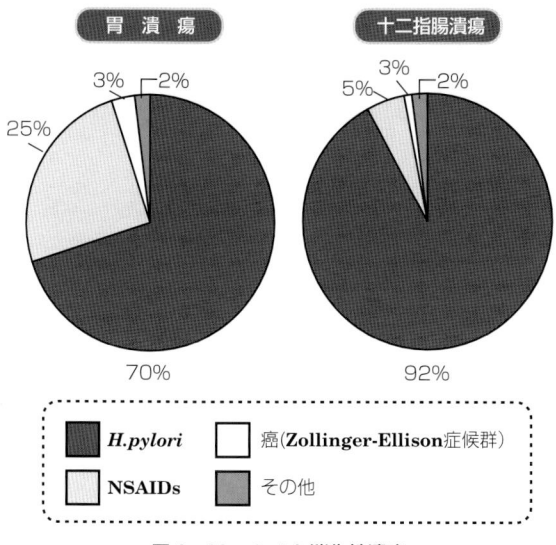

図4 H.pyloriと消化性潰瘍
(Marashall BJ : H.pylori.Am J Gastroenterol 89: S116-128, 1994 より引用)

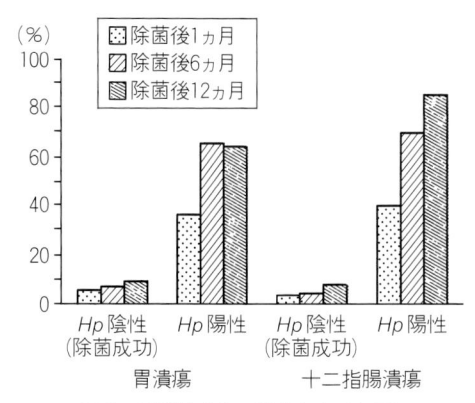

図5 除菌治療後の潰瘍病変（本邦）
(Asaka M, Kato M, et al : Gastroenterol 38 : 339, 2003 より引用)

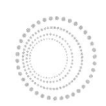

H. pyloriと胃癌

胃癌は慢性胃炎を背景として発生する疾患であり，持続炎症から発癌の過程をとる．H. pylori 感染は正常粘膜から胃炎，萎縮へと導くので，胃癌との関連性が注目されていた．前向きのケースコントロール研究などの多くの疫学的成績から H. pylori 感染と胃癌との関連性が強く示唆され，1994年に世界保健機構（WHO）は，H. pylori を胃癌の確かな発癌因子として指定した．その後 H. pylori 感染の動物モデルによって，H. pylori は胃癌の発育進展作用を有することが確認された．また，内視鏡を用いた前向きの臨床試験では，H. pylori 感染者からは胃癌の発生を認めるも，非感染者からは胃癌の発生は認めず，H. pylori 感染者における胃癌リスクが非常に高いことが明らかとなった（図6）．このように H. pylori 感染の重要性が明らかになるにつれて，H. pylori 除菌治療による胃癌予防が注目されてきている．

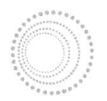

H. pyloriと胃MALTリンパ腫

MALT（粘膜関連リンパ組織：mucosa-associated lymphoid tissue）リンパ腫は，リンパ濾胞の marginal zone から発生した節外性のB細胞リンパ腫である．その病理学的特徴は胚中心細胞類似の腫瘍細胞（centrocyte-like cell：CCL）あるいは monocytoid B 細胞が marginal zone からその周囲への浸潤，腫瘍細胞が胃腺管を浸潤破壊する特徴的な像である lympho-epithelial lesion の形成，腫瘍細胞の濾胞への増殖（follicular colonization），形質細胞への分化である．胃MALTリンパ腫は H. pylori 感染によって後天的に形成されたMALTから発症する．リンパ濾胞形成する慢性胃炎から低悪性度リンパ腫，びまん性大細胞型リ

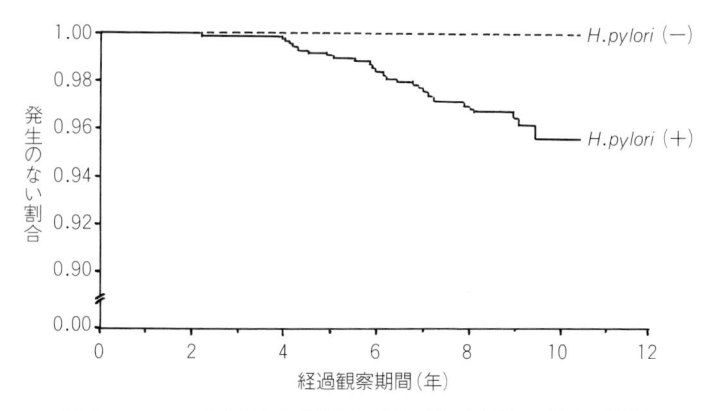

図6 H.pylori感染者と非感染者の胃癌発生（本邦での前向き試験）
(Uemura N, et al, 2001 [4])

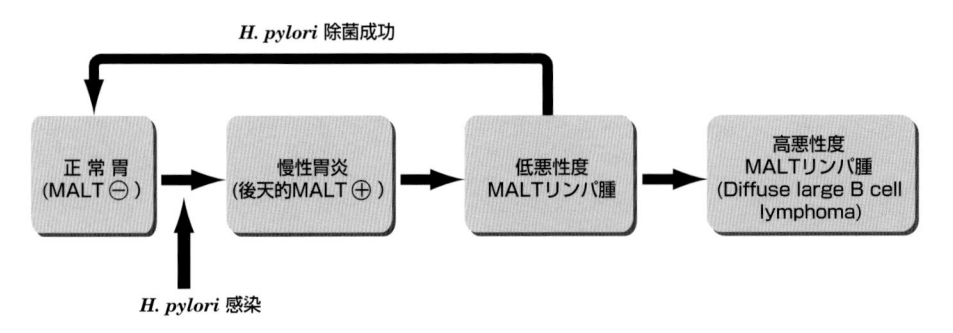

図7 胃MALTリンパ腫の発生と進展

ンパ腫(高悪性度リンパ腫)へと進展する(図7).低悪性度MALTリンパ腫に対してH. pylori除菌治療を行うと,約70〜80%で病変の消失が認められる.無変化の症例や増悪症例には2次治療として,放射線治療,化学療法,外科手術が選択される.外科的切除が避けられる点で,H. pylori除菌の適応が重要となる.t(11;18)(q21;q21)染色体転座であるAPI 2-MALT1キメラ遺伝子陽性のものは除菌治療に反応しない.

●文　献●

1) Warren JR, Marshall B : Unidenti-fied curved bacilli on gastric epithelium in active chronic gastritis. Lancet i : 1273-5, 1983.
2) Marshall BJ : Helicobacter pylori. Am J Gastroenterol 89 : S116-128, 1994.
3) Marshall BJ, Goodwin CS, Warren JR et al. : Prospective doble-blind trail of duodenal ulcer relapse after eradication of Campylobacter pylori. Lancet ii : 1437-42, 1988.
4) Uemura N, Okamoto S, Yamamoto S, e al. : Helicobacter pylori infection and the development of gastric cancer. N Engl J Med 345 : 784-789, 2001
5) Wotherspoon AC : Regression of primary low-grade B-cell gastric lymphoma of mucosa-associated lymphoid tissue type after eradication of Helicobacter pylori. Lancet 342 : 575-577, 1993

[加藤　元嗣／浅香　正博]

総論 17 胃切除後症候群について

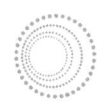

はじめに

胃の手術に伴う機能的・器質的変化に由来する種々の障害(ダンピング症候群,輸入脚症候群,貧血,栄養障害,骨障害,逆流性食道炎,残胃炎など)を総称して,胃切除後症候群と呼ぶ.これらの病態は手術術式によって発生頻度が異なるが,近年,胃手術後のQOL向上を目指し種々の術式が施されているので,患者に施された手術術式を正確に把握することが重要である(図1).

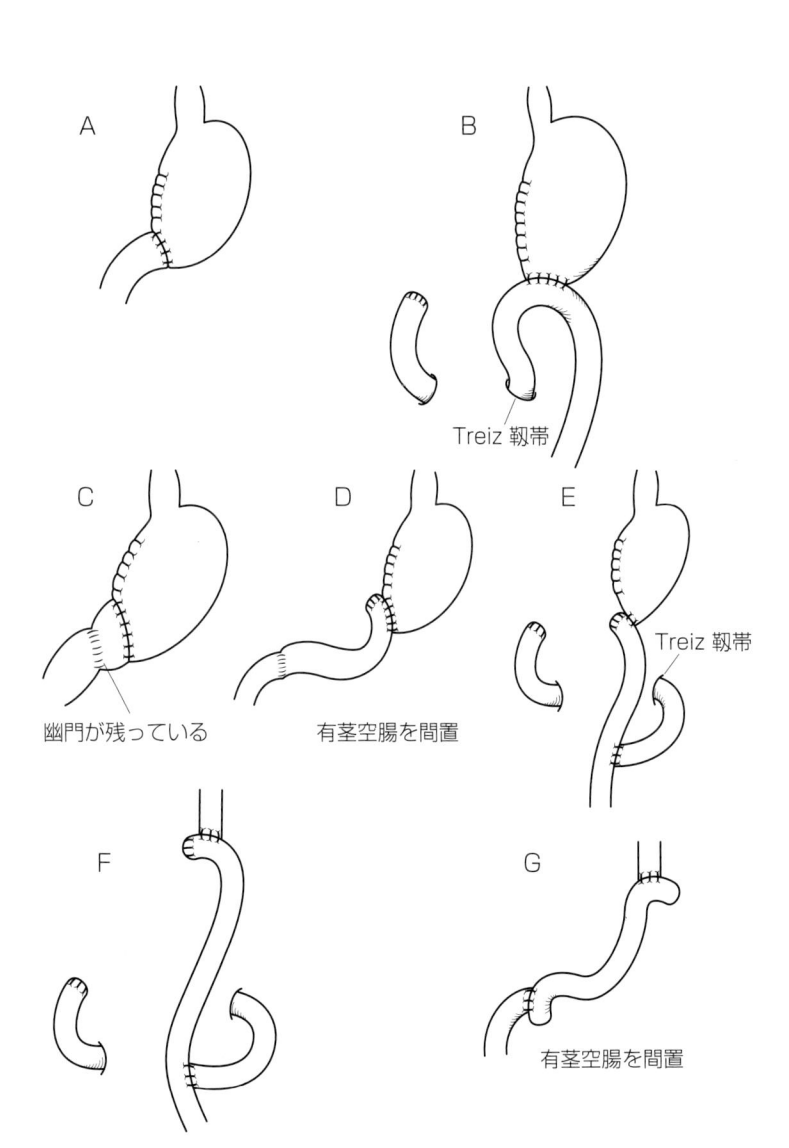

図1 現在行われている種々の手術術式
　幽門側胃切除後の再建術式としては旧来から行われていたBillroth-I&II法(A,B)以外に,幽門保存胃切除(C, Pylorus preserving gastrectomy : PPG),空腸間置術(D), Roux-en-Y吻合(E)などが行われており,胃全摘術後再建術式は従来のRoux-en-Y吻合(F)以外に空腸間置術(G)も行われている.
　A・B・E・Fでは食物が急速に小腸内に流入する.B・E・Fでは輸入脚症候群に類似した病態が起こり得る.アルカリの逆流はA・Bで起こりやすい.

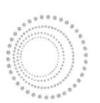

ダンピング症候群
(dumping syndrome)

1. 概念
ダンピング症候群は，食後30分以内に起こる早期ダンピング症候群と食後2～3時間で起こる晩期ダンピング症候群に分けられる．一般的にダンピング症候群というときには前者を意味する．

2. 早期ダンピング症候群

1) 発生機序
早期ダンピング症候群の発生機序には諸説があり，完全には解明されていない．幽門機能の喪失により摂取食物が未消化・高張のまま急速に小腸に排出され，これを等張にするため血管内から腸管へ水分が移動する．これによって循環血漿量の減少，腸蠕動の亢進などが起こる．血管運動神経反射により冷汗・動悸・顔面蒼白などの症状が出現し，さらに血管作動性物質や消化管ホルモンが過剰に放出されて特有の症状を呈する．ブドウ糖の吸収・代謝に要するエネルギー供給のため，上腸間膜動脈血流が増加し，血液の再配分の一現象として脳血流量が減少することも原因のひとつと考えられている．

発生頻度は食事療法のみで治療できないものは1%程度といわれている．男女差はなく，加齢とともに頻度は低下する．手術術式別ではBillroth-II法で発生頻度が高い傾向にあると言われていたが，吻合口の大きさが問題とする報告もみられ，残胃が小さいほど発生頻度が高く，程度も強いといわれている．

2) 診断
食後30分以内に突然発症する全身症状と腹部症状が認められる（表1）．本症候群は術後食事開始から1～3週頃より出現し，術後の経過年数とともに軽減あるいは消失することが多い．診断には食事摂取後30分以内に全身症状の出現することが重視されている．早期ダンピング症候群の診断は問診のみで可能であるが，50%ブドウ糖液経口摂取による誘発試験や，上部消化管造影検査でバリウムやマーカーの排出時間を観察することが診断の助けとなる．

3) 治療
本症候群の治療の原則は食事療法で，基本は少量の食事を頻回に，内容は高タンパク・高脂肪・低炭水化物で水分の少ない固形物を中心にする．薬物療法は抗セロトニン薬，抗ヒスタミン薬，抗コリン薬，小腸粘膜に対する表面麻酔薬を使用する．精神的素因が強いと考えられる症例に対しては抗不安薬を投与する．

表1 早期ダンピング症候群の全身症状と腹部症状

	全身症状		腹部症状
A	1. 冷汗	C	12. 腹鳴
A	2. 動悸	C	13. 腹痛
A	3. めまい	C	14. 下痢
A	4. しびれ・失神	D	15. 吐気
A	5. 顔面紅潮	D	16. 嘔吐
A	6. 顔面蒼白	D	17. 腹部膨満
A	7. 全身熱感	D	18. 腹部不快感
B	8. 脱力感		
B	9. 眠気		
B	10. 頭痛・頭重		
B	11. 胸苦しい		

A・Bは全身症状でC・Dは腹部症状．
Aは全身症状で重要なもの，BはAに次いで重要な全身症状，Cは重要な腹部症状で，Dは早期ダンピングに特有とは言えない腹部症状である．

食事療法，薬物療法で軽快しない場合には，吻合口の縮小・吻合法の変更・空腸間置術等の手術治療を考慮する．最近では初回手術時より幽門保存胃切除術・空腸間置術などの術式を選択し，ダンピング症候群の回避を目指すことが多くなってきた．

3. 晩期ダンピング症候群
摂取した食事内容が急速に小腸内へ排出され，短時間で吸収されて高血糖をきたし，これに反応してインスリンの過剰分泌が起こる．インスリン分泌は糖質吸収が終了してもしばらく続くため一過性の低血糖が生じる．これが晩期ダンピング症候群の本態である．食後2～3時間ぐらいで全身倦怠感，脱力感，無欲状態，冷汗，めまい，手指のふるえなどを生じ，早期ダンピング症候群に見られるような腹部症状は伴わない．本症候群の頻度は5%以下とされている．軽症例では安静のみで，中等症以上でも経口または経静脈的な糖分補給で軽快する．

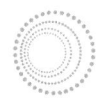

輸入脚症候群
(afferent loop syndrome)

1) 概念
Billroth-II法の輸入脚部が通過障害をきたし，胆汁・膵液が輸入脚内に停滞する．これが胃内へ逆流し，胆汁や膵液を胃液とともに嘔吐するものを狭義の輸入脚症候群（慢性輸入脚症候群）という．広義では，吻合部の閉塞や輸入脚の捻転・屈曲・癒着・ヘルニアなどで輸入脚が閉塞した状態（急性輸入脚症候群）と，胃内容が輸入脚へ逆流する輸入脚逆流を含めた病態をさす．

2）発生機序

急性輸入脚症候群は術直後から2～3週以内に発症する．輸入脚腸管または吻合部が閉塞し，胆汁・膵液により輸入脚内圧が高まり，術後早期では十二指腸断端閉鎖部の縫合不全を，術後長期間経過した例では腸管壁の壊死，穿孔をきたし，汎発性腹膜炎を引き起こす．慢性輸入脚症候群では輸入脚の部分的または間欠的な閉塞があり，食事により胆汁・膵液が分泌されて輸入脚内圧が上昇し，これが閉塞に打ち勝って突然胃内に逆流し，胆汁性嘔吐となって現れる．

閉塞を起こす原因としては内ヘルニア，輸入脚部の屈曲，捻転，癒着などによる通過障害である．本症候群の発生率は1％以下であり，結腸前吻合でBraun吻合の無いものに多い．

3）診　　断

急性輸入脚症候群では急激な腹痛や上腹部膨隆，高アミラーゼ血症，黄疸や肝機能障害から腹膜炎をきたしDICを併発することが多い．慢性輸入脚症候群では食後1時間以内に上腹部膨満感，心窩部痛を訴え，食事内容を含まない大量の胆汁性嘔吐をきたし，その後は症状が軽快する．手術時の再建術式と特有な臨床症状から診断は容易である．腹部レントゲンでの右上腹部の拡張した輸入脚，上部消化管造影検査での輸入脚への造影剤の流入途絶，腹部CTでの拡張した輸入脚，胆嚢・胆管・膵管の拡張などが参考となる．血清アミラーゼ値・ビリルビン値の上昇も診断の一助になる．

4）治　　療

急性輸入脚症候群では保存的治療では救命できず，早期診断・手術（輸入腸管の壊死部を含めた腸切除，輸入脚全体が壊死していれば膵頭十二指腸切断術）が大切である．慢性輸入脚症候群では，大部分の症例が食事療法（低脂肪，高タンパク，高カロリー食，分食）で軽快する．抗生物質を投与し，輸入脚内の腸内細菌叢の異常増殖を抑制することも重要である．重症例では再手術が必要であり，Braun吻合の追加，Billroth-I法またはRoux-en-Y吻合への変更を行う．

貧　血

1）概　　念

胃切除後に発生する貧血には鉄欠乏による低色素性小球性貧血とビタミンB_{12}欠乏による巨赤芽球性貧血がある．

2）発生機序

鉄の吸収は十二指腸から上部空腸で行われる．食物中に含まれる鉄は胃酸によってイオン化されて吸収されるので，胃切除によって胃酸分泌の消失・減少が起こると，鉄の吸収が障害される．また，食事中のビタミンB_{12}はタンパクと結合しており胃酸により分解されて遊離型となり，これが壁細胞から分泌されるCastle内因子と結合して回腸末端から吸収される．ビタミンB_{12}欠乏による貧血は胃切除後5，6年経過して体内の貯蔵B_{12}が枯渇してきて生じる．盲端症候群では，ビタミンB_{12}が細菌の異常増殖により消費され，本症が増強される．

3）診　　断

胃切除後の貧血の頻度は30％前後との報告が多く，胃切除に比べて胃全摘で約2倍の頻度である．胃切除では低色素性小球性貧血が多く，巨赤芽球性貧血は胃全摘例に多い．血算に加えて，血清ビタミンB_{12}の低下や血清LDHの上昇も診断の助けとなる．

4）治　　療

治療は，鉄欠乏性貧血ならば経口的に鉄剤を投与する．経口投与で十分改善されない場合は静注投与する．ビタミンB_{12}欠乏症では経口投与しても吸収されないため筋注投与がよい．

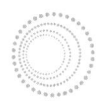

栄養障害

1）概　　念

胃切除後には栄養障害を生じやすく，約80％の症例で術前の体重と比較して体重減少が認められるといわれている．術後の栄養障害は体重減少が主で，貧血以外に血液生化学的なデータの異常は少ない．

2）発生機序

体重減少の成因は，主として小胃症状による．小胃症状は切除範囲が広い方が強くなるので，胃切除より胃全摘症例で食事摂取量の不足が強く，術後の体重減少も大きい．また，炭水化物とタンパク質の消化吸収には問題がないが，脂肪の吸収不良が続くことがある．その原因として膵外分泌機能の低下，食事の腸管通過と消化液の分泌の時間的ずれなどが考えられている．

3）診　　断

臨床症状として，体重減少，下痢，脂肪便，浮腫，低タンパク血症などがみられる．

4）治　　療

治療は良質の高タンパク，高カロリー食を少しずつ回数を増やして摂取させる．症例によっては成分栄養，低残渣食などの経腸栄養剤を投与する．

骨障害

1）概念
胃切除後の骨障害はあまり注目されていなかったが，胃切除後骨障害の発生頻度は高いことが判明している．

2）発生機序
胃切除後にはカルシウムやビタミンDの摂取量の減少・吸収の低下を生じ，低カルシウム血症となる．血中のカルシウム値を維持するため二次性副甲状腺機能亢進症となりカルシウムが骨から血清中に動員されて骨障害を発生する．胃切除後の骨障害は病態からみると基本的には骨軟化症であるが，骨粗鬆症の例や混合型も存在する．

3）診断
胃切除後骨障害の頻度は術後経過年数とともに増加するが，症状を有さない軽症例まで含めると，胃切除で術後5～6年後より発生し頻度は20～30％，胃全摘では術後1年で発生し頻度は50％以上と報告されている．骨障害の発生頻度は男性より女性に，若年者より高齢者に高く，運動量，日照時間，牛乳の飲用などとも相関する．骨障害が高度になると自覚症状が出現するが，症状としては腰背部痛，四肢の筋痛，手足のしびれ，関節痛，齲歯などである．

診断はMD法，DEXA法などにより骨塩量の測定を行うこと，血液生化学的には低カルシウム血症，低リン血症，高アルカリフォスファターゼ血症がみられる．

4）治療
治療は骨軟化症の治療に準ずる．適当な運動と日光浴，牛乳などのカルシウムやビタミンDの多い食事の摂取をし，薬物療法としてカルシウム剤と活性型ビタミンD剤を投与する．

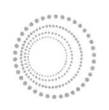

逆流性食道炎

1）概念
胃切除後の逆流性食道炎は，消化液が食道内へ逆流することにより発生するが，重要なものは膵液・胆汁・胃液である．

2）発生機序
健常人では逆流防止機構として，下部食道括約筋（LES），Willis斜走筋，横隔膜右脚，横隔膜食道靱帯，His核，腹部食道，食道胃粘膜接合部皺壁が存在する．手術操作により，これらの逆流防止機構が破綻して消化液の食道内への逆流が生じ発症する．食道炎の病態は，膵液・胆汁を主因とするアルカリ型，胃酸を主因とする酸型，両者に起因する混合型がある．

3）診断
発生頻度は胃切除では5～6％，胃全摘術では30％程度との報告がある．Billroth II法では約75％と高率であるとの報告もみられる．自覚症状は胸やけ，心窩部痛，嚥下障害などである．食道炎の程度の判定には内視鏡が有効であるが（表2），逆流の病態の判定にはpHモニターや胆汁逆流モニターが有効である．

4）治療
治療は保存的に行い，食後すぐ横にならない，腹を締めない，就寝時に頭を高くするなどの生活習慣の改善を指導する．薬物療法としては，酸分泌が残ってい

表2 食道炎の内視鏡分類
最近ではロスアンゼルス分類が用いられることが多い．
内視鏡所見の食道炎の程度は必ずしも症状とは一致しないことに注意．

ロスアンゼルス分類	
Grade A	5mm未満の粘膜傷害
Grade B	少なくとも1つ以上の粘膜傷害が5mm以上で癒合は認めない
Grade C	少なくとも1つ以上の癒合した粘膜傷害が認められる
Grade D	全周性の粘膜傷害

食道疾患研究会の分類	
grade 0	食道炎所見無し
grade 1	発赤あるいは白色混濁
grade 2	びらんが1/4周未満かつ食道胃接合部より5cm未満
grade 3	びらんが1/4周以上または食道胃接合部より5cm以上10cm未満，潰瘍は1/4周未満
grade 4	びらんが全周性または食道胃接合部より10cm以上，潰瘍は1/4周以上

る場合は酸分泌抑制薬を投与する．アルカリ型の食道炎には，メシル酸カモスタットによる膵液中のトリプシン活性防止と，消化管運動改善薬による食道からの排出促進を行う．粘膜保護被覆薬のスクラルファートなどは傷害された食道粘膜に直接付着し，傷害粘膜の治癒を促進するとともに自覚症状の改善に有効である．

胆石症・胆嚢炎

1）概　念
胃切除後には術後早期には急性胆嚢炎が，数年以内に胆石形成がしばしば起こることが知られている．

2）発生機序
胆嚢の運動は迷走神経と消化管ホルモンで調整されているが，胃切除後には迷走神経を介した胆嚢収縮が低下し，Oddi筋も消化管ホルモンに対し異常反応を示す．この結果，胆汁排泄が障害され，胆嚢炎や胆石形成を引き起こすものとされている．胃切除後には十二指腸細菌叢が変化し，胆道感染症が生じ易い状態となり，抱合型ビリルビンが加水分解されてビリルビンカルシウムが析出することも胆石の発生に関与している．胃切除後胆嚢炎は術後1カ月以内の比較的早期に認められる．発生頻度はおおむね2％程度であり，一般の胆嚢炎とは異なり無石症例が多い．胃切除後胆石は術後数年以内に形成され，発生頻度は15〜20％とされ，高齢の男性に多く，色素系石が多い．

3）診　断
術後急性胆嚢炎は腹痛と発熱，白血球増多，肝機能障害を呈する．腹部超音波検査で胆嚢腫大・胆嚢壁肥厚・胆嚢内胆泥などが認められれば確定診断となる．胃切除後胆石は無症状に経過し偶然発見されるものがほとんどである．

4）治　療
胃切除後急性胆嚢炎の治療としては絶食・抗生物質投与，エコーガイド下胆嚢ドレナージ，胆嚢摘出術などがある．近年では拡大郭清を伴う胃癌手術時には予防的胆嚢摘出術を行うことが多い．郭清を縮小できる症例に対しては迷走神経肝枝を温存し，幽門保存胃切除やBillroth-I法類似の再建方法を選択することにより，胆嚢運動機能の低下や胆道感染を防ぎ，胃切除後胆石症の発生を減少しうるものと考えられている．

残胃炎

1）概　念
残胃炎とは幽門側胃切除術後の残胃に認められる胃炎を示す．

2）発生機序
成因として胆汁・十二指腸液の逆流，ガストリンの欠乏，酸分泌低下による胃内細菌の増加，神経支配の脱落などが報告されている．近年では残胃においても高い*Helicobacter pylori*（Hp）感染率が報告されており，Hp除菌後に胃炎が軽減するなど残胃炎におけるHp感染の役割も注目され始めている．

3）診　断
胃炎の存在診断ならびに程度の評価には上部消化管内視鏡検査での観察に加えて病理組織検査も行うことが望ましい．組織学的には炎症細胞浸潤に加えて腺窩上皮の過形成，腺管の屈曲と囊胞状拡張が特徴的である．

4）治　療
治療としては様々な防御因子系製剤，制酸薬，消化管運動機能改善薬などが用いられる．しかしいずれの投薬によっても奏功することは実際には少ない．したがって手術術式を考慮し予防をすることが重要である．すなわち残胃が小さいときには空腸間置術やRoux-en-Y吻合を選択し，適応があれば幽門保存胃切除術を選択する．

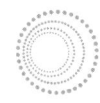

残胃癌

1）概　念
残胃癌とは手術後の残胃に認められた癌を総称して言い，種々の分類がなされている（表3）．

表3　残胃の癌の分類
残胃の癌の発生機序を念頭に置いた残胃の癌の分類
（東京大学消化管外科）

	初回病変	介在期間	備　考
残胃新生癌	良性・悪性	10年以上	
残胃遺残癌	良性	10年以内	
	悪性	10年以内	非断端部
残胃再発癌	悪性	10年以内	吻合部・縫合部
	悪性		初回手術断端陽性

2）発生機序
成因として最も注目されているのは，十二指腸液に含まれる二次胆汁酸の化学的刺激が胃粘膜を傷害し，逆流によるpHの上昇が胃内細菌叢の変化をもたらして発癌物質産生に強く関与しているというものであ

る．著明な低酸状態の胃内では高濃度の亜硝酸塩が存在し，これが発癌性を持つニトロソアミンの生成を促進する可能性がある．郭清に伴う神経支配の脱落や，残胃のHp感染の意義についても検討されている．

3）診　　断

残胃癌の早期発見には上部消化管内視鏡検査が有用である．発生部位として吻合部・縫合部が多いため，内視鏡観察時には特に注意が必要である．

4）治　　療

治療の原則は通常胃の胃癌と同様であるが，吻合部や断端縫合部に発生した癌では浸潤傾向が強く，胃切除に伴うリンパ流の変化とともに深部へのリンパ管侵襲が生じやすいことから，リンパ節郭清を含めた残胃全摘が必要とされることが多い．

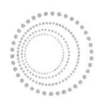

おわりに

以上，胃手術後に生じる種々の病態について簡単にまとめた．多くは手術術式の選択等である程度予防できるものであり，術後QOLを考慮した術式の選択が胃手術を行う外科医師の責務と感じている．

●文　　献●

1）杉山貢，森脇義弘：周術期管理と術後障害．胃外科（胃外科研究会　編，武藤輝一，岡島邦雄，青木照明，北島政樹，杉山貢責任編集），pp91-110，医学書院，東京，1997
2）青木照明，羽生信義　編：胃切除後障害のマネジメント，医薬ジャーナル社，大阪，2000
3）清水伸幸，上西紀夫：胃切除後症候群．内科学第八版（杉本恒明，小俣政男，水野美邦　総編集），pp979-984，朝倉書店，東京，2003

［清水　伸幸／上西　紀夫］

総論 18 欧米での新しい化学療法，遺伝子療法

はじめに

本項では，"欧米での新しい化学療法，遺伝子療法"と題して，化学療法および遺伝子治療（分子標的治療も含）に分けて，最新の欧米での臨床知見を示す．

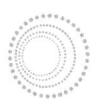

抗癌化学療法

1．化学療法の分類

化学療法に関しては，様々な薬剤が研究開発され，その一部は臨床応用されてきた．臨床の場で現在使用されている，がん化学療法剤の作用機序・種類による区分としては，アルキル化剤(Cyclophosphamide, etc.)，代謝拮抗剤{Methotrexate, 5-Fluorouracil (5FU), etc.}，抗腫瘍性抗生物質製剤(Mitomycin C, Doxorubicin, etc.)，抗腫瘍性植物成分製剤(Docetaxel, Vincristine etc.)，白金製剤(Cisplatin, Carboplatin, etc.)，fluo-rouracil代謝修飾剤(Levofolinate Calcium)，ホルモン製剤(Tamoxifen, Toremifen,etc.)などに分類される．

2．新規抗癌剤の種類

新しい化学療法剤について簡単に述べる．現在日本においては，5-FUの修飾による代謝拮抗剤 S-1(tegafur＋gimeracil＋oteracil；Gimeracil [5-chloro-2, 4-dihydropyrimidine] 5FUの代謝酵素 dihydro-pyrimidine dehydrogenase (DPD) の阻害剤，Oteracil (monopotassium 1, 2, 3, 4-tetrahydro-2, 4-dioxo-1, 3, 5-triazine-6 carboxylate) 5FUのリン酸化に伴う消化管毒性の軽減) が胃癌等に保険適用後，内服薬として劇的な奏効率(response rate；RR)の上昇を実現し，広く使用されている．しかし，白人種においては高い消化管毒性が示され，欧米での認可・使用は少ないが，近年韓国においてはS-1の有用性が示されてきた．Gemcitabin Hydrochloride (Gem) や Capecitabin (Cape) も新しい抗癌剤としてその効果が期待されている．Oxaliplatin (L-OHP) は白金製剤として当初日本で開発され，技術輸出された．現在，欧米において大腸癌に対して高いRRを示し，今後日本では逆輸入の形で導入予定である．Levofolinate Calcium (Leucovorin；LV) は5FU剤の代謝修飾剤として注射薬として使用されてきたが，今回，経口剤(Uzel；Calcium Folinate) が開発され，外来投薬を容易にする点で注目されている．また，作用機序が従来抗癌剤と異なる，抗腫瘍性植物アルカロイド製剤Taxoids (Docetaxel, Paclitaxel) やCPT-11などは消化管癌への高い効果を示すことが報告されている．わが国で開発されたI型DNA topoisomerase 阻害剤であるCPT-11は最近になり他剤との併用により高い奏効が得られる key drug となってきた．実際のregimenや奏効率については後述する．

3．食道癌の化学療法（図1）

食道癌の治療では化学放射線療法(chemoradio-therapy, CRT)の有用性が近年報告されている[1]．2003年 ASCO (American Society of Clinical Oncology) 総会で，T3，T4の扁平上皮癌を対象とした，手術＋CRTとCRTのみとの比較試験で，全体では同等のMedian survival time (MST) であったと報告されている．また451例の食道癌症例のもと，放射線＋LV/5FU療法後のresponder 259例を手術群とCRT継続群にrandomizeした研究が報告され，両群ともに同等な生存率とQOLが得られ，responderでの手術不要説が示されている．いずれの報告も，CRTの効果と有用性を支持する結果であり，今後食道癌治療においてCRTは大きな役割を担っていくことは必至である[2]．

日本においてLVは食道癌に対して保険適応はないが，JCOGのPhase II study でもLV併用によりCDDP＋5FUのRRが上がり，その有用性が示されている．欧米ではこのLV/5FU療法が食道癌化学療法の標準 regimen である．LV/5FUを28日毎に5日間投

80 I. 総 論

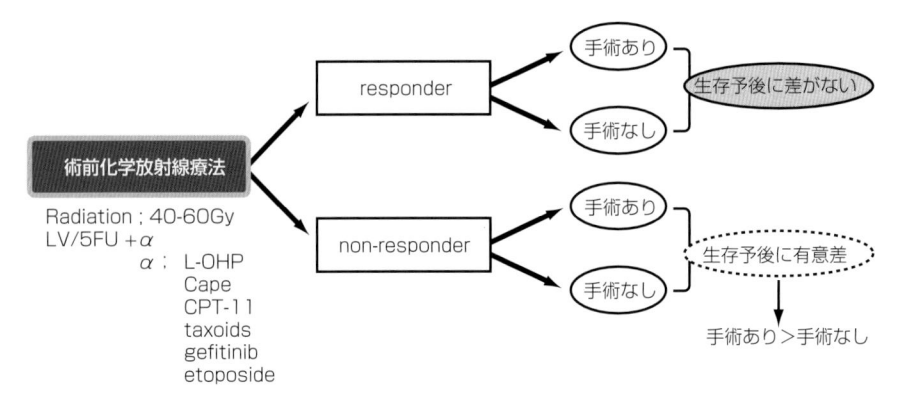

図1 欧米における食道扁平上皮癌に対する治療の考え方

術前化学放射線療法
Radiation ; 40-60Gy
LV/5FU +α
α : L-OHP
Cape
CPT-11
taxoids
gefitinib
etoposide

responder → 手術あり / 手術なし → 生存予後に差がない

non-responder → 手術あり / 手術なし → 生存予後に有意差 → 手術あり＞手術なし

与するMayo Clinic regimen, weekly投与のLV/5FUを6週間続けるRPMI regimen, LV/5FU持続投与のヨーロッパのde Gramont regimenなどにどの薬剤を加えて奏効率を底上げするかが現状の課題である．食道癌領域の新薬はL-OHP, Cape, CPT-11, gefitinib (Iressa)などがある．肺癌にてアメリカで認可されているフォトフリンは，アメリカでのPhase I studyで食道癌に対して高い効果を示し，期待される新薬の一つである．

こうした，併用化学療法の修飾・新薬の出現により，より効果的な治療が食道癌において次々と出現していくと予想される．

4．胃癌の化学療法（表1）

前述したように，日本で広く使用されているS-1の使用・適用は欧米ではなく，標準的治療として5FU/CDDP (CF)やLV/5FUが挙げられる．

MD Anderson Cancer CenterのJ. A. Ajaniらは，randomized phase IIにおいてdocetaxel+CDDP＋5FU (DCF)がCFに比較して好成績であり，その後のphase III studyでDCFにより骨髄抑制・口内炎等の毒性は増強するものの，time to progression (TTP)がDCF,CFで各々5.2, 3.7ヵ月と有意な差をもってDCFの優位性を示している[3]．しかし，DCFは84％においてgrade 3, 4の好中球減少を認め，DCF使用には注意を要する．ここでは，DocetaxelのCFへの追加regimenを示したが，欧米ではそれぞれの施設によってdocetaxel / paclitaxelを使い分けており，同等の成績が示されている．

胃癌におけるLV/5FUのregimenでは，最近CPT-11との併用による効果増強が報告されており（RRが35〜40％），LV/5FU＋CPT11は期待されるregimenである．今後LV/5FUの基本regimenにCPT-11やCDDPなどを併用していくのか，またはL-OHPなど新薬を組み合わせていくのがいいのか，様々な臨床試

表1 欧米における胃癌の標準的化学療法

DCF	Docetaxel	75 mg/m²	day 1 d.i.v.
	CDDP	75 mg/m²	day 1 d.i.v.
	5FU	750 mg/m²	day 1 -5 continuous d.i.v.
	3週毎		
CF	CDDP	100 mg/m²	day 1 d.i.v.
	5FU	1000 mg/m²	day 1 -5 continuous d.i.v.
	4週毎		

From 2003 ASCO J.A. Ajani et al. ; MD Anderson Cancer Center, Houston, TX

LV/5FU2+α　LV/5FU2; 5FU; 400 mg/m²　iv bolus day 1, 2
　　　　　　　　　　　　 600 mg/m²　iv continuous 22hr day 1, 2
　　　　　　　　LV ; 200 mg/m²　iv 2hr day 1, 2
　　　　　　　　2週毎
　　　　　α : L-OHP 100 mg/m²　d.i.v. Cape 1000 mg/m² po.
　　　　　　　CPT-11 100 mg/m²　d.i.v. CDDP 75 mg/m² d.i.v.

αはLV/5FU2に，もう1つ新規薬剤を選択し，奏効率の引き上げを目指す．

験が必要である．

　胃癌の術前化学療法に関する報告は，2003年ASCOにおいてW. Allum (UK) らが epirubicin＋CDDP＋infused 5FU (ECF) 投与群を手術単独群と比較し（合計503例），術後合併症率の同等性と術前ECF療法による予後の改善を示した．このstudyはneo-adjuvantでdown stagingを行い生存等への効果を示した初めての大規模studyであり，興味深い結果である．

　今後CPT-11, L-OHPなど新薬を含んだ新しいregimenにより，さらに胃癌化学療法の効果増強が期待され，速やかな臨床試験の施行が求められる．

5．結腸直腸癌の化学療法（表2）

　上部消化管ではないが，最近の結腸直腸癌の化学療法の発展には目を見張るものがある．上部消化管がん化学療法の未来を洞察するために必要な知識として，今回，上部消化管の枠から外れるが紹介させていただく．

　現在欧米における結腸直腸癌の標準的化学療法は多剤併用化学療法であり，LV/5-FU/CPT-11 (IFL ; Salzのregimen)，LV/5-FU/L-OHP (FOLFOX)，CPT-11/L-OHP (IROX)，Cape/CPT-11などが新しく報告されている[4]．アメリカでは一時ILFが標準的治療とされてきたが，ヨーロッパではFOLFOXが多く試みられ，2003年ASCO総会ではFOLFOXがILF，IROXに比較してresponse rate (RR)，生存期間ともに優れていたという結果であった[4]．またFOLFOX regimenに関してFOLFOX4とFOLFOX7が報告され，それぞれのRRが59.9％，63.1％と極めて高く，またprogression free survival (PFS) がそれぞれ8.9，9.2カ月と大変良好な結果が発表されている．

　Capeの位置づけであるが，LV/5FUに代わる薬剤と成りうるか否かは今後の検討が待たれる．Cape＋CPT-11，Cape＋L-OHPに関する大腸癌へのraodom-ized phase II study では40〜50％のRRが得られるとされ，IFLやFOLFOXと同等の効果が得られる．つまりCapeが5FUに代わって使われていく可能性が示唆されている．同様に経口剤S-1の大腸癌における位置づけも今後検討されるべきpointとなる．

　結腸直腸癌に関しては，このように盛んに近年化学療法が試みられ，高い効果が示されてきている．こうした欧米の報告から考えると，first lineはILFやFOLFOX，Second lineがCapeやL-OHPを含んだregimenということに将来なると考えられるが，日本の現状ではL-OHPがまだ使用できない状況である．

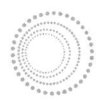

分子標的薬剤と遺伝子治療剤 ―分子標的薬剤―

　悪性腫瘍の細胞周期に影響を及ぼす薬剤として概念付けられていた従来の抗癌剤と異なり，ある特定の標的分子に対する薬剤，例えば抗増殖因子受容体抗体製剤 (Gefitinib)，tyrosine kinase抑制剤 (STI571 ; imatinib mesylate)[5] などが開発され，臨床応用されてきた．

　Gastrointestinal stromal tumor (GIST) は消化管間葉系腫瘍 (gastrointestinal mesenchymal tumor; GIMT) の1分類である．最近の研究でGIST細胞の特徴として，CD117陽性のproto-oncogene c-kit 遺伝子の産物 Kit (tyrosine kinaseを有する膜型成長因子受容体 (ligandはstem cell factor) を有することが示唆されている．このc-kit受容体の変異により膜型受容体としての機能制御が不良になり，様々な経路で悪性化が促進される．抗増殖因子受容体抗体製剤Gefitinib；tyrosine kinase抑制剤 (STI 571) は，tyrosine kinase抑制剤として，このc-kit受容体異常を抑制し，GISTの治療として有用であるとされる[5]．

　抗体製剤として同様の作用を有する，trastuzumab

表2　欧米における結腸直腸癌の標準的化学療法

LV/5FU+α				
FOLFOX4	L-OHP 85mg/m²	day 1		
	LV 200mg/m²	day 1,2		
	5-FU bolus 400mg/m²	day 1,2		
	5-FU 22hr 600mg/m² infusion	day 1,2	2週毎	
IFL(Salts regimen)	CPT-11 125mg/m²			
	LV 20mg/m²			
	5-FU bolus 500mg/m²	day 1, 8, 15, 22	6週毎	
IROX(Wasserman regimen)	CPT-11 200mg/m²			
	L-OHP 85mg/m²	day 1	3週毎	
CPT-11/Capecitabine	CPT-11 250mg/m²	day 1		
	Capecitabine 1000mg/m² p.o.	day1-14	3週毎	

(anti-Her2/neu monoclonal antibody), bevacizumab (BEV; anti-VEGF monoclonal antibody), cetuximab (C225；キメラ型EGFR monoclonal antibody) などが挙げられる．BEVに関しては最新の臨床データーとして，B. J. Giantonioらが報告している．phase II study（92例の進行結腸直腸癌を対象）をBEVとILFの併用で施行し，RR40％と良好な成績を示し，さらにrandomized phase III studyを追加し，BEVによるILFへの上乗せ効果を約900例の規模で証明している．C225に関しては，臨床上の抗腫瘍効果はあまり高くなく，転移性結腸直腸癌でのphase IIIではC225単独でRR11％であった．

一方，抗体以外のsmall moleculeの薬剤（SU6668；血管新生阻害剤，marimastat；MMP阻害剤，SU11248；広域tyrosine kinase阻害剤）は，臨床試験上，良い成績は得られておらず，副作用が問題になることが多いようである．

こうした新しい流れの抗腫瘍剤の開発により，より効果のある，より副作用の少ない化学療法が可能となると期待される．

がん遺伝子治療

がん遺伝子治療については，様々な癌腫に対して基礎実験レベルでの報告は多いが，臨床試験レベルでの報告は少なく，また消化器癌に関する報告は更に少ない．また，症例数の少ないPhase IまたはIIに限った報告がほとんどである．欧米では，血液悪性疾患，Melanoma，前立腺癌への臨床的試みがなされているが，消化器癌に関しては，結腸直腸癌肝転移巣に対する報告が散見されるのみである．Target geneとしては，p53, p27, p21, E2F-1, E1A, またはMMP-2などが報告されているが，その評価は現時点では不明である．消化器癌の遺伝子治療に関しては，臨床効果に関する科学的evidenceの集積は未だ不完全である．しかし，がんの細胞生物学，分子生物学に着目した新しいアプローチであり，今後の発展が期待される．

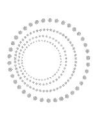

おわりに

従来手術以外に治療効果が低かった消化器癌において，比較的高い奏効率を有する治療法の登場は，今後の消化器癌治療のあり方を大きく変化させるものと期待される．欧米のstudy結果が，すべてわれわれ日本人に当てはまるか，否かは不明である．しかし，欧米における様々な新regimenの試行，新薬の発見，新しい治療approachの開発を学び，速やかに本邦においても必要な臨床試験をデザインし，施行することが現在の最重要課題の一つであろう．

●文　　献●

1) Swisher SG, Ajani JA, Komaki R, et al. : Long-term outcome of phase II trial evaluating chemotherapy, chemoradiotherapy, and surgery for locoregionally advanced esophageal cancer. Int J Radiat Oncol Biol Phys 57 : 120-127, 2003
2) Stah M et al : Randomized phase IIItrial in locally advanced squamous cell carcinoma (SCC) of the esophagus : Chemoradiation with and without surgery. Proceeding of ASCO 249, 2003
3) Ajani JA: Docetaxel in combination for advanced gastric cancer. Gastric Cancer 5 : 31-34, 2002
4) Richard MG et al.:Oxaliplatin (Oxal) or CPT-11+5-fluorouracil (5FU) /leucovorin (LV) or oxal +CPT-11 in advanced colorectal cancer (CRC). Update efficacy and quality of life (QOL) data from an intergroup study. Proceeding of ASCO 252, 2003,.
5) Demetri DD, von Mehren M, Blanke CD, et al: Efficacy and safety of imatinib mesylate in advanced gastrointestinal stromal tumors. N Engl J Med 347 : 472-480, 2002

［才川　義朗／久保田哲朗／大谷　吉秀／北島　政樹］

総論 19 消化管疾患と漢方薬

はじめに

近代医学においても生薬末ないし生薬由来の成分が数多く用いられている．ことに消化管領域の疾患においてはそうであり，健胃薬はその代表である．このことからも分かるように，上部消化管疾患の領域において，漢方治療の果たす役割は大きいものと考えられる．本稿では，これから初めて漢方薬を使用する医師にとっても理解が得やすいように，漢方医学的な用語をできるだけ避け，症候の観点から解説を試みたい．

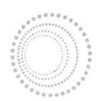

漢方治療の特徴

近代医学では，疾患名が決定されれば，その疾患に基づいて治療薬剤が選択されるのが一般的で，その患者の体質傾向などは考慮されない．一方漢方治療では，その疾患と関連していると考えられる症候はもちろんのこと，近代医学の立場からは関連があるとはいえない症候や体質傾向をも治療薬選択の重要な情報と考えている．そのため同じ病名であっても，患者により，投与する漢方薬は大きく異なる．このことは患者の病態に応じて木目の細かい対応が可能であることを示している．また漢方薬には免疫能を亢進させる作用があることが知られており，高齢者など免疫能が低下する病態の患者には漢方治療はうってつけである．

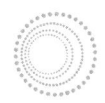

漢方治療の適応・不適応

近代医学的検査によっても明らかな異常所見に乏しいが愁訴のあるもの，検査所見が改善した後でも愁訴の残るもの，近代医学的治療にたいし副作用を呈し治療継続ができないもの，虚弱体質などいわゆる体質が絡んだ疾患においては，対応に苦慮することも多い．このような場合に漢方治療は意外と効果を発揮することも多い．一方近代医学的治療を優先する必要のあるものも当然ある．逆流性食道炎，胃潰瘍，十二指腸潰瘍で活動性の高い状態にあるもの，細菌感染性の胃炎，悪性腫瘍で手術適応となるものなどが相当する．一般的に漢方治療の適応となる疾患ないし病態を表1に掲げる．

上部消化管疾患の中で適応疾患を具体的にあげてみ

表1　漢方治療の適応・不適応

① 機能的疾患．検査所見に異常がなく愁訴のみがある例
② 器質的疾患であっても機能的異常により症状が発現していると考えられる例（器質的変化の改善は必ずしも得られない）
③ 検査所見の改善にもかかわらず愁訴の残る例
④ いわゆる体質のからんだ疾患・病態
⑤ 高齢者・虚弱者
⑥ 近代医学的治療に対する反応の乏しい例
⑦ 近代医学的治療で副作用を示し治療の継続が困難な例
⑧ 心身症傾向の者（この傾向の強い例は専門医の診察が必要）
⑨ 手術適応例・緊急処置の必要例は除く(併用することはある)

(佐藤弘，1999[1])より)

ると，まず最もポピュラーなNUD（non-ulcer dyspepsia）の他，咽喉頭異常感症，食道神経症があげられる．逆流性食道炎，食道アカラジア，胃十二指腸潰瘍の一部も適応があると考えられる．また悪性腫瘍に伴う種々の症状や，これに対する放射線治療や化学療法の副作用軽減にも有効であり，積極的に活用するとよいと思う．

以下代表的な適応疾患とそれらに対する頻用処方選択のフローチャートを示す．

1. 食道疾患

1）咽喉頭異常感症，食道神経症

喉がつまる，飲み込みにくいなどの症状を訴えて胃内視鏡などで検査しても特別の所見のない患者を日常よくみる．こうした例は漢方治療のよい適応である．古人が咽中炙臠（炙り肉が喉にひっかかる感じ）後に

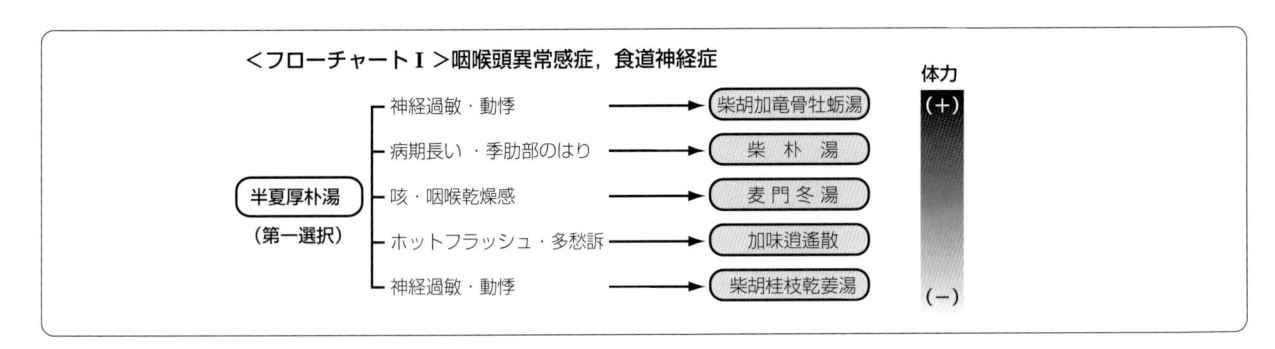

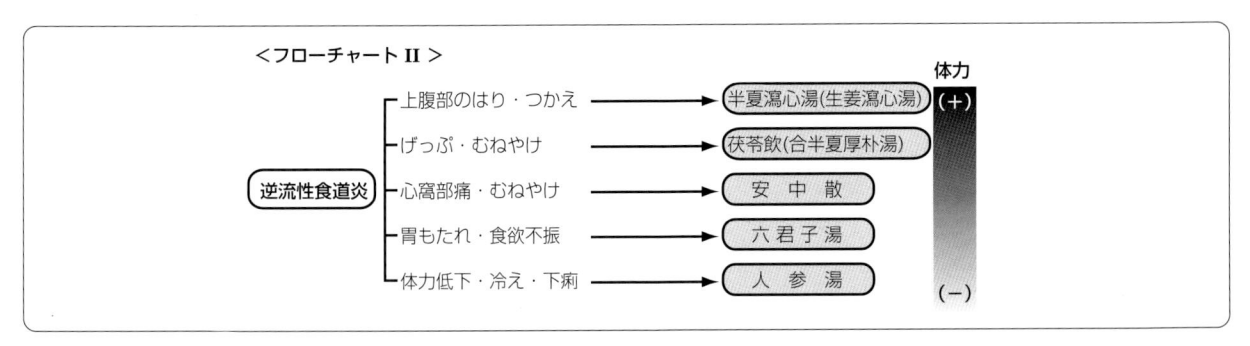

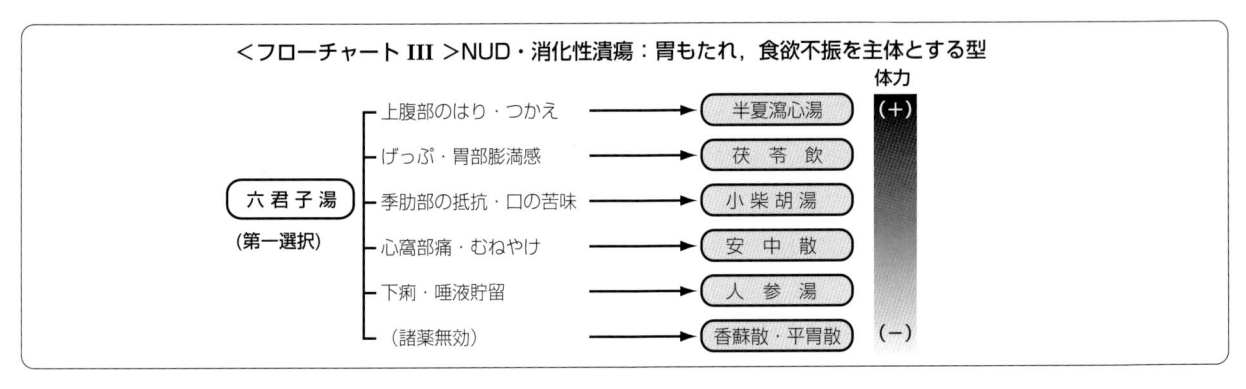

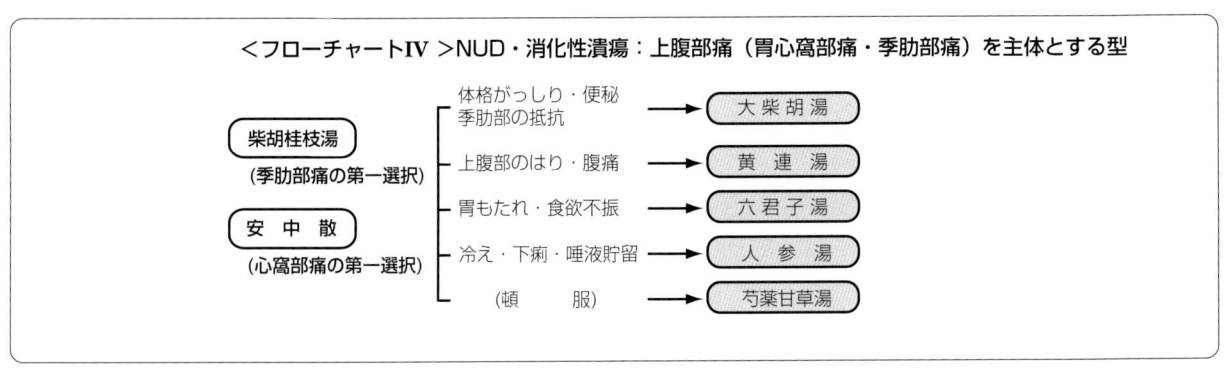

＜フローチャートⅠ＞咽喉頭異常感症，食道神経症

半夏厚朴湯（第一選択）
- 神経過敏・動悸 → 柴胡加竜骨牡蛎湯
- 病期長い・季肋部のはり → 柴朴湯
- 咳・咽喉乾燥感 → 麦門冬湯
- ホットフラッシュ・多愁訴 → 加味逍遙散
- 神経過敏・動悸 → 柴胡桂枝乾姜湯

体力（＋）／（−）

＜フローチャートⅡ＞

逆流性食道炎
- 上腹部のはり・つかえ → 半夏瀉心湯（生姜瀉心湯）
- げっぷ・むねやけ → 茯苓飲（合半夏厚朴湯）
- 心窩部痛・むねやけ → 安中散
- 胃もたれ・食欲不振 → 六君子湯
- 体力低下・冷え・下痢 → 人参湯

体力（＋）／（−）

＜フローチャートⅢ＞NUD・消化性潰瘍：胃もたれ，食欲不振を主体とする型

六君子湯（第一選択）
- 上腹部のはり・つかえ → 半夏瀉心湯
- げっぷ・胃部膨満感 → 茯苓飲
- 季肋部の抵抗・口の苦味 → 小柴胡湯
- 心窩部痛・むねやけ → 安中散
- 下痢・唾液貯留 → 人参湯
- （諸薬無効）→ 香蘇散・平胃散

体力（＋）／（−）

＜フローチャートⅣ＞NUD・消化性潰瘍：上腹部痛（胃心窩部痛・季肋部痛）を主体とする型

柴胡桂枝湯（季肋部痛の第一選択）
安中散（心窩部痛の第一選択）
- 体格がっしり・便秘　季肋部の抵抗 → 大柴胡湯
- 上腹部のはり・腹痛 → 黄連湯
- 胃もたれ・食欲不振 → 六君子湯
- 冷え・下痢・唾液貯留 → 人参湯
- （頓服）→ 芍薬甘草湯

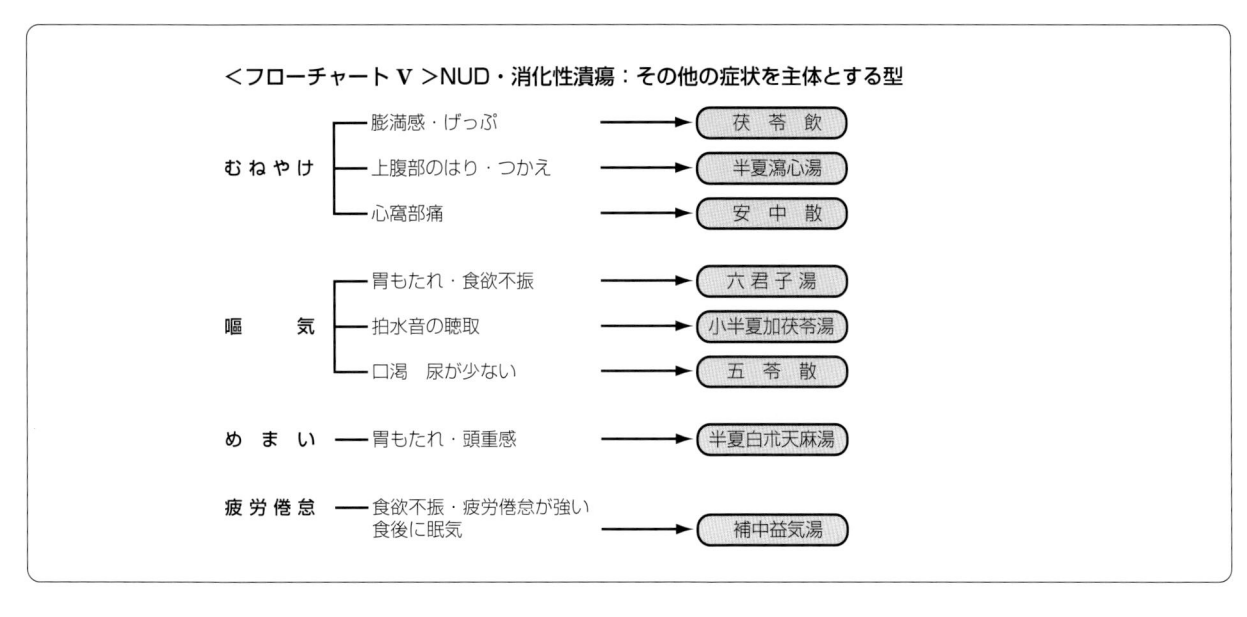

<フローチャートV> NUD・消化性潰瘍：その他の症状を主体とする型

- むねやけ
  - 膨満感・げっぷ → 茯苓飲
  - 上腹部のはり・つかえ → 半夏瀉心湯
  - 心窩部痛 → 安中散
- 嘔気
  - 胃もたれ・食欲不振 → 六君子湯
  - 拍水音の聴取 → 小半夏加茯苓湯
  - 口渇 尿が少ない → 五苓散
- めまい ― 胃もたれ・頭重感 → 半夏白朮天麻湯
- 疲労倦怠 ― 食欲不振・疲労倦怠が強い 食後に眠気 → 補中益気湯

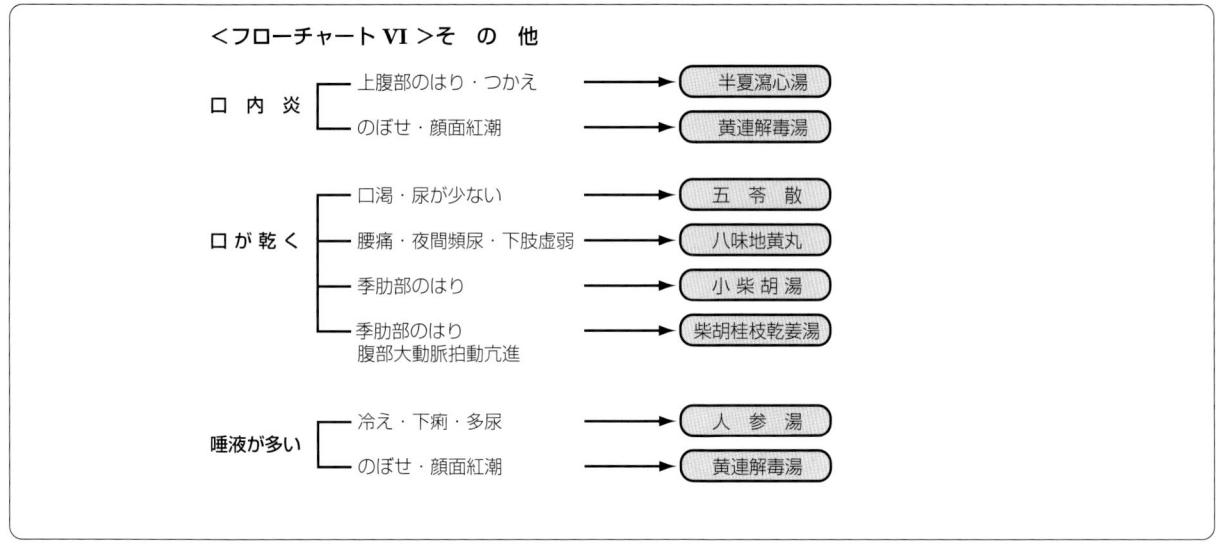

<フローチャートVI> その他

- 口内炎
  - 上腹部のはり・つかえ → 半夏瀉心湯
  - のぼせ・顔面紅潮 → 黄連解毒湯
- 口が乾く
  - 口渇・尿が少ない → 五苓散
  - 腰痛・夜間頻尿・下肢虚弱 → 八味地黄丸
  - 季肋部のはり → 小柴胡湯
  - 季肋部のはり 腹部大動脈拍動亢進 → 柴胡桂枝乾姜湯
- 唾液が多い
  - 冷え・下痢・多尿 → 人参湯
  - のぼせ・顔面紅潮 → 黄連解毒湯

梅核気（梅の種がひっかかった感じ）と呼ばれた病態に相当する．また膈噎とよばれる病態があるが，のどが塞がっているような感じが「膈」，胸膈がつかえて飲食物を飲み下せないのが「噎」である．この膈噎の一部も本症に相当すると考えられる（フローチャートI）．

2）逆流性食道炎

近代医学的検査による病態の把握とPPIなど酸分泌抑制剤の使用が重要である．こうした治療で症状がとりきれない患者に効果的なことがある（フローチャートII）．

2．胃疾患

1）NUD（non-ulcer dyspepsia）

NUDとは慢性的に種々の上部消化管症状を訴えるが検査上自覚症状を説明するにたる器質的疾患が見出せない病態であり，従来わが国で種々の上腹部愁訴を伴なう慢性胃炎の一部として扱われてきた疾患とオーバーラップすると考えられる．ここでは両者の異同には触れないが，本症は漢方治療が最もその効果を発揮するものといえよう．本症においては胃運動機能などの改善を通して自覚症状の消失が治療の目標となる．以下症候を中心として説明していく．

(1) 胃もたれ・食欲不振を主体とする型（フローチャートIII）
(2) 上腹部痛（心窩部痛・季肋部痛）を主体とする型（フローチャートIV）
(3) その他の症状を主体とする型（フローチャートV）

2）消化性潰瘍

診断・治療効果判定ともに現代医学の基準に基づく

ことは当然であるが，内視鏡所見など検査所見の改善ないしは治癒が認められても，愁訴の改善がみられなかったり，あるいは不十分な例も少なくない．また再発再燃に関してもヘリコバクターピロリ除菌療法により大幅な改善はみられているがいまだ防止しきれない例もみられる．漢方治療の潰瘍治療における役割はこのような例にあると考えられる．

治療としては漢方的にはNUDと同様，患者の自覚症状や体質により処方を決定していく．
・胃もたれ・食欲不振が主体（フローチャートIII）
・胃痛・季肋部痛が主体（フローチャートIV）
・その他の症状が主体（フローチャートV）

＜EBMと漢方＞

漢方の世界においてもEBMということが盛んにいわれているが，いまだ十分であるとはいい難い．しかし二重盲検ランダム化比較試験においても漢方治療の明らかな有用性を認める報告が近年発表されてきているので少し紹介したい．

原澤らは運動不全型の上腹部愁訴に対する六君子湯の効果として，何らかの治療が必要な程度の上腹部愁訴を原則として2つ以上有する患者235例に対して低用量群（常用量の約1/40量）との二重盲検ランダム化比較試験を実施した．自覚症状，他覚所見，臨床検査を比較し運動不全型症状類型別改善度（DDGI），最終全般改善度（FGI），症状別改善度，概括改善度，有用度を判定した．DDGIは主解析で両薬に有意な差が認められた（Fisher p=0.004）．改善以上の率は59.3％，低用量群は40.2％であった．FGIは主解析で実薬群と低用量群に有意差を認めた．改善以上の率は実薬群60.2％低用量群41.0％であった．症状改善度も有意差を認め，概括安全度は両群間に差を認めなかった．有用度は，有用以上が実薬58.8％，低用量群で39.3％となり，実薬群は有意に高い有用度を示した（Fisher p = 0.003）．

3．その他

近代医学的に重要視されない症状や，なかなか治療効果をあげにくい症候に対して漢方治療が適応することがある（フローチャートVI）．

漢方薬の副作用について

漢方薬を使用するにあたっては本人の体質や症候に合わせて処方するのが最も大切である．これを怠って病名により処方を投与すれば副作用の起こる頻度が増加することがある．しかしそれらを考慮して処方を投与しても何らかの副作用を起こすことがまれにあり，やはり基本的な副作用については知っておく必要がある．

以下本稿で取り上げた漢方処方に限定して示す（表2）．

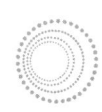

表2 漢方薬の代表的副作用

代表的副作用	処方
(1) 間質性肺炎	大柴胡湯　小柴胡湯　柴胡桂枝湯　柴胡桂枝乾姜湯　柴胡加竜骨牡蛎湯　半夏瀉心湯　黄連解毒湯　麦門冬湯　柴朴湯
(2) 肝機能障害	大柴胡湯　小柴胡湯　柴胡桂枝湯　柴胡桂枝乾姜湯　柴胡加竜骨牡蛎湯　半夏瀉心湯　黄連解毒湯　麦門冬湯　補中益気湯　柴朴湯
(3) 低カリウム血症 (*1：横紋筋融解症) (*2：うっ血性心不全，不整脈)	安中散　小柴胡湯*1　柴胡桂枝湯　柴胡桂枝乾姜湯　半夏瀉心湯　加味逍遙散　麦門冬湯　人参湯　補中益気湯　六君子湯　芍薬甘草湯*2　香蘇散　平胃散　柴朴湯　黄連湯
(4) 膀胱炎用症状	小柴胡湯　柴胡桂枝湯　柴朴湯
(5) 発疹・蕁麻疹 (*3：湿疹皮膚炎の悪化)	半夏白朮天麻湯*3　補中益気湯*3　安中散　八味地黄丸　小柴胡湯　柴胡桂枝湯　柴胡桂枝乾姜湯　柴胡加竜骨牡蛎湯　半夏瀉心湯　黄連解毒湯　五苓散　加味逍遙散　麦門冬湯　人参湯　六君子湯　薬甘草湯　茯苓飲　柴朴湯　黄連湯

西洋薬との併用

漢方単独でも効果が認められることが多いが両者を併用することによりさらに効果の上がることも少なくない．しかし両者の併用の歴史は浅く，今後多くの検討を要することはいうまでもない．ことに小柴胡湯とインターフェロンとの併用は間質性肺炎を生じやすいとの理由で禁忌とされているように，併用に問題のある組み合わせも今後出てくる可能性は否定できない．

両者を併用する場合は漢方薬に何を期待するのかを明確にし，漫然とした投与で結果的に投与薬剤数の増加に終わることは避けるべきである．基本的には冒頭にある漢方治療の適応を参考に器質的疾患に対しては西洋薬を優先し，自覚症状に対して漢方薬を投与していくようにしたい．この際同効の期待される薬剤を漫然と例えば六君子湯と他の胃粘膜防御因子薬などを併用することはできるだけ避ける．

漢方薬の効果判定および服用中止の目安について

よく漢方薬は長期間のみ続けなければ効果がないといわれるが処方があえば短期間でも効果が現れてくることは珍しくない．慢性疾患であっても自覚症状の改善は一般的には2週間が目安と考えられ，4週間服用してもらって変化がないようであれば他の処方への変更を考える．また処方により改善がみられ症状がほぼなくなった場合すぐに休薬してしまうと再び症状が出現することも多い．病悩期間が短い場合はともかく，長い場合には，徐々に投与量を減量しながら2〜3カ月経過をみながら中止を検討する．しかし中止時期に関しては，患者の状態や考えを参考に主治医の裁量に任されるところが大きいと考えられる．

頻用処方解説

フローチャートに示した頻用処方につき若干の解説を加える．

(1) 半夏厚朴湯
咽喉頭異常感症の第一選択であるが，特に婦人ではそうである．不安が最も重要な症状である．喉だけでなく，胸部から腹部にかけてのつまった感じにも応用できる．

(2) 六君子湯
NUDことに運動不全型の第一選択である．体力や腹の力が弱く，胃のもたれ，食欲不振，疲れやすいなどの症状を訴える．平素から胃が弱いというもので虚弱な印象を受けるものがよい適応である

(3) 人参湯
六君子湯に似るが，こちらは冷えが強い場合に用いる．冷えの存在は単に手足が冷えるということばかりでなく，身体内部の冷えと考えられる場合である．具体的には下痢ないし下痢傾向，尿量の増加，唾液過多などの症状に注目する．

(4) 安中散
心窩部痛が長く続くという場合は本方を考えてみる．胃痛が長く続き，やせて血色が悪く，特に胸やけを伴うものによい．平素胃腸虚弱の傾向があるものに用いる．

(5) 茯苓飲
体力的には普通くらいで，胃にガスと胃液が充満したようで，心窩部がつかえて膨満感があるものによい．げっぷやむねやけを訴えることが多い．胸の違和感，不安感があるようであれば半夏厚朴湯を併用することもある．

(6) 半夏瀉心湯
体力的には普通以上で，上腹部のはりがあり，苦味を好むというものに用いる．嘔気，下痢を伴うものもある．げっぷを伴う場合には生姜瀉心湯とする．半夏瀉心湯エキスを湯で溶かした者に拇指頭大の生姜をおろして搾った汁を加えて服用させるとよい．

(7) 黄連湯
半夏瀉心湯とほぼ同じで心窩部のつかえ感，心下部の抵抗圧痛を目標にする．体格的にはふつう以上で，心窩部痛がある場合はこちらを用いる．

(8) 小柴胡湯
心窩部から季肋部にかけてのはり，按圧による苦満感がある場合の頻用処方．肩こりや口の苦味も目標とする．

(9) 柴胡桂枝湯
心窩部から両脇にかけて軽度のはり，按圧による苦満感があり，腹直筋の緊張している場合に用いる．季肋部痛がある場合は特に第一選択となると考えられる．ストレスによる身体症状を解消する働きもあり，また予防効果もあるとされる．

(10) 柴朴湯
小柴胡湯と半夏厚朴湯をあわせたもので，咽喉頭異常感症があって，病悩期間が長い例，季肋部にまで緊張を認める例ではこちらを用いてみる．

(11) 柴胡加竜骨牡蛎湯，柴胡桂枝乾姜湯
季肋部にはりがあって，神経過敏，不眠傾向，動悸などを目標に用いる．体格が良好であれば前者を，きゃしゃな場合は後者を用いる．不安神経症の患者などに応用する．

(12) 大柴胡湯
体力があり心窩部から両脇にかけてのはりが強く，便秘ないしはその傾向がある場合に用いる．柴胡桂枝湯を使うよりも体力的に充実しているものに用いる．

(13) 補中益気湯
六君子湯，人参湯なども疲労倦怠を伴うが，補中益気湯はより倦怠感が強くさらに寝汗，食後の眠気と倦怠，日中の眠気などが強い場合の胃もたれ，胃の不快感などに用いる．

(14) 加味逍遙散
特に更年期の婦人などで咽喉頭異常感症だけでなく他の愁訴も多い場合に用いる．なかでも特にホットフラッシュ（急に上半身がのぼせる感覚）を目標にするとよい．

(15) 麦門冬湯
空咳ないしは少量の喀出し難い痰を伴う咳に頻用する処方であるが，喉のあたりに乾燥感があり，むせ

> **ヘルシンキ宣言「基本原則」第9項**
> 「ヒトにおける研究においては，被験者となる人は，その研究の目的，方法，予想される利益と，研究がもたらすかもしれない危険性，および不快さについて十分知らされなければならない．被験者となる人は，この研究に参加しない自由をもち，参加していても，いつでもその同意を撤回する自由があることを知らされなければならない．その次に医師は被験者の自由意志によるinformed consent（内容を知らされた上での研究または治療についての同意）を，できれば書面で入手すべきである」 （日本医学会訳）

ヘルシンキ宣言「基本原則」第11項には，被験者が未成年者の場合は保護者にインフォームド・コンセントの代行を求め，かつその未成年者が意思決定可能である場合は未成年者からも同意を得なければならないと記載されている．

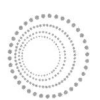

新薬臨床試験（治験）の実際

臨床試験のうち，新しい医薬品の承認申請のために行われるものを「新薬臨床試験」と言い，臨床試験の大部分を占める．新薬臨床試験は「治験」とも呼ばれるので，以下治験という言葉で記述する．

1．GCP (good clinical practice)

GCPとは，治験のデータの質と被験者の人権・安全性を保障するために，ヘルシンキ宣言に基づいて作られた治験の具体的な規定である．日本語では，「医薬品の臨床試験の適正基準」と言われているが，一般にGCPという略語が使われている．GCP基準が国際的に合意されたのは，1987年であるが，わが国では1989年に最初のGCP(旧GCPと呼ばれる)が制定され，1990年から1997年までこれに基づいて治験が行われた[2]．

しかし世界では，国を越えて国際的なレベルで新薬を承認し，各国の患者に速やかに適用しようという動きが出てきた．すなわちこれまでは国を越えて承認を申請する場合，改めて国毎にデータの取り直しをすることが多く，時間や費用の点で無駄が多かったので，規制や治験の方法論などの国際間の調和を図り，国際的な評価に耐え得る高い水準のデータ作成を行うことを目指した国際会議が発足した．この国際会議は，日本・米国・欧州の3地域の，学術関係者・政府担当機関・製薬工業団体の代表から成る会合で，ICH (International Conference for Harmonization of Technical Requirements for Registration of Pharmaceutical for Human Use) と呼ばれている[3]．1990年に発足し，半年に1回の割合で会合が行われている．その結果1996年，日・米・欧州における共通のGCP (ICH-GCP) が合意され，わが国では1997年3月に厚生省令第28号「医薬品の臨床試験実施に関する基準に関する省令」（以下単に「省令」と略す）．として制定された[4]．この「省令」は一般に「新GCP」と呼ばれている．新GCPは1998年4月から実施されたが，旧GCPよりも厳しい基準となっている．

2．新GCPによる治験の実際

1）治験審査委員会（IRB）の設置（「省令」第27条〜第34条[4]）

IRBはinstitutional review boardの略である．治験実施医療機関の長は，治験実施計画書を科学的見地および被験者の人権・安全性の観点から審査し，治験を行うことの適否を決定するための「治験審査委員会」を設置しなければならない[2,4,5]．委員会は5名以上の委員から構成され，実施医療機関外の委員および医学・歯学・薬学以外の委員の参加が義務づけられている．本委員会は，治験責任医師・治験分担医師の履歴等も審査する．また委員会は事務局の設置と記録の保存が義務付けられている．治験依頼者は治験審査委員会の審査を踏まえたうえで，医療機関の長に治験実施を依頼する．

わが国では，症例数の確保の問題もあり，1施設で行われることは少なく，多施設共同で行われることが多い．その場合治験依頼者は最も主要な治験実施医療機関の長を通して「治験調整委員会」または「独立データモニタリング委員会IDMC」とよばれる委員会を設置してもらい，多施設の総括な監視や種々の勧告を行ってもらう[6]．

2）医療機関による治験の実施

（1）治験チームの編成

医療機関の長は，治験責任医師・治験分担医師・治験コーディネーター（薬剤師，看護師など，医師が治験を適正に実施できるように支援するスタッフ＝CRC clinical research coordinator[5]）から成るチームを編成し，治験実施計画書に基づいた治験実施を指示する．

（2）モニタリング・査察・資料閲覧

治験実施医療機関は治験依頼者および治験審査委員会のモニタリング・査察を受け入れる義務があり，要求があれば原資料の閲覧も受け入れねばならない（「省令」第37条[4]）．

（3）治験分担医師の責務と心得

（a）インフォームド・コンセント（「省令」第50条〜第54条[4]）　旧GCPでは文書または口頭の同意とされていたが，新GCPでは文書による同意が義務化されている．また説明も文書（平易な表現）によるものでなければならないと規定され，説明文書に記載すべき事項として，15項目が挙げられている．通常，15項目を全て網羅した説明文書として小冊子が作成される．同意書の実例を表1に示すが，この中にも説明文書に記載された内容が全て網羅されている．

（b）対象の選択　治験実施計画書に記載されている対象疾患とその選択基準および対象除外基準をよく把握して対象の選択を行い，また治験に影響を及ぼす可能性のある薬剤を併用しないなどの注意を行い，せっかく治験を行ったのに集計時に不採用例となってしまうことがないようにする．

（c）服薬状況のチェック　被験者の服薬状況をきちんとチェックする．服薬が75％に満たない症例は，脱落例として扱われる．

（d）有害事象に対して　有害事象が発生した場合，適切な措置を行うとともに速やかに治験責任医師，治験依頼者，医療機関の長，治験審査委員会に情報を通達し，その被験者の治験を中止する．

（4）治験結果の報告

治験責任医師は治験分担医師の作成した症例報告書を確認し，まとめて治験依頼者に提出する．また同時

表1　同意書の実例

同　意　書

_____　殿

私は，○○○○の治験に参加するに当たり，下記事項につき口頭および文書にて説明を受け，内容を確認し，十分理解した上で，治験に参加することに同意します．

記

1. 治験が研究をともなうこと．
2. この同意書に署名する前に治験を担当する医師から治験の目的，実施方法，被験者数，期間ならびに治験薬の種類，作用及び他の治療法の有無，予想される医療上の利益，危険性等につき説明文書に基づき十分な説明をうけ，終了後その説明文書を受け取ったこと．
3. 自己の意思により自発的に治験に参加すること，治験の実施期間中といえども，いつでも自己の意思により参加を中止し，これから離脱することができること，また，たとえ中止した場合であっても，一切の不利益を受けることがないこと．
4. 治験実施計画などに変更があった場合，変更内容について十分な説明が受けられること，また，新たな情報が得られた場合は速やかに伝えられること．
5. 治験への参加が中止される場合があること．
6. 治験実施期間中，担当医の指示に従うとともに病院の諸規則を遵守すること．
7. 治験実施期間中，身体に異常を感じたときは直ちに担当医に申し出，その指示に従うこと．治験終了時においても担当医の行う追跡調査のための各種検査に協力すること．
8. 治験実施期間中の費用負担，謝礼について説明を受けたこと．
9. 治験により障害，疾病等にかかった場合においては，相当な補償を受けられること
10. 治験に参加することにより知り得たことについては，第三者に一切漏洩しないこと．
11. 治験から得られる情報が学会，論文等の発表に使用されること，治験依頼者のモニター・監査担当者，治験審査委員会および規制当局が原医療記録を閲覧できること，また，同意書に署名することによって閲覧を認めたことになること．ただし，情報の取り扱いに際してはプライバシーの保護について十分配慮されていること．
12. 治験を担当する医師の氏名，職名，連絡先及び実施機関の相談窓口を確認したこと．
13. 他の病院あるいはこの病院の他の診療科において治験担当医師以外の医師に診察してもらう場合には，○○○○の治験に参加していることを必ずその医師に伝えるとともに，治験の担当医師に他院あるいは他診療科での治療内容を伝えること．

西暦　　年　　月　　日　（同意日）
被験者氏名_____

西暦　　年　　月　　日　（同意説明日）
説明者氏名_____

に結果の概要を医療機関の長に報告する．被験者にも終了した旨の謝礼文を出す．

3．治験の段階的分類

1）第Ⅰ相試験

将来の患者に対する新しい薬の検索である治験は，現在の患者を対象として行われるわけである．しかしいきなり患者を対象とする前に先ず健常成人（10〜15名）を対象として安全性の確認を行う．これが第Ⅰ相試験である．単回投与試験と反復投与試験に分け，自・他覚症状，血圧，体温，心電図，臨床検査，内分泌検査，血漿中・尿中薬物濃度などの観察を行って，安全な用量の範囲を決定する．これに基づいて臨床薬理試および第Ⅱ相試験が行われる．

2）臨床薬理試験

第Ⅰ相試験の結果から2〜3種類の用量・用法を設定し，健常成人（20〜30名をグループに分ける）を対象として薬剤の有効性確認のための臨床薬理試験（例えば胃酸分泌抑制試験など）を行い，第Ⅱ相試験のための根拠とする．本試験においても，副作用など安全性のチェックは当然行う．

3）第Ⅱ相試験（用量設定試験）

第Ⅰ相試験および臨床薬理試験の結果に基づいて2〜3種類の用量の候補を設定し，いよいよ患者を対象として，有用性が最も大きい最少用量（至適用量）を決定する．この至適用量を用いて次の第Ⅲ相試験が行われる．各用量群の間で比較試験を行うわけであるが，対象患者の数は通常，検討する一つの用量当たり最低30例は要求される．

（1）試験の方法

各用量の群とも全対象患者に無作為に割り付け，二重盲験法（医師・患者の両者に，どの群が用いられたか知らせない方法）で比較試験を行う．無作為割り付けが妥当であったかどうか，集計の際に患者背景因子（年齢，性，病状など）が各群間で有意差がなかったかどうか統計学的に判定する．

（2）試験の判定基準（評価項目）

> (a) 自・他覚症状改善度，
> (b) 検査（例えば胃潰瘍なら内視鏡検査）による改善度，
> (c) 全般改善度—(a) と (b) とを合わせて判定
> (d) 概括安全度—治験中に出現した副作用 症状の有無，臨床検査所見から判定
> (e) 有用度—(a) (b) (c) (d) を総合して判定

(e)が決め手となる最も主要な評価項目（「エンドポイント」）であり，これによって最終判定が行われる．副作用で中止になった症例は，(a)(b)(c)の集計には入れないが，(d)と(e)の集計には入れる．

4）第Ⅲ試験

患者を対象として最終的に行う治験薬と対照薬との比較試験である．相手とする対照薬の選定が問題であり，わが国では通常，既に承認を得て市販されている薬剤の中から，治験薬と薬理作用が近く，薬効の高い薬剤が選ばれ，これと同等以上の成績を示すことが要求されてきた．しかし最近では同等であることの証明が困難であることもあり，何らかの点で優位な成績を示すことが要求されている．また，米国などでは「プラセボplacebo」（全く薬理作用のないもの）を対照とすべきであるという考え方であるのに対し，わが国では患者に対する倫理上この考えには慎重論が多い．しかし最近では米国の考え方に従う傾向が出てきている．

本試験のための被験者数として，治験薬・対照薬それぞれ最低100名ずつは要求される．方法は第Ⅱ相試験と同じく無作為二重盲験法であり（治験薬と対照薬とは，識別不能であるように作製される），判定基準（評価項目）も第Ⅱ相試験と同様である．

●文　献●

1) 「ヘルシンキ宣言」．消化器病治療薬の治験の質向上を目指して（財団法人日本消化器病学会公益事業委員会編集），p.129〜130, 学会センター関西，大阪，1997
2) 望月靖: 新GCPの概要と厚生省の施策について，臨床試験（新GCP）をめぐる諸問題（日本消化器関連学会合同会議　DDW-Japan 1998運営委員会監修），p.43〜52, 学会センター関西，大阪，1999
3) 黒川辰夫: ICHを基礎とした今後の国際化の展望，消化器病治療薬の治験の質向上を目指して（財団法人日本消化器病学会公益事業委員会編集），p.27〜40, 学会センター関西，大阪，1997
4) 「医薬品の臨床試験の実施の基準」，厚生省令第28号，1997（平成9年3月27日）
5) 中野重行: 新GCPによる新薬開発と医療従事者・臨床薬理学者の役割．臨床薬理　29 : 7〜14, 1998
6) 衣非脩: 今後の臨床試験—製薬企業の立場から—消化器病治療薬の治験の質向上を目指して（財団法人日本消化器病学会公益事業委員会編集），p.85〜102, 学会センター関西，大阪，1997

［谷　礼夫］

疾患編

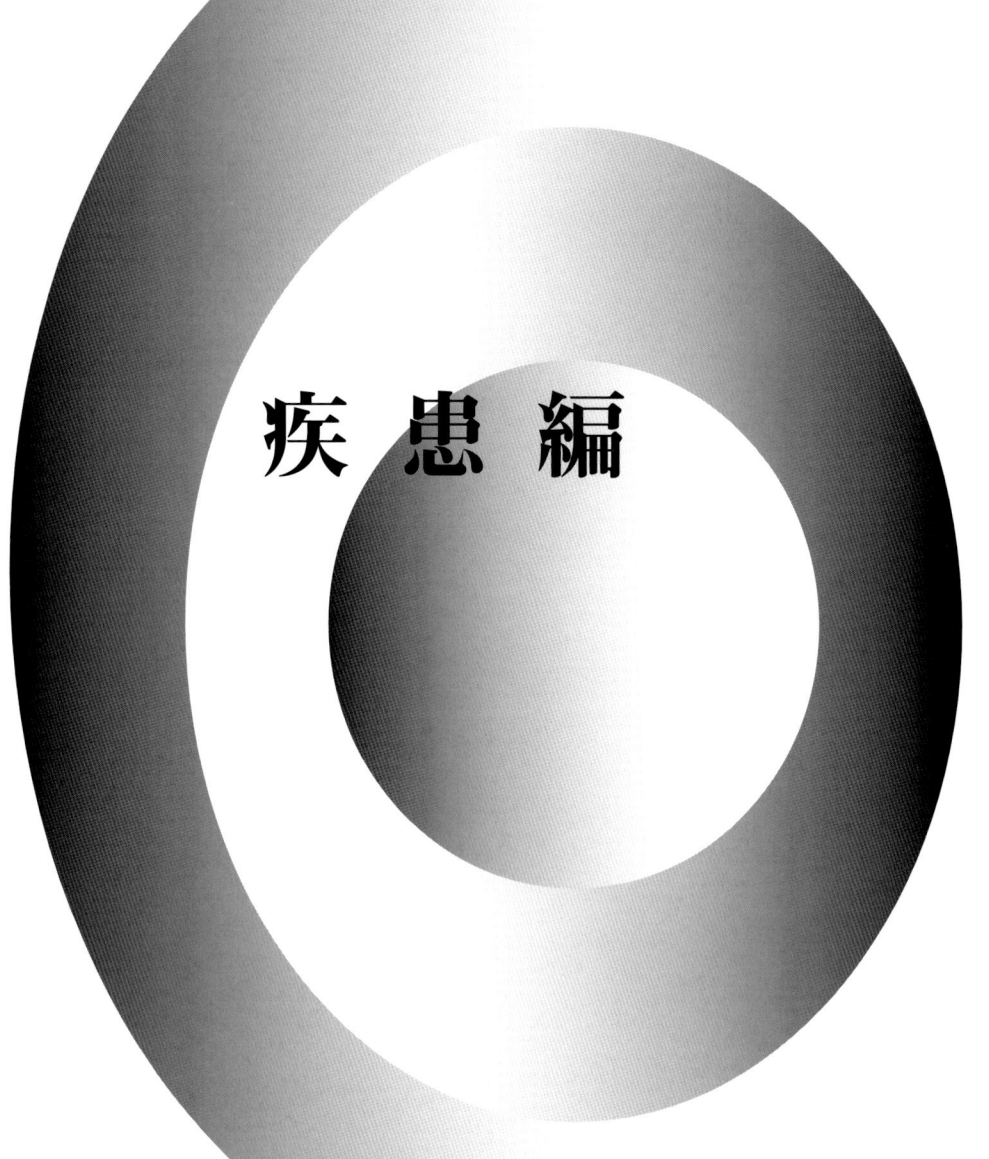

1. 新鮮な魚介類を食べて上腹部に激痛が生じた！ どう考える？●95
2. 胃に地図様のビランを認めた どうすればいいの？●99
3. 胸がつかえる―私は食道癌でしょうか？●101
4. 前胸部痛―心臓も消化器内視鏡も異常ないと言われた どうすればいい？●103
5. *Helicobacter pylori* はどのように診断すべきか？●107
6. 胃体部に小さなポリープが多数見つかったがどうすればいい？●112
7. 胃に早期癌があると言われた，治療はどうすればいいの？●115
8. 食事が通らない！ 内視鏡検査で胃壁伸展不良？●120
9. 酒を飲んで何回か嘔吐し，その後大出血した！●124
10. 関節リウマチでNSAIDを服用中 上腹部痛と下血が出現した！？●127
11. 痛みがなく急に吐血した！肝疾患はない？●131
12. 胃体上部小彎の頂部が自壊した粘膜下腫瘍●134
13. 若い男性で腹部は板状硬 どうすればいい？●138
14. 何か喉にひっかかるものがある どうすればいいの？●141
15. 3cmぐらいのポリープが胃にあり 良性と言われた どうするの？●146
16. 他臓器に癌があり根治出来ずに経過観察中 下血が突然に！ 何を考える？●150
17. 全身のリンパ節が腫大 貧血も進行！●155
18. 固形物や水 特に液体が飲み込みにくい！●160
19. 胃噴門部に血管がルイルイと！ 肝疾患もある？●165
20. 球部に一見SMT様の腫瘍あり 生検でcarcinoidと診断●169

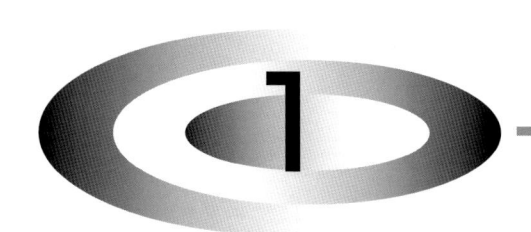

疾患 1 新鮮な魚介類を食べて上腹部に激痛が生じた！どう考える？

問題編

症例呈示

症例：30歳　男性
主訴：上腹部痛
生活歴：アルコールについては機会飲酒であるが来院の前日は飲んでいない
家族歴：特記事項なし
既往歴：特記事項なし
現病歴：それまで体調については異常なかった．2003年5月14日の夕方に烏賊の刺身を買い食べた．その後，数時間して持続性の痛みが生じ，治らないので5月15日来院した．
初診時現症：身長170cm，体重85kg，体温36.8℃，血圧128/70，脈拍60/分・整，意識清明，栄養良，表在リンパ節，頸部・腋・鼠径部・触知せず，眼瞼結膜 軽度貧血，眼球結膜 黄染なし，心音・呼吸音 異常なし，腹部 平坦・軟，圧痛（＋），反跳痛（−），しぼるような痛み，腫瘤（−），肝臓・脾臓・腎臓 触知せず，四肢 浮腫（−），神経学的所見 異常なし

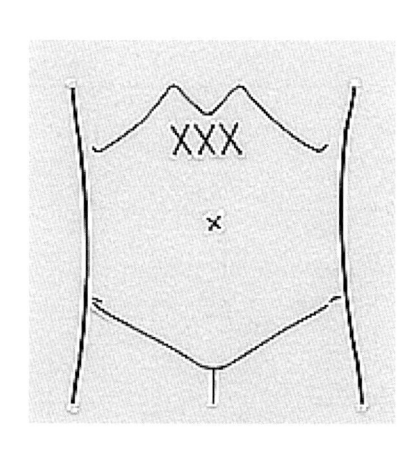

検査所見：
検尿：蛋白（−），糖（−），ウロビリノーゲン（−），潜血（−），
検便：便ヘモグロビン（−）
検血：RBC 450万/μl, Hb 14.6/dl, Ht 40.5%, WBC 8,200/μl, Plt 20万/μl
生化学：AST 41 IU/l, ALT 29 IU/l, LDH 200 IU/l, ALP 104 IU/l, LAP 30 IU/l, γGTP 19 IU/l, T.P. 6.8g/dl, Alb 4.3g/dl, T.B. 0.8mg/dl, D.B. 0.2mg/dl, I.B. 0.6mg/dl, amylase 100 IU/l, BUN 17mg/dl, Cr 0.8mg/dl, UA 5.0mg/dl, Na 140 mEq/l, K 4.5mEq/l, Cl 103mEq/l, FBS 89mg/dl, T.chol 180mg/dl, TG 100mg/dl
血清：CRP（−），ECG：n.p.
胸部X線：42%肺野 異常なし
腹部エコー：異常所見を認めず

設問

問題1 本症の鑑別診断として重要なものを選択せよ．
a. 胃潰瘍
b. 急性胃炎
c. 胃アニサキス症
d. 大腸憩室炎
e. 胆石発作

問題2 本症の診断に有用な検査項目を選択せよ．
(1) 腹部超音波
(2) 上部消化管内視鏡
(3) 注腸
(4) 内視鏡的逆行性膵胆管造影（ERCP）

(5) 上部消化管造影
a (1), (2), (3)　b (1), (2), (5)　c (1), (4), (5)
d (2), (3), (4)　e (3), (4), (5)

問題3 本症の治療として適切なものを選択せよ．
a. 抗生物質
b. 内視鏡による虫体の摘出
c. PPI
d. H_2受容体拮抗剤
e. 蛋白分解酵素阻害剤

解説編

アニサキス

1. 概念
アニサキス幼虫が寄生している魚類を刺身などで生食して，急性腹症または胃潰瘍を思わせる臨床症状を示すことが多い．ほとんどがAnisakis simplex larvaによる症例であるが，特に北海道ではPseudoterranova decipiens larvaによる症例（Pseudoterranovasis：シュードテラノバ症）もみられる．

2. 病因・感染経路
アニサキスとよばれる一群の線虫は，クジラやイルカの胃に寄生する蛔虫である．中間宿主はオキアミ，待期宿主は種々の海産魚（サバ，イワシ，スケトウダラ，ニシン，サケ，マス，カツオ，アジ，オヒョウなど）およびスルメイカである．これらの魚類に寄生するアニサキス幼虫がヒトに摂取されると胃および腸壁に侵入し，特有の臨床症状を示す．

3. 臨床症状
症状の強弱により激症型と緩和型に分けている．激症型は再感染による即時型過敏反応である．

1) 胃アニサキス症
激症型の場合は，ヒトが生の魚やイカを摂取後4〜8時間で急な上腹部痛，悪心・嘔吐をきたす．胃潰瘍または胃穿孔などと診断されることがある．幼虫の穿孔部位には局所腫脹，発赤，出血斑などがみられる．白血球増加は時にみられるが，好酸球増加はほとんどみられない．緩和型の場合は軽症で気がつかないことが多い．

2) 腸アニサキス症
激症型の場合は，原因となる海産魚類を生食後，数十時間から数日後に激しい下腹部痛，腹部膨満，悪心，嘔吐が起こる．ときに白血球増加がみられる．虫垂炎，腸閉塞，腸穿孔などと誤診されやすいが，自発痛部位が不定かつ圧痛の範囲が広範で筋性防御がない，平熱であるなどの点で鑑別できる．小腸ことに回腸末端部に発症することが多い．

4. 診断・治療
薬物療法は確立していない．胃の場合はおもに内視鏡的虫体摘出が行われている．まず，生の魚介類の摂取の有無を詳しく聞くことが必要である．

1) 急性胃アニサキス症
胃内視鏡検査を行い，虫体を摘出する．内視鏡的検査では幼虫刺入部付近に浮腫，ビランを認める．半数近くの症例では胃壁の浮腫は広範に広がり腹壁からの超音波検査によってもこの浮腫による胃壁の肥厚をとらえることができる．時に大きな隆起として観察される浮腫性腫瘤はvanishing tumorと呼ばれる．緩和型では粘膜下腫瘍の隆起として観察される．また，血液を用いてAnisakis simplex larvaに対する特異的単クローン抗体を用いた血清免疫診断法で陽性となれば本疾患の感染が証明される．

2) 急性腸アニサキス症
急性腹症として開腹手術されることが多いが，症状が軽微な場合は鎮痛薬，ステロイド，抗アレルギー薬の投与などの保存的治療が奏功する．日時の経過とともに虫体は死亡，吸収され，ほぼ1週間で症状は消退する．

3) 合併症
アニサキス幼虫が胃壁および消化管壁を穿通すれば腹膜炎をきたす．緩和型では胃潰瘍の合併が多い．

5. 予後
アニサキス幼虫を内視鏡的に鉗子で摘出すれば症状は速やかに消失する．放置しておいても1週間程度で自覚症状は消失する．

6. 予防
アニサキス類幼虫は60℃で数秒，−20℃では数時

間で死滅するので，加熱調理するか冷凍保存後刺身にすることで予防できる．

問題の解説と解答

問題 1

上腹部痛が存在した場合，鑑別診断として胃潰瘍，急性胃炎，アニサキス症，膵炎，胆囊炎(胆石発作)，大腸炎，心筋梗塞，大動脈解離，逆流性食道炎があげられる．膵炎の症状として鈍痛，嘔気があり，類似の症状もあるが，発作当時アルコールの飲用がないこと，背部痛がないこと，血清アミラーゼが正常であることより考えにくい．胆石発作は通常Charcotの3徴(黄疸，右季肋部痛，発熱)を伴うことが多い．この場合，発熱もなく肝胆道系の酵素の上昇もないので胆石発作らしくはない．大腸憩室炎は発熱を伴うことが多く，通常，右または左の下腹部痛として出現することが多く，下痢を伴うことが多い．心筋梗塞であればWBC，CRP，AST，LDHの増加を伴うことが多く，ECGに特徴的な所見を認め，心不全症状も出現する．腹部超音波で大動脈に異常がないので大動脈解離とも異なる．逆流性食道炎についてはheart burnのような胃酸の逆流症状もないので考えにくい．これらのことにより鑑別診断として胃潰瘍，急性胃炎，アニサキス症，十二指腸潰瘍が残る．この場合のように，重要なポイントは烏賊の刺身を食べたことを問診することであり，それが分かれば胃アニサキス症と診断可能であると思われる．

問題 2

これについては腹部超音波を施行すると肥厚した胃壁が認められ，しかもその肥厚は腫瘍ではなく浮腫であることが判明する．その場合，診断として急性胃炎かアニサキス症があげられることになる．上部消化管内視鏡ではまず，胃壁の発赤，肥厚が認められ，しかも，注意深く観察すると虫体を発見できる．上部消化管造影でも胃粘膜の肥厚と虫体を発見できることがある．注腸とERCPについてはこの場合不必要である．

問題 3

基本的な診断方法として内視鏡を行い，虫体を発見し，摘出することである．PPIやH_2受容体拮抗剤はあまり効果がない．

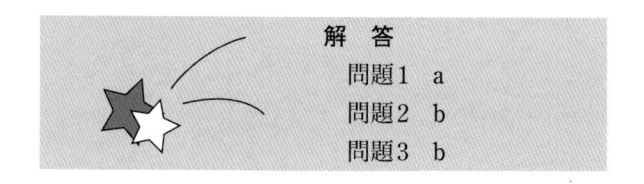

> **解 答**
> 問題1　a
> 問題2　b
> 問題3　b

レベルアップをめざす方へ

寄生虫が消化管疾患を生ずるものは表1(次頁)の通りである．しかし，胃に寄生するのはアニサキスのみであり，他は小腸上部がほとんどである．

表1 消化管に寄生する寄生虫症

寄生虫名	感染経路	中間宿主 第一	中間宿主 第二	寄生部位	主症状および病変	虫卵・虫体検出のための診断材料	人体内の幼虫の移行	治療
線 虫								
鉤 虫	経口（野菜など），経皮（水田・沼地）	(−)	(−)	小腸上部	貧血，消化器症状，皮膚炎	糞便（卵）	(+)	パモ酸ピランテ
糞線虫	主として経皮，自家感染もある	(−)	(−)	小腸上部	下痢，小腸のびらん・潰瘍	糞便（成虫）	(+)	サイアベンダゾール イベルメクチン
蟯 虫	経口（指先・寝具・衣類・塵埃など）	(−)	(−)	盲腸，肛門周囲に産卵	仮性虫垂炎，肛門の皮膚炎，神経障害	肛囲より虫卵	(−)	パモ酸ピランテ
回 虫	経口（野菜など）	(−)	(−)	小腸，胆管や虫垂に迷入	消化器症状，肺炎	糞便（卵）痰（幼虫）	(+)	パモ酸ピランテ
旋毛虫	経口（クマ肉・イノシシ肉・馬肉など）	ブタ，イヌ，クマ，ネコ，イノシシなど		小腸粘膜（成虫），筋肉（幼虫）	下痢，発熱，筋肉痛，心筋炎，浮腫	筋肉生検（幼虫）	(+)	コルチゾン，ACTH，メベンダゾール
アニサキス	経口（イカ・海産魚類）	オキアミ	イカ，サバ，タラ，ニシン	胃，結腸	蜂巣織炎，腫瘤，肉芽腫，胃痙攣，イレウス	摘出標本（成虫）	(+)	虫体摘出，対症療法，（化学療法は確立しない）
鞭 虫	経口（野菜など）	(−)	(−)	盲腸，結腸	軽い消化器症状	糞便（卵）	(−)	メベンダゾール
吸 虫								
横川吸虫	経口（淡水魚）	カワニナ	アユ，ウグイ，シラウオ	小腸上部	腸カタル性炎症	糞便（卵）	(−)	プラジカンテル
有害異形吸虫	経口（汽水産魚）	ヘナタリ	ボラ，メナダ，ハゼ					
条 虫								
広節裂頭条虫	経口（サケ，マス）	ケンミジンコ	サケ，マス	小腸上部	消化器障害，貧血	糞便（卵・片節）	(−)	プラジカンテル
大複殖門条虫	経口（イワシ類？）	海産の橈脚類	イワシ類？	小腸上部	消化器障害			
無鉤条虫	経口（牛肉）	ウシ		小腸上部	消化器障害	糞便（卵・片節）	(−)	プラジカンテル
有鉤条虫	経口（豚肉）	ブタ						ガストログラフィン法
小型条虫	経口（虫卵，擬嚢尾虫），自家感染	ネズミノミ，コクゾウムシ		小腸上部	消化器，栄養障害，貧血	糞便（卵・片節）	(−)	

● 文 献 ●

1) van Thiel PH, Kuipers FC, Roskam RTH：A nematode parasitic to herring, causing acute abdominal syndromes in man. Trop Geogr Med 2：97-113, 1960
2) 山口芳美, 高橋 寛, 藤田 力也：胃アニサキス症. 日本臨牀 24：61-463, 1999

[峯 徹哉]

疾患 2 胃に地図様のビランを認めた どうすればいいの？

問題編

症例呈示

症例
61歳 女性
主訴：特になし
家族歴：母親が乳癌
既往歴：45歳時子宮筋腫にて子宮全摘
現病歴：検診での消化管造影検査にて胃体部に異常を指摘され近医受診．上部消化管内視鏡検査にて胃に地図様のびらんを認め，精査加療目的にて当院紹介受診となった．
初診時現症：身長155cm，体重56kg，体温36.2℃，血圧122/76mmHg，脈拍62/分・整，意識清明，栄養良，表在リンパ節を触知せず，眼瞼結膜に貧血を認めず，眼球結膜に黄染を認めない．心音・呼吸音に異常なし，腹部理学所見に異常なし，神経学的所見に異常なし．

検査所見：検尿；蛋白（−），糖（−），ウロビリノーゲン（−），潜血（−）

検血：WBC 5700/ul, RBC 456×10,000/ul, Hb 13.8g/dl, plt 30.2×10,000/ul

生化学：T.P. 7.0g/dl, Alb 4.3g/dl, T.B. 0.6mg/dl, D.B. 0.1mg/dl, AST 14IU/l, ALT 12IU/L, LDH 338U/l, ALP 257IU/l, γGTP 22IU/l, amylase 121IU/l, BUN 13mg/dl, Cr 0.8mg/dl, UA 6.0mg/dl, Na 143mEq/l, K 4.2mEq/l, Cl 104mEq/l, T.chol 229mg/dl, CEA 1.2ng/ml, CA19-9 8U/ml, CA125 7U/ml

設問

問題1 上記内視鏡検査所見より，考えられる疾患はどれか．2つ選べ．
a. 早期胃癌
b. 胃MALTリンパ腫
c. 急性胃粘膜病変（AGML）
d. スキルス胃癌
e. 蛋白濾出性胃腸症

生検による病理組織学的検査にて，粘膜内にびまん性の中型lymphoid cell（CCL）の浸潤が認められ，Malignant lymphoma（low grade MALT type）と診断された．

問題2 引き続き行うべき検査としてまずおこなうべきものはどれか．3つ選べ．
a. 超音波内視鏡（EUS）

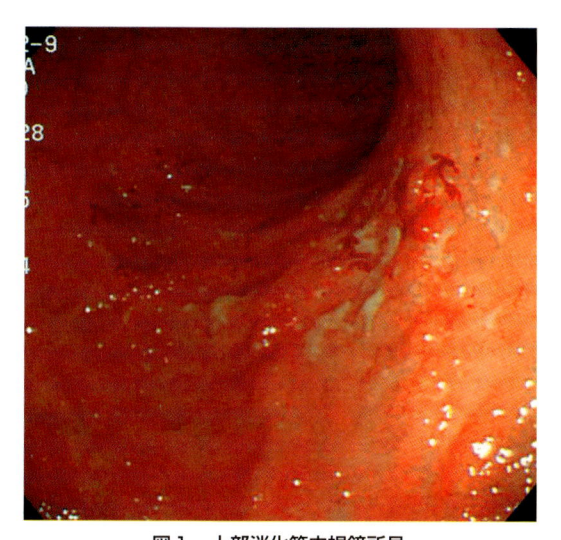

図1 上部消化管内視鏡所見
胃体中部大弯後壁寄りを中心に，粘膜の腫張，多発するびらん，顆粒小結節状の変化を認める．

b． 胸腹部CT検査
c． 頭部MRI検査
d． 腹部血管造影検査
e． 組織培養H. pylori検査

EUSでは病変の部位に一致して，第1層の軽度の不整と第2層の軽度の肥厚を認めるのみであった．他の検査にてもリンパ節腫大や他臓器に病変は認められなかった．H. pyloriは陽性であった．

問題3 まず最初に選択すべき治療法はどれか．
1つ選べ．
a． 胃全摘術
b． 胃部分切除
c． 化学療法
d． 放射線療法
e． H. pylori除菌療法

解説編

MALTリンパ腫

1．概　念

MALTリンパ腫は，粘膜関連リンパ組織 mucosa-associated lymphoid tissue (MALT) の marginal zone より発生した節外性リンパ腫と定義され，本来リンパ組織の存在しない胃などの臓器に後天的に形成されたリンパ組織から発生するB細胞性リンパ腫である[1]．

2．診　断

胃MALTリンパ腫の肉眼型は，表層型および隆起型の2群に大別され，さらに表層型の内視鏡所見は粘膜腫脹・浮腫，発赤・びらん，IIc様陥凹，潰瘍，敷石状粘膜，白斑など多彩である．したがって，リンパ球浸潤の強い胃炎や早期胃癌との鑑別が困難な場合も多く，病理組織診断が不可欠である[2]．

3．治　療

限局期胃MALTリンパ腫においてはH. pylori感染との関連が強く示唆され，H. pylori除菌による高い奏功率 (約70〜80) が報告されており，除菌療法を本疾患の第一選択とする考えが定着しつつある[3]．ただし，除菌無効例，H. pylori陰性例あるいは進行期の症例に対しては，手術療法や化学療法，近年では放射線療法が行われている．

4．予　後

MALTリンパ腫の疾患特異的10年生存率はおよそ90％と報告されている[4]．

問題の解説と解答

問題 1

びらんや浅い潰瘍を含む粗造局面が胃MALTリンパ腫を考えさせるが，早期胃癌との鑑別が困難な場合も多く，生検による確定診断が必要である．

問題 2

重要なのは正確なステージングであり，全身検索をおこなう．H. pylori感染の検索は勿論必要である．

問題 3

胃MALTリンパ腫においてはH. pylori除菌による高い奏功率 (約70〜80) が報告されており，まずは除菌療法を試みるべきである．

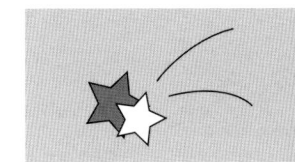

解　答
問題1：aとb
問題2：aとbとe
問題3：e

●文　献●
1) Isaacson PG, Wright DH：Malignant lymphoma of mucosa associated lymphoid tissue. Cancer 52：1410-1416, 1983
2) 小田一郎, 小野裕之, 斎藤大三ほか：胃MALT lymphomaミHelicobacter pylori除菌で効果が期待できる内視鏡像の特徴. 消化器内視鏡13：797-804, 2001
3) 斎藤大三：胃MALTリンパ腫ミHelicobacter pylori除菌後の意義と留意点. 日本リンパ網内系学会誌 37：265-275, 1997
4) de Jong D, et al.：Histological grading with clinical relevance in gastric MALT lymphoma. Recent Results Cancer Res 156：27-32, 2000

[滝沢　耕平／小田　一郎／斎藤　大三]

疾患 3 胸がつかえる── 私は食道癌でしょうか？

「胸がつかえる」との主訴のあるときは，まず食道癌を念頭に置く必要があることは確かであるが，他の食道疾患や食道周囲の臓器の病変によっても「胸のつかえ感」は生じるものがある．たとえば，狭心症や心筋梗塞でも胸がつかえる感じがおこることもある．また，つかえ感は心因性や精神的要因によってもおこりやすいので，これらを十分に検討する必要がある．

胸部つかえ感の原因として
①食道および噴門部の狭窄・閉塞
②食道運動異常
③食道外からの圧迫

があり（表1），これらの鑑別診断や検査方針の決定に問診が重要である．

表1 食道つかえ感の原因

1. 狭窄および閉塞
食道癌，逆流性食道炎（GERD），腐食性食道炎，食道潰瘍，食道憩室，食道異物．食道web，Schatzki輪など

2. 神経性および筋性疾患
アカラシア，全身性進行性硬化症（PSS，強皮症），diffuse esophageal spasmなど

3. 心因性
ヒステリー球（咽喉頭食道神経症），癌恐怖症など

● 問診上の注意事項

1）「胸がつかえる」という症状が主として頭側よりか胃側よりかを明らかにする必要がある．咽頭性の症状をつかえると訴えることもある．咽頭や喉頭の疾患のこともあり得るので，耳鼻科受診を行うこと．

2）合併症状の有無に注意

（1）嚥下痛や発熱があればヘルペス食道炎などの炎症性疾患を考える．もちろん嚥下痛は食道癌などでも生じる．

（2）嗄声などがあれば反回神経が障害されていることもあり，縦隔腫瘍やリンパ節転移などによる反回神経の圧迫と食道への圧迫，狭窄を考える必要がある．

3）発症は徐々におこったか突然起こったか．突然おこる場合は食道異物であることが多いが，食道癌でもある日突然つかえる感じをおぼえることもある．

4）食道癌や食道外腫瘍による圧迫の場合には徐々に狭窄がすすむのであるが，患者自身がつかえ感を意識せずにおかゆにしてゆくこともあり，この場合はつかえなくなったと感じて，つかえ感はないと言うこともあるので食事内容にも注意が必要である．

5）つかえる感じはどのような場合に生じるか．固形物がつかえず，水などの流動物がつかえる場合はアカラシアや強皮症などの機能的障害に多い．一方，流動物より固形物がつかえている場合は食道癌などの器質的病変が考えられる．

6）つかえる日もあるがつかえない日もあるなどの場合は心因性のものが考えられる．

7）逆流性食道炎をふくむ GERD（Gastro-esophageal reflux disease）の場合にもつかえ感を訴えて来院することがある．この場合は，「むねやけはありますか」と質問しても患者が十分に理解できていないために「ない」と答えることがあるので，「みぞおち付近から口側にやけるようなチリチリする症状はないか」と質問することが大切である．GERD症例では咽頭まで逆流して咽頭炎や喉頭炎を生じていることが耳鼻科領域では指摘されているので，胃液の逆流やこれらの症状についても質問する．

近年，つかえ感や胸やけなどのGERD症状がある場合にはPPI（proton pump inhibitor）を full dose 投与することで，これらの症状が軽減ないし消失すればGERDと診断するというPPIテストが用いられている．簡便で良い診断法であるが，GERD症状と食道癌の症状は重複したものであるので，必ず内視鏡検査を行って食道癌や噴門部癌などの胃癌を否定しておく必要がある．

胃潰瘍や十二指腸潰瘍でもつかえ感を生じることがある．特に幽門に近い胃潰瘍や十二指腸潰瘍では狭窄がおこり，それが誘因となってGERDを生じることもあり，さらにつかえ感が増大することもある．

検　　査

1．X線造影検査
バリウムを口にふくませ嚥下してもらう．バリウムが口から下咽頭を経て食道を下りてゆく様子を透視で追いかけることにより狭窄，腫瘍，運動機能障害などを見出すことができる．

2．内視鏡検査
まず食道癌は鑑別しなければならないが，粘膜下層以下に浸潤した食道癌はX線造影検査でも発見しやすいのに対して，粘膜内にとどまる表在癌はX線造影検査では指摘が困難な場合も多い．さらに食道炎特に逆流性食道炎の鑑別やgrade分類をも考えると内視鏡検査を行うべきである．つかえ感のある患者は必ずヨード染色（ルゴール液からグリセリンを除いた液を散布する）にて不染域のないことを確認しておく必要がある．1cmを越えるヨード不染域は生検する．通常の食道上皮にはグリコーゲンが含まれているため，ヨードにて茶褐色～黒褐色に染色されるが，癌細胞にはグリコーゲンがふくまれていないためヨード染色されず，不染域となる．ヨード染色は切除範囲や放射線照射範囲を決めるためにも不可欠な検査である．

噴門部癌やバレット腺癌でもつかえ感が生じるので噴門部領域を特に注意して観察することが大切である．噴門部癌は見落とされることも多い．つかえ感を生じる食道悪性腫瘍は扁平上皮癌やバレット腺癌ばかりでなく，少数であるがバレット以外の食道腺癌や悪性黒色腫，悪性リンパ腫などもある．

3．CT scan，MRI
食道癌や食道肉腫，食道外病変による圧排は胸部X線検査でもわかることがあるが，CTやMRIが有用である．

まとめ

食道つかえ感だけで食道癌とはいえないが，食道癌の場合予後に大きく関わるので，すばやく診断にもってゆくことが必要である．

［星原　芳雄］

疾患 4 前胸部痛—心臓も消化器内視鏡も異常ないと言われた どうすればいい？

問題編

● 症例呈示

症例
57歳 男性
主　訴：胸痛
個人歴：特記事項なし
家族歴：特記事項なし
既往歴：特記事項なし
現病歴：2003年8月頃より胸部不快感が出現．日中，特に食後に増強し，かつ持続する痛みを感じていた．最近になり就寝時にも感じるようになったため来院した．
初診時現症：身長165 cm，体重62 kg，体温36.4℃，血圧132／82 mmHg，脈拍72回/分，整，意識清明，表在リンパ節触知せず，眼瞼結膜貧血なし，眼球結膜黄染なし，心音，呼吸音異常なし，腹部平坦，軟，圧痛なし，四肢浮腫なし，神経学所見異常なし，胸痛は30分以上持続する．
検査所見
末梢血：WBC 5400／μl，RBC 450万／μl，Hb 13.5／dl，Ht 41.0%，Plt 18.7万／μl
生化学：AST 33 IU／l，ALT 29 IU／l，LDH 216 IU／l，ALP 112 IU／l，γ-GTP 38 IU／l，TP 7.2 g／dl，Alb 4.2 g／dl，T-Bil 0.7 mg／dl，amylase 72 IU／l，BUN 16.2 mg／dl，Cr 0.82 mg／dl，UA 5.2 mg／dl，Na 138 mEq／l，K 4.3 mEq／l，Cl 100 mEq／l，FBS 89 mg／dl，T-chol 200 mg／dl，TG 115 mg／dl，CPK 32 IU／l，CRP（－）
心電図：異常認めず
胸部単純レントゲン：異常認めず

● 設問

問題1　鑑別診断として考えられるものは？
a. 異型狭心症
b. 肺塞栓症
c. 心膜炎
d. 逆流性食道炎
e. 解離性大動脈瘤

問題2　更なる鑑別診断に必要な検査は？
（1）ホルター心電図
（2）トレッドミル
（3）胸部CT
（4）肺シンチグラム
（5）上部消化管内視鏡
a.（1），（2），（3）　b.（1），（2），（5）　c.（1），（4），（5）
d.（2），（3），（5）　e.（3），（4），（5）

問題3　本症の治療薬について適切なものはどれか
a. 硝酸薬
b. プロトンポンプ阻害剤
c. 抗生物質
d. ヘパリン
e. カルシウム拮抗剤

● 問題の解説と解答

問題1
　胸痛を訴えてきた症例では心臓性か非心臓性か鑑別するのが先決である．十分な問診を行う．症状（痛みの特徴，時間，どういう時に発症するか，胸痛時の随

伴症状など)を聞く．外来ではすぐに(1)バイタル，サチュエーションの確認，(2)心電図，(3)採血，(4)胸部レントゲンをオーダーする．

虚血性心疾患であれば心電図の異常，血液検査上，WBC，CPK，GOT，LDH，ESRの上昇が認められる．場合によってはトロポニンTを確認する．状態が安定していればホルター心電図，トレッドミルなどを行う．肺塞栓症では胸膜痛や心筋梗塞様の疼痛を訴える．また呼吸困難の症状や心不全の既往，心電図で右脚ブロック，右軸偏移の一過性の出現，胸部レントゲンでの三角形の陰影が認められる．心膜炎では心膜摩擦音，先行感染，心電図の異常が認められる．解離性大動脈瘤であれば血圧の左右差，心電図の異常，胸部レントゲンで縦隔陰影の拡大が認められる．

問題 2

心臓性，非心臓性がはっきりとわからない場合は更なる心臓の検査(ホルター心電図，トレッドミル，心エコー)と上部消化管内視鏡を行う．

問題 3

上部消化管内視鏡での所見が無くても，内視鏡陰性GERDとしてむかつき感，胸やけ，胸痛の症状がある場合は症状の改善を考える．現在，胃・食道逆流症での第一選択薬はプロトンポンプ阻害剤(PPI)が使用される．

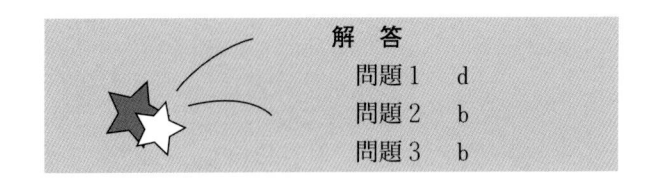

解　答	
問題1	d
問題2	b
問題3	b

解　説　編

胃食道逆流症(gastroesophageal reflux disease：GERD)と胸痛

1．概　念

逆流性食道炎は生活習慣の欧米化，高齢者人口の増加，など様々な要因により近年増加傾向にある．GERDの症状としては定型的症状といわれる胸やけや呑酸が主である．これらの症状は単に酸の食道内への逆流によって内視鏡的に認められる潰瘍・びらんを生ずるものだけではなく，内視鏡的に所見を認めないEN-GERD(endoscopy negative GERD)にも注意を払わなければならない．以前言われていたNUD(non-ulcer dyspepsia)のサブタイプである胃食道逆流型(reflux-like type)の病態を含めた，消化管運動異常を中心とした機能性疾患としての認識も重要となる．

2．臨床症状

GERDは定型的症状といわれる胸やけ，呑酸の他に，非定型的症状として，胸痛，嗄声，咳嗽，喘息様症状，咽頭違和感，耳痛など様々な症状を呈する．そのためGERDは消化器科だけではなく，循環器内科，呼吸器内科，耳鼻咽喉科，整形外科など多くの科にわたり，鑑別すべき疾患の一つとしてあげられる．

3．鑑別診断

本稿のテーマである胸痛とGERDについて述べる．胸痛は心臓性胸痛と非心臓性胸痛に分類される．まずは致死性の高い虚血性心疾患を除外することが先決である．明らかな異常を認めない原因不明の慢性的な胸痛を非心臓性胸痛(non-cardiac chest pain；NCCP)と呼んでいる．心臓性の胸痛が否定できたのなら，次に非心臓性胸痛の鑑別であるが，非心臓性胸痛は消化器疾患をはじめ，呼吸器疾患，胸部筋，骨格疾患などに起因する．GERDの患者で胸痛を訴える頻度は約10％[1]，また心臓性胸痛患者で胸やけ，呑酸などGERD症状を訴える頻度は約50％と言われており鑑別が困難である[2]．虚血性心疾患と食道由来の胸痛の診断フローチャート(図1)を示す．

虚血性心疾患との鑑別は，(1)問診(発症の状況，症状など)(表1)，(2)血液検査，(3)心疾患検査(ホルター心電図，トレッドミルなど)，(4)上部消化管内視鏡，(5)心臓カテーテル検査，(6)24時間pHモニタリングなどで行う．心疾患検査，上部消化管内視鏡で明らかな異常が認められなかった場合PPI(プロトンポンプ阻害剤)テストを行う．PPIテストは侵襲が低く，感度も高いため[3]，酸関連疾患であるかどうかの判定には非常に有効であると言われている．PPIテストとはまず1〜2週間以上のPPI　full doseの投与を行う．PPIの投与が有効であれば，酸逆流が原因のEN-GERDであると考えられる．しかしPPIの投与が

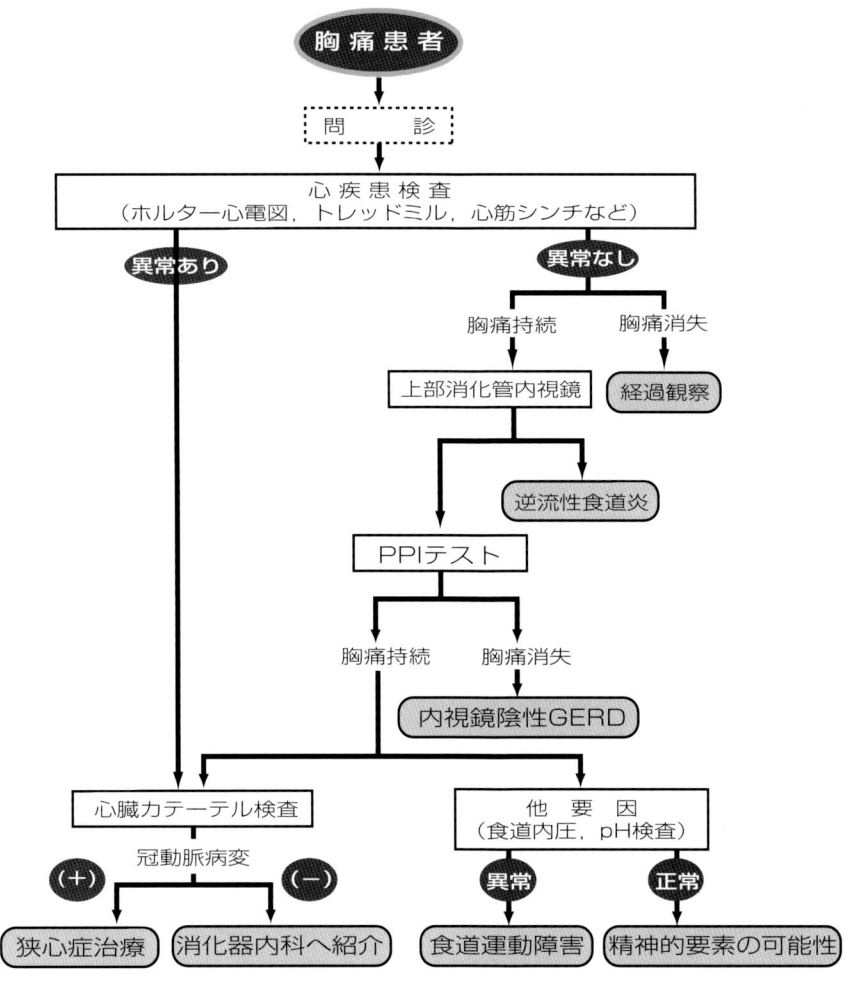

図1 虚血性心疾患と食道由来の胸痛の診断フローチャート

表1 虚血性心疾患と食道性の胸痛の特徴

	虚血性心疾患	食道性の胸痛
痛みの特徴	圧迫感，絞扼感	前胸部痛
随伴症状	冷汗，虚脱感，放散痛	胸やけ等の酸逆流症状
痛みの持続時間	狭心症は1〜2分 心筋梗塞は数十分	数分以上持続
体位・姿勢	体位によって変動しない	体位によって変動 前屈みの姿勢で増悪
その他	硝酸剤が有効	食後に起こりやすい 飲水で軽減

表2 逆流性食道炎における一般的注意

食　　事	過食，高脂肪食，高カロリー食，香辛料，甘い物
嗜好品	コーヒー，緑茶，チョコレート，タバコ，アルコール
体　　重	肥満
衣　　服	ベルト，帯，コルセット，ガードル
体　　位	前屈位
姿　　勢	前屈みの作業，重い物を持ち上げる，怒責を伴うもの，食後すぐの仰臥位
内服薬	抗コリン薬，テオフリン，プロゲステロン，プロスタグランジン，ドパミン，β-アドレナリン刺激薬，α-アドレナリン拮抗薬，ジアゼパム，モルヒネ

有効でない場合は消化管運動障害や精神的な要素も考慮した検査，治療を行わなければならない．

4．治　　療

GERDの治療は，食道への胃内容物の逆流を防止することと胃酸など粘膜障害，粘膜刺激を与える物質の失活にある．主な攻撃因子は胃酸であるため何よりもまず胃酸のコントロールが極めて重要である．それと同時に逆流機序の主な原因でもある一過性LES弛緩（transient LES relaxations；TLESR）をコントロールすることも重要である．

GERDの治療目標は短期的には自覚症状の消失と食道炎の治癒である．胸やけや胸痛などの症状はQOLを著しく低下させるため早急に改善させる必要がある．中期的には再発，再燃の予防が重要となる．治療の中止により再発，再燃が高頻度に認められ，特

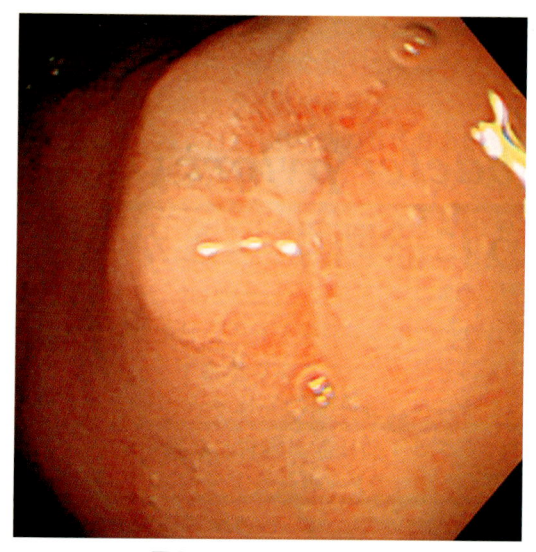

図3 10/25の内視鏡像.

設問

問題1 今回の出血性胃潰瘍の直接的原因として考えやすいのはどれか（複数解答）．
a. *H. pylori* 感染．
b. アスピリンの内服．
c. 心身的ストレス．
d. アルコール飲酒．
e. 喫煙．

問題2 この症例では，退院後外来にて *H. pylori* の除菌を行った．非侵襲的検査法に含まれるのはどれか（複数解答）．
a. 迅速ウレアーゼ試験．
b. 培養法．
c. 尿素呼気試験．
d. 抗体測定法．
e. 鏡検法．

問題3 この症例の場合，潰瘍の治療として用いられるのはどれか（複数解答）．
a. *H. pylori* 除菌療法．
b. ヒスタミンH2受容体阻害剤による維持療法．
c. アスピリン製剤．
d. プロスタグランジン製剤．
e. 精神安定剤．

問題の解説と解答

問題 1

潰瘍の発生の原因としては，古典的に攻撃因子と防御因子のバランスの破綻によるものと言われている．このうち攻撃因子としてやはり胃酸が最も重要である．胃酸分泌をおさえる事により潰瘍のほとんどが治癒するのもそれを裏付けている．この胃酸の他に重要な潰瘍発症因子と考えられているのが *H. pylori* 感染とNSAIDsの内服である．

H. pylori 感染は胃粘膜の防御機構を認め潰瘍の再発因子あるいは難治化因子として知られている．本例は本菌の感染が尿素呼気試験より認められており，本例の潰瘍発症の原因のひとつと考えられる．その他，本例は狭心症の治療薬として非ステロイド抗炎症薬（NSAIDs）の，アスピリンを内服していた．主なNSAIDsの潰瘍発症機序としては胃粘膜プロスタグランジン（PG）の合成酵素であるシクロオキシゲナーゼを阻害し，内因性のPGを減少させることにある．PGは，胃内において細胞保護作用や胃酸分泌抑制作用および粘液分泌促進作用など多彩な作用を示し胃粘膜の恒常性の維持について中心的な役割を果たしている．すなわち，NSAIDsによる内因性PGの減少により胃粘膜は脆弱化し，胃酸などの攻撃因子に対する感受性が亢進し，胃粘膜傷害が発生するとされる[4]．設問のその他の項目は，臨床経過から否定的である．

問題 2

非侵襲的診断法とは内視鏡を用いない検査法である．すなわち，胃生検材料を用いる迅速ウレアーゼ試験，培養法および鏡検法は該当しない．*H. pylori* の有するウレアーゼ活性を利用した尿素呼気試験や *H. pylori* 抗体を測定する抗体法が該当する．

問題 3

胃潰瘍診療ガイドラインによれば，本例のような出血性胃潰瘍の場合，まず内視鏡的治療を行う．止血確認後，PPIによる酸分泌の抑制と本例の場合はNSAIDsの関与も考えられる事からプロスタグランジン製剤も加える．潰瘍の治癒期に入れば，*H. pylori* の除菌療法を行う．除菌の適応でなければH2受容体拮抗剤による維持療法を行う．cのアスピリン製剤は禁忌であり，また本例の場合，精神安定剤は不要である．

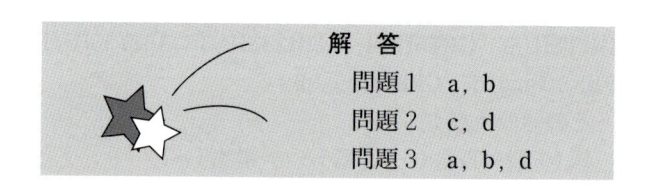

解 答
問題1　a, b
問題2　c, d
問題3　a, b, d

解　説　編

はじめに

　最近，Helicobacter pylori（H.pylori）と様々な疾患との関連性が示唆されており，注目を集めている．特に，胃十二指腸潰瘍においては，その関与が決定的とされ，H.pyloriの除菌が成功することで潰瘍再発が高率に抑制される．その他にも，表1に示すとおり2003年日本ヘリコバクター学会から発表された，「H.pylori感染の診断と治療のガイドライン改訂版」において除菌適応疾患が示されている[1]．その中には，いまだ検討段階ではあるが消化管以外の疾患も含まれており，今後のさらなる検討が期待される．このように，H.pyloriの除菌療法は胃十二指腸潰瘍のみならず大きくその適応が拡がろうとしている．

表1　H.pyloriの感染の診断と治療のガイドライン改訂版（日本ヘリコバクター学会）で推奨される除菌の疾患

(A) Hp除菌治療が勧められる疾患
胃十二指腸潰瘍，胃MALTリンパ腫

(B) Hp除菌治療が望ましい疾患
早期胃癌に対する内視鏡的粘膜切除術（EMR） 胃萎縮性胃炎胃過形成性ポリープ

(C) Hp除菌治療の意義が検討されている疾患
Non-ulcer-dyspepsia（NUD） Gastro-Esophageal-Reflux Disease（GERD） 消化管以外の疾患 　特発性血小板減少性紫斑病，鉄欠乏性貧血， 　慢性蕁麻疹，レイノー現象，虚血性心疾患，偏頭痛， 　ギランバレー症候群

感染経路について

　H.pyloriの感染率は先進国で低く，発展途上国で高いとされている．すなわち，本菌の感染は衛生状態の悪い国々で高頻度に起こると考えられている．本邦におけるH.pyloriの感染状況としては，本菌の感染は5歳以下の小児期に起こり，その後持続することから，第二次大戦後の下水道の整備された良好な環境下で成育した者では，感染率が低く（特に20歳台では約25％），戦前および戦中，戦後期に出生した者ではその感染率が高い（40歳以上では70％以上と報告されている）．感染経路としては，糞—口および口—口感染が考えられている．衛生環境が良好な本邦においては家族内感染によるものが多い[2]．

感染診断について

　H.pyloriの感染診断としては様々なものがあり，大別すると表2に示すとおり内視鏡検査を施行して，胃粘膜組織を採取する侵襲性のものと内視鏡検査を必要としない非侵襲性のものがある．これらの検査を組み合わせて用いることで診断能が上昇するとされる．しかし保険診療上，施行可能な検査は1種類のみである．したがって，それぞれの長所，短所をよく理解した上で検査法を選択する必要がある．

表2　H.pyloriの診断法
内視鏡下に行う侵襲的な検査法と内視鏡を用いない非侵襲的な検査法

侵襲的診断法	迅速ウレアーゼ試験，組織鏡検法，培養法
非侵襲的診断法	尿素呼気試験，抗Hp抗体測定，便中Hp抗原測定

以下に，それぞれの検査法について概説する[3]．

1．侵襲的診断法

1）迅速ウレアーゼ試験（Rapid urease test:RUT）

　H.pyloriの持つ強力なウレアーゼ活性を利用して，間接的に胃生検組織中のH.pyloriの存在を証明する方法である．迅速性に優れ，簡便で精度は高いが，培養法や組織鏡検法と異なり，検査結果を保存できないという欠点がある．検査試薬に尿素とpH指示薬が含まれており，そこに胃生検材料を入れる．H.pyloriの有するウレアーゼにより，尿素から産生されるアンモニアが培地のpHを上昇させ色調が変化することで感染を確認する．

2）鏡　検　法

　本法は結果の保存性が高く，H.pyloriの存在の他に組織診断もあわせてできる長所がある．H.pyloriの検出については，その感染による胃粘膜の変化（上皮細胞の傷害，慢性炎症を背景とした好中球浸潤）も参考にする．
　菌量が少ない際には，診断が困難であり，感染を確実に診断するには特殊染色（ギムザ染色など）を行う．

3）培　養　法

　H.pyloriの唯一の直接証明法である．本法は判定ま

でに時間を要し、また条件によって精度が大きく異なるのが欠点となる。ただし、特異性に優れ、菌株の保存が可能で、菌のタイピングや抗菌薬の感受性検査も可能である。

2. 非侵襲的診断法
1) 尿素呼気試験 (urea breath test: UBT)
^{13}Cで標識した尿素を経口投与する。胃内に H.pylori が存在すると、その産生するウレアーゼにより標識尿素が標識二酸化炭素とアンモニアに分解される。この標識二酸化炭素が消化管から血液を介してすみやかに呼気中に排出される。この呼気中の^{13}Cの増加率を測定することにより、H.pylori 感染の有無を診断する。

2) 抗 H.pylori 抗体測定法
H.pylori の感染により胃粘膜局所に強力な免疫反応が惹起され抗体が産生される。本法はこの抗体を測定することにより感染を診断する方法である。分離血清を用いることが一般的であるが、尿や唾液でも測定可能である。

3) 便中 H.pylori 抗原測定法
測定原理は、糞便希釈液を抗 H.pylori 抗体が固定してあるマイクロプレートのウェルに滴下、続いて酵素標識抗体を滴下し、さらにこの抗体-抗原-酵素標識抗体複合物に基質液を加え、発色させ判定するものである。本法は H.pylori 抗原を直接測定するため、除菌後すみやかに陰性化し、除菌判定にも使用可能と考えられている。

3. H.pylori 除菌療法について
1) 除菌の適応疾患
前述の日本ヘリコバクター学会のガイドラインにおいて表1の (A) (B) ランクの疾患が適応疾患として挙げられている。

2) 治療法の実際
現在、保険で認可されているのは、プロトンポンプ阻害剤 (PPI)、アモキシシリン (AMPC) およびクラリスロマイシン (CAM) を使用する3剤併用療法である。1週間内服し、除菌率は80-90％と報告されている。副作用については、約20～30％の割合で出現する (表3)。しかし、通常一過性に消失することが多く、重度の出血性大腸炎などを除いて除菌が中止となることは少ない。

一次除菌不成功例の二次除菌療法について保険上は、一次除菌で用いた治療薬を用いることとなっている。しかし、除菌不成功例ではCAM耐性菌が高率に出現することから、通常はCAMをメトロニダゾール (MNZ) へ変更して二次除菌を行う治療が日本ヘリコバクター学会より推奨されている。本レジメによると、除菌率は約90％と報告されている。

表3 H.pylori の除菌療法の施行時の副作用（杏林大学第3内科）

症状	症例数 (96例)
胸焼け	2
腹痛	1
頭痛	1
口内炎	1
味覚障害	2
薬疹	2
下痢	4
血便	2
総数	17/96

レベルアップをめざす方へ

H.pylori と関連疾患
H.pylori は様々な疾患と関連しているとされる。消化性潰瘍以外では、特に胃MALTリンパ腫と胃癌が挙げられる。前者は、H.pylori 陽性低悪性度胃MALTリンパ腫の60～70％でその除菌によって、病理組織と内視鏡所見の改善が認められるとされ、H.pylori 感染のガイドライン1) において H.pylori 除菌治療が勧められる疾患とされた。しかし、一部に除菌後に増悪する症例もありさらなる検討が待たれる。

後者については、H.pylori 陽性者のうち約0.2％に発生するとされ、やはり関連が予想される。ガイドラインにおいては、早期胃癌に対する内視鏡的粘膜切除後胃で発癌に対して抑制効果があるとされ、現在検討中である。その他、現在検討中のものとしては表1のような疾患が挙げられる。

●文　　献●

1) 日本ヘリコバクター学会ガイドライン作成委員会：Helicobacter pylori感染の診断と治療のガイドライン　2003年改訂版. 日本ヘリコバクター学会誌7(3)：51-63, 2003
2) 神谷　茂, 田口晴彦：どこから感染　するのか-疫学・感染経路. 新ヘリコバクター・ピロリとその除菌法, 寺野彰, 高橋信一編, 16-22, 南江堂, 東京, 2003
3) 今瀬教人, 田中昭文, 高橋信一：Helicobacter pylori除菌をめざして. 臨床消化器内科16：655-662, 2001
4) 渡辺俊雄, 樋口和秀, 富永和作, 他：*H.pylori*時代の消化性潰瘍学, プロスタグランジン(PG)生成系への影響. 日本臨牀(60巻増刊)2：190-194, 2002

［今瀬　教人／高橋　信一］

疾患 6 胃体部に小さなポリープが多数見つかったがどうすればいい？

問題編

症例呈示

症例
51歳　女性

主　訴：上部消化管造影検査にて，異常を指摘された．

既往歴・家族歴：特記すべきことなし

現病歴：生来健康であった．市民健康診断を受けた際，上部消化管造影検査で胃体部から穹隆部にかけて多数の小半球状の陰影欠損を指摘されたため，当院紹介となった．

初診時現症：血圧，脈拍，意識清明，栄養良，表在リンパ節触知せず，眼瞼結膜　貧血なし，眼瞼結膜黄染なし，心音・呼吸音　異常なし，腹部　平坦・軟，圧痛（－），反跳痛（－），腫瘤　触知せず，肝臓・脾臓・腎臓　触知せず，四肢　浮腫（－），神経学的所見異常なし，皮膚・知覚　異常なし．

検査所見：

検　血：WBC 6100/μl，RBC 440万，HB 13.4 g/dl，HT 41.1％，Plt 23.6万/dl

生化学：TP 7.0 g/dl，Alb 4.1 g/dl，Na 141 mEq/l，K 3.6 mEq/l，Cl 103 mEq/dl，BUN 15 mg/dl，Cr 0.6 mg/dl，T.Bil 0.8 mg/dl，D. Bil 0.2 mg/dl，AST 25 IU/L，ALT 21 IU/L，ALP 146 IU/L，G-GTP 19 IU/L，LAP 44 IU/L，AMY 101 IU/L，LDH 334 IU/L，T.Cho 220 mg/dl，TG 160 mg/dl，BS 96 mg/dl

設問

問題1　上部消化管内視鏡検査時の画像を示す（図1，2）．もっとも適切な診断はどれか．

a. 早期胃癌0-IIa型
b. 過形成性ポリープ
c. 胃底腺ポリープ
d. Peutz-Jeghers症候群
e. Cronkhite-Canada症候群

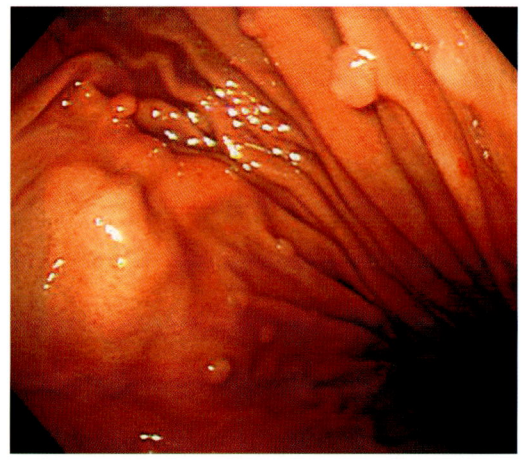

図　1

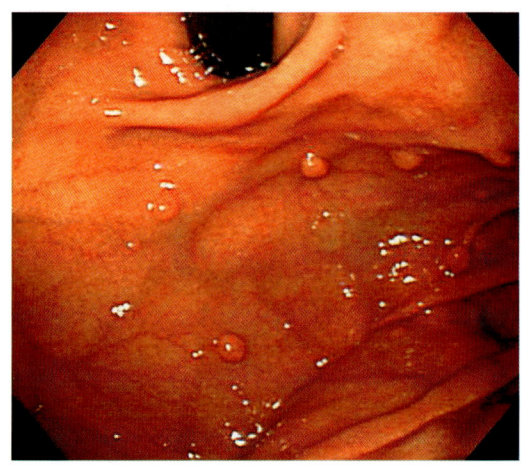

図　2

問題2 もっとも適切な治療方針はどれか.
 a. 無治療
 b. *H. pylori* 除菌療法
 c. COX-2選択的阻害薬
 d. 内視鏡的ポリペクトミー
 e. 開腹手術

解 説 編

● 胃底腺ポリープ

1. 概 念
胃底腺ポリープは,組織学的には胃底腺性の過形成性ポリープであり,広義の意味では過形成性ポリープに属する.しかし,過形成性ポリープの名称は,腺窩上皮性,幽門腺性の狭義に用いられることが一般的で,胃底腺ポリープと区別される.背景胃粘膜や癌化率などが異なるため,分けて考える方が妥当性が高いからである.

2. 臨床症状
ほとんどが無症状で経過し,健診やスクリーニングで行われた上部消化管造影や内視鏡検査で偶然発見されることが多い.

3. 診断・治療
形態は山田II～III型の色調変化のない数mmまで(2～6mm程度)のポリープで,ほとんどの場合多発する.内視鏡で近接すると表面に凹凸がみられ,顕著なものではpolyp on polyp構造を示す[1].また,*Helicobacter pylori*感染がなく,萎縮のない胃底腺粘膜を背景としている.これらの特徴を認識していれば,内視鏡検査による観察だけで確定診断は容易である.

積極的な治療は必要とせず,基本的に放置することが可能な病変である.胃底腺ポリープ内に癌が存在する可能性はないし,背景粘膜における癌の併存はきわめてまれである.しかし,多発している病変の中に偶然,隆起型の早期癌がまぎれて存在する場合もあるので,すべての隆起が胃底腺ポリープであると決めつけずに,慎重に観察するよう努める.

4. 予 後
きわめて良好である.

5. インフォームド・コンセント
胃底腺ポリープは癌化しないので,診断が正しければ,この疾患自体は放置してよい.診断の確かさは,内視鏡検査で診断されたのであればほぼ確かだが,多発するポリープに目を奪われて,前癌病変や早期胃癌が見落とされることもあるので,癌年齢になるか達している人は,胃癌検診として,定期的に検査を受けるように勧める.しかし,背景胃粘膜に胃癌が発生するリスクは,通常に比べてきわめて少ない.

● 問題の解説と解答

問題 1
胃に多発性ポリープがある場合,考えられる疾患としては,過形成性ポリープと胃底腺ポリープがある.また,消化管ポリポーシスの部分症として,Peutz-Jeghers症候群,Cronkhite-Canada症候群,家族性大腸腺腫症,Blue rubber bleb nevus症候群,Cowden症候群などが考えられる.胃腺腫が多発して認められる場合もありうる.また,早期胃癌IIa集族型も鑑別が必要である.炎症性変化が多発性ポリープ様に見えるものとして,びらん性胃炎,疣状胃炎がある.それぞれ,以下の特徴により鑑別できるが,ここで提示した内視鏡写真は鑑別診断を要せず,胃底腺ポリープと診断されなければならない.

1)過形成性ポリープ
腺窩上皮または幽門腺の過形成による.半球状ないし球状で表面の発赤が強く,分葉状を呈する場合もある.形態は山田II,III,IV型をとる.びらんのために白苔が付着していることもある.組織学的には間質の浮腫,炎症細胞浸潤が著明で,嚢胞状に拡張した腺管が目立つ.3%程度に胃癌が含まれる.H. pylori感染例が多く,除菌療法でポリープの消失を見ることがある.

2) Peutz-Jeghers症候群
消化管ポリポーシス,皮膚・粘膜の色素斑,遺伝性

(常染色体優性)を3主徴とする症候群である．大腸や小腸にもポリープは発生するが，その数は20〜50個程度であり，散在性に発生することが多い．有茎性から無茎性まで様々な形態を呈するが，表面は分葉して粗大顆粒様である．

3）Cronkhite-Canada症候群

消化管ポリポーシスの一つで，中年以降に発症し，遺伝性はなく，家族内発症は見られない．脱毛，爪の萎縮，皮膚の色素沈着，味覚異常などの症候を特徴とする．胃から大腸まで多数の発赤するポリープが密在し，粘膜は浮腫状を呈する．ポリープ表面から蛋白を漏出するため，低蛋白・低アルブミン血症を呈する．

4）胃腺腫

萎縮性胃炎粘膜を背景に発生することが多く，扁平広基性でイモムシ状の退色調隆起が特徴である．IIa型早期胃癌との鑑別が重要となる．2 cmを越えるものは少ない．通常，単発で認めることが多い．多発する場合でも3個以上認めることはまれである．内視鏡的粘膜切除術の適応となる．

5）早期胃癌IIa集族型

1つ1つはIIaの特徴を備えており，退色調の山田II型の表面やや不整な小隆起が密集して，ある一定の領域に集簇する．

5）びらん性胃炎

幽門腺領域に好発し，中央部に点状の白苔か発赤を伴う陥凹を有する．発赤調半球状の低い隆起が散在性に多発して見られる．隆起の本態は炎症による浮腫である．

6）疣状胃炎

たこいぼ胃炎とも呼ばれ，頂部に陥凹を有するたこの疣状の隆起が散在性に多発して見られる．隆起自体は色調変化はない．びらん性胃炎が慢性化した終末像ともいわれる．

問題 2

胃底腺ポリープは放置して良い．H. pylori除菌療法は過形成性ポリープを消失させるという報告があるが，保険適応外である．COX-2選択的阻害薬は，家族性大腸腺腫症のポリープ縮小・消失効果が報告されているので，ケモプリベンションとしての可能性が示されているが，これも保険適応はない．内視鏡的ポリペクトミーは，癌が疑われる場合，癌化の可能性が高い場合，出血しているか，そのリスクが高い場合に適応となる．したがって，胃底腺ポリープはポリペクトミーの適応外である．

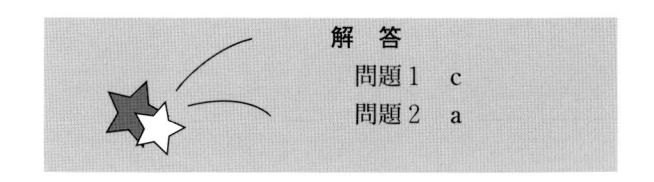

解　答
問題1　c
問題2　a

●文　献●
1) 武知桂史, 奥田順一, 井田和徳, ほか：胃底腺ポリポージスの内視鏡所見. Gastroenterol Endosc 24：1861-1865, 1982.

[町田　浩久／斯波　将次／樋口　和秀／荒川　哲男]

疾患 7 胃に早期癌があると言われた，治療はどうすればいいの？

問 題 編

症例呈示

症例
62歳　女性
主　訴：胃腫瘍精査，加療
家族歴：特記事項なし
既往歴：特記事項なし
現病歴：2003年8月，検診の上部消化管X線造影検査で胃にポリープを指摘された．近医で上部消化管内視鏡検査を受け，ポリペクトミーが行われた．その際，胃前庭部後壁に10mm大のIIa+IIc様病変を認め，生検でgroup Vが検出されたため当科紹介となった．
初診時現症：身長152cm，体重45kg，体温36.5度，血圧124/66mmHg，脈拍60/分・整，意識清明，表在リンパ節触知せず，結膜に貧血・黄疸を認めない，心音・呼吸音異常なし，腹部平坦・軟，圧痛なし，下腿に浮腫なく，神経学的に異常を認めない．
検査所見
血算：WBC 6200/μl, RBC 451万/μl, Hb 12.9g/dl, Ht 39.9％, Plt 25.5万/μl
生化学：Na 140mEq/l, K 4.1mEq/l, Cl 101mEq/l, T.P 7.3g/dl, Alb 4.5g/dl, AST 24IU/l, ALT 18IU/l, LDH 198IU/l, ALP 133IU/l, rGTP 13IU/l, T.B 1.1mg/dl, Amylase 80IU/l, BUN 19mg/dl, Cr 0.7mg/dl, FBS 87mg/dl, T-Ch 187mg/dl, TG 64mg/dl, CRP 0.11mg/dl, CEA 1.3ng/ml, CA19-9 7.8U/ml, HpIgG 174U/ml, PG I 17.7ng/ml, PG II 9.1ng/ml, PG I/II 2.0
検尿：蛋白（－），糖（－），潜血（－），
検便：便ヒトヘモグロビン（－）
ECG：異常なし

胸腹部X線検査：特に異常を認めず．
腹部エコー検査：特に異常を認めず．
上部消化管内視鏡像を図1に示す．

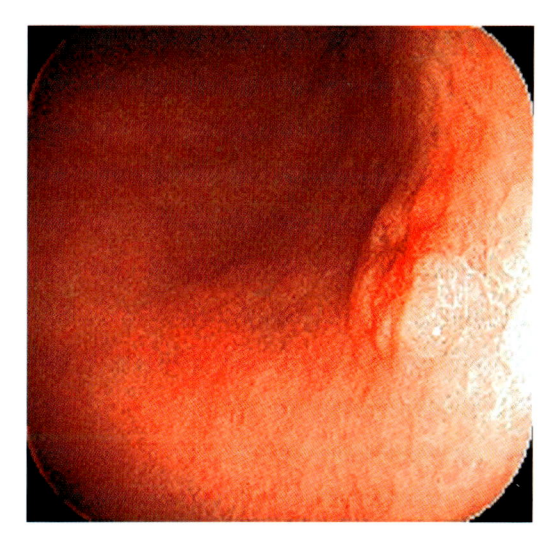

図1　上部消化管内視鏡像

設　問

問題1　本症の治療方針を決定する上で重要な要因を選択せよ
(1) 胃粘膜の萎縮度
(2) Helicobacter pyloriの有無
(3) 腫瘍の組織型
(4) 腫瘍径
(5) 腫瘍の深達度

a (1), (2), (3)　　b (1), (2), (5)　　c (1), (4), (5)
d (2), (3), (4)　　e (3), (4), (5)

問題2 診断に有用な検査項目を選択せよ
(1) 腹部超音波検査
(2) 色素内視鏡検査
(3) 超音波内視鏡検査
(4) 消化管造影X線検査
(5) 腹部CT検査

a (1),(2),(3)　b (1),(2),(5)　c (1),(4),(5)
d (2),(3),(4)　e (3),(4),(5)

問題3 精査の結果，本症は腫瘍径10mm，深達度mの分化型腺癌と診断された．適切な治療法はどれか
a. 内視鏡的粘膜切除術（EMR）
b. 腹腔鏡下手術
c. 開腹手術
d. 制酸剤投与
e. Helicobacter pylori除菌療法

解　説　編

早期胃癌

1. 概　念

早期胃癌の概念は，1962年日本消化器内視鏡学会で定義と肉眼分類が決定されている．その定義とは，癌の深達度が粘膜下層までにとどまるもので，リンパ節転移の有無についてはこれを問わないとされている．また早期胃癌の肉眼分類を図2に示す．

2. 病　因

胃癌の危険因子として喫煙，ニトロソ化合物，食塩の過剰摂取，βカロチンの摂取不足などが挙げられている．また1983年，*Helicobacter pylori*（*H.pylori*）が発見されて以来，*H.pylori* は消化性潰瘍や慢性萎縮性胃炎の原因であることが明らかにされてきたが，1994年WHO/IARCは *H.pylori* を胃癌の group 1 carcinogen（明らかに発癌と関わりのある要因）と認定し，これまでに動物実験を含め様々な関連データが出されている．

3. 診　断

存在診断は上部消化管X線造影法と内視鏡検査が主流である．特に近年，検診システムの充実によりDigital Ragioglaphy（DR）や血清ペプシノゲン法が導入され，絞り込みの精度が向上してきている．鑑別診断，浸潤範囲ならびに深達度診断に関しては，内視鏡関連技術の進歩はめざましく，色素内視鏡・超音波内視鏡だけでなく拡大内視鏡やNBI（Narrow Band Imaging）などの画像処理技術の導入により精度の高い術前診断が可能となっている．

4. 治　療

治療方針決定のうえで垂直方向への浸潤範囲すなわ

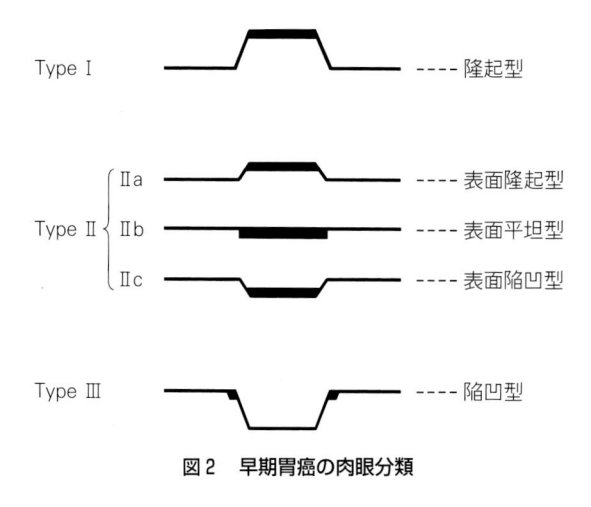

Type I ---- 隆起型

Type II ｛ IIa ---- 表面隆起型
　　　　　 IIb ---- 表面平坦型
　　　　　 IIc ---- 表面陥凹型

Type III ---- 陥凹型

図2 早期胃癌の肉眼分類

ち深達度診断は最も重要である．粘膜下層までにとどまる病変であれば，早期胃癌として治療法を選択することになる．早期胃癌の場合，手術成績においてはm癌では約99％，sm癌でも約97％の5年生存率が達成されており，開腹手術を施行すればほとんどの症例が根治可能である．しかし早期胃癌症例の場合，リンパ節転移を認めない症例が多く，そのような症例では必ずしもリンパ節郭清を必要とせず，開腹手術をすることが必然的にover surgeryとなる．このため正確な術前評価により低侵襲で根治性を損なわない治療法を提供することが強く望まれる．術前診断精度が100％でない現状では，各種検査法を駆使し，出来る限り診断精度を向上させることが大切である．

1）内視鏡的粘膜切除術（endoscopic mucosal resection：EMR）

胃癌治療ガイドライン[1]によるとEMRの適応の原則として「リンパ節転移の可能性がほとんどなく，腫瘍が一括切除できる大きさと部位にあること」とされている．具体的には「2cm以下の肉眼的粘膜癌と診断される病変で，組織型が分化型（pap，tub1，tub2），肉眼型は問わないが，陥凹型ではUL（－）に限る．」とされている．さらにコメントとして「切除断端，最深部の癌の浸潤を正確に診断するためには一括切除が望ましい．無理なく一括切除できる限界を2cmとした．」と記載されている．最近，手術症例を対象とした臨床病理学的検討により，リンパ節転移のない病変についての詳細が明らかになってきており（表1），大きさ2cmの病変なるものが現在の内視鏡治療が直面する技術面での制約により規定された限界である事が鮮明になってきている．技術的に2cmを超える病変でも安全かつ確実に一括切除が可能となれば，この点で適応拡大に至ることは当然の流れである．

2）腹腔鏡下手術

腹腔鏡下手術は1980年代半ばの腹腔鏡下胆嚢摘出術の開発に由来するものであり，これまでに低侵襲，早期回復などその有用性は確立されている．EMRの適応内であるが，技術的に切除が困難な早期胃癌症例には腹腔鏡下胃局所切除術が，胃周囲のリンパ節郭清のみが必要とされる早期胃癌症例では縮小手術として腹腔鏡補助下幽門側胃切除（laparoscopy-assisted distal gastrectomy：LADG）が行われている．また，外科的局所切除として分節胃切除術，幽門輪保存手術（pylorus preserving gastrerctomy：PPG），噴門側胃切除術なども行われている．

3）定型手術

深達度がSM2以深の場合は早期胃癌症例であってもD2郭清を含めた定型手術が行われている．

4）特殊な内視鏡治療

重篤な合併症や手術拒否のため上記の標準的治療が行えない場合，またEMR後の遺残再発症例に対して，アルゴンプラズマ凝固法（argon plasma coagulation：APC），レーザー治療などが行われる．これらの治療は組織破壊法で，断端の評価が不可能で根治性の判定が不確実なため補助的手段として行われている．

問題の解説と解答

問題 1

腫瘍の深達度評価により，粘膜下層までと診断されれば早期胃癌である．さらに腫瘍サイズ・形態や病理組織学的検索を行い，リンパ節転移の可能性を評価のうえ，治療法を選択する．

問題 2

水平方向への進展，すなわち腫瘍サイズの評価のために，上部消化管X線検査や色素内視鏡検査を行い，微細な粘膜面の変化を含めて観察する必要がある．最近では，拡大内視鏡やNBIを併用することで，より詳細な情報を得ることが可能となってきた．垂直方向への進展，すなわち深達度評価には上部消化管X線検査や超音波内視鏡検査が威力を発揮する．上部消化管X線検査で胃壁の硬化度，ひきつれ，進展不良の程度などを評価する．超音波内視鏡では層構造変化を観察し，深達度の評価を行う．問題点としては，瘢痕性曲

表1　リンパ節転移の可能性が極めて低いと考えられる具体的条件

脈管侵襲を認めず	
・大きさを問わず潰瘍所見のない分化型 m 癌	0/929, 95% CI：0〜0.4%
・3cm以下の潰瘍所見を有する分化型 m 癌	0/488, 95% CI：0〜0.8%
・3cm以下で sm 浸潤が 500μm 以内の分化型 sm 癌	0/145, 95% CI：0〜2.5%
・2cm以下の潰瘍所見のない未分化型 m 癌	0/141, 95% CI：0〜2.6%

（2001年3月，胃癌治療ガイドラインより）

118　Ⅱ. 疾　患　編

面を伴う場合などでは腫瘍自体の進展を評価するのが困難になることである．

問題　3

腫瘍径10mm，深達度mの分化型腺癌であれば，EMRの適応となるため内視鏡治療を第一選択とする．EMRを行った場合，切除標本の病理学的評価により，適応内病変である事の確認を行う．断端陽性，リンパ管・脈管侵襲が陽性と判断された場合は追加切除を行う．

解　答
問題1：e
問題2：d
問題3：a

レベルアップをめざす方へ

1．内視鏡的切開剥離術

近年，ITナイフ・Hookナイフ・Flexナイフなど切開剥離用処置具の開発が進み，内視鏡的切開剥離術(Endoscopic Submucosal dissection：ESD)が注目されている．従来のEMR手法では一括切除が困難なため，詳細な病理学的評価ができず，根治性を損なうと考えられていたが，ESDの出現により従来の適応内病変は言うまでも無く，適応拡大病変に対しても確実な一括切除が可能となり良好な成績を上げている．今後さらに治療時間短縮，安全性向上に向けた努力を重ねながら，総合的に長期的予後の評価により本治療の妥当性を証明しなければならないが，さらなる普及が期待される領域である．本症の場合，腫瘍径は10mmと小さいが，中心部に軽度の陥凹を伴っていたため，確実に一括切除するために細径スネアを用いたESD[2]を行ったうえで厳密な臨床病理学的評価を行い根治性を確認している(図3)．

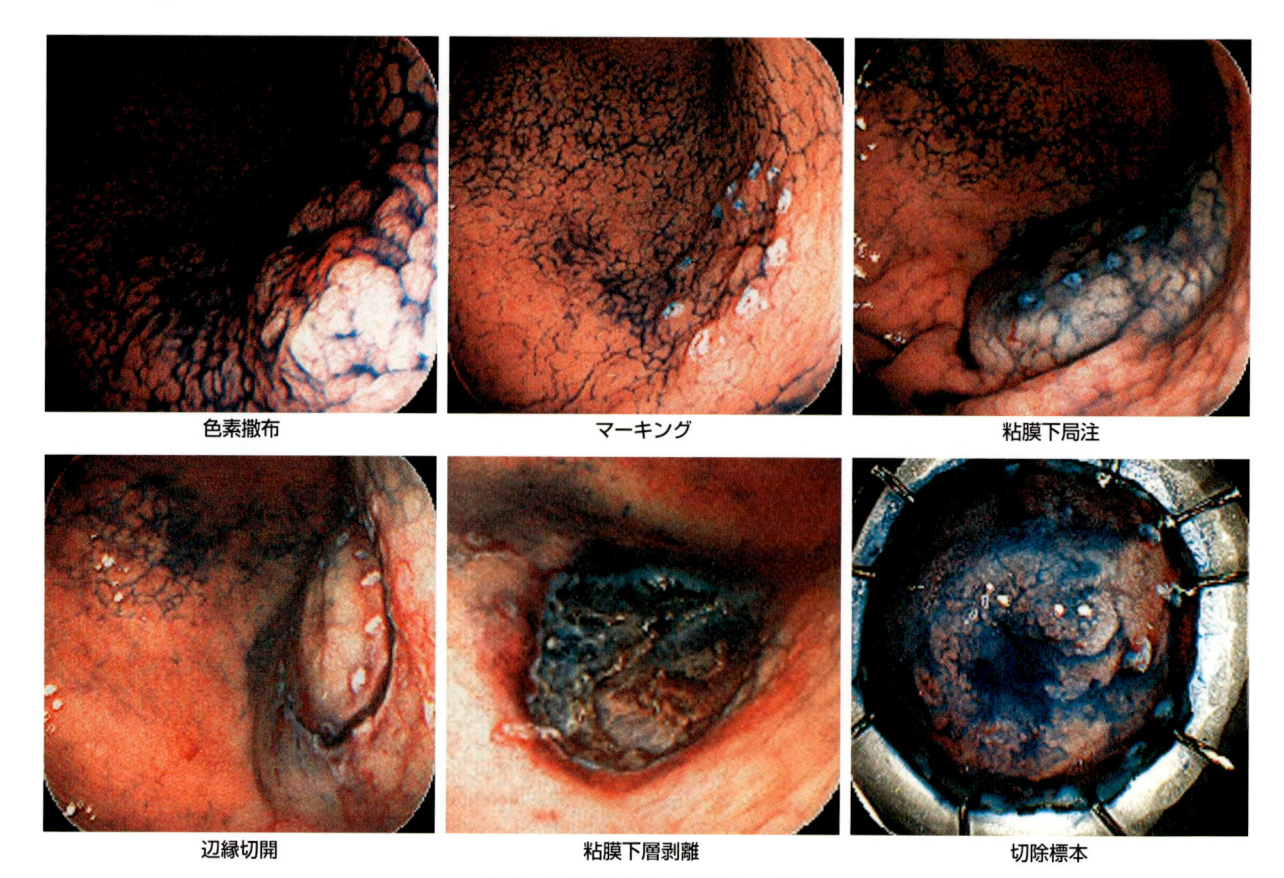

色素撒布　　　　　マーキング　　　　粘膜下局注

辺縁切開　　　　　粘膜下層剥離　　　　切除標本

図3　内視鏡的切開・剥離術の実際

2．早期胃癌発見のために

　早期胃癌に対するESDや腹腔鏡下手術など，根治性が高く低侵襲な治療法が普及しつつある現在，これらの治療法が適応となる段階で胃癌を発見することが重要となる．胃癌，特に分化型胃癌の発生に慢性萎縮性胃炎が関与していると言われており，進展した萎縮性胃炎症例は胃癌発生の高危険群に属すると考えられる．ペプシノゲンは慢性萎縮性胃炎の進展を反映したマーカーであり，胃癌検診における高危険群の囲い込みに用いられ普及しつつある[3]．

●文　　献●
1）日本胃癌学会（編）：胃癌治療ガイドライン．金原出版，東京，2001
2）矢作直久，藤城光弘，角嶋直美他：早期胃癌に対する細径スネアを用いたEMRのコツ．消化器内視鏡 14（11）：1741-46，2002
3）三木一正：ペプシノゲン法ハンドブック．メジカルビュー，東京，2001

［井口　幹崇／柳岡　公彦／一瀬　雅夫］

疾患 8 食事が通らない！内視鏡検査で胃壁伸展不良？

問題編

症例呈示

症例
35歳　女性
主　訴：心窩部つかえ感
家族歴：特記事項なし
既往歴：特記事項なし
現病歴：3カ月前から食後の心窩部不快感を自覚していた．1カ月前からは食事中に心窩部つかえ感があり，徐々に症状が増悪した．1週間前からは腹部膨満が出現し，精査を希望し外来を受診した．
初診時現症：身長152cm，体重43kg，体温37.4℃，血圧120/72mmHg，脈拍65回/分，整，眼瞼結膜　貧血なし，眼球結膜　黄疸なし，表在リンパ節触知せず，心肺打聴診上異常なし，腹部は軟でやや膨隆している，肝脾触れず，心窩部に軽度圧痛あり，Blumberg徴候なし，腹水を認める，腫瘤は触知せず，浮腫なし，神経学的所見　異常なし
受診時の検査所見を以下に示す．
検査所見
検尿：蛋白（−），糖（−）
検便：便潜血陰性
赤沈：1時間値18 mm
末血：WBC 7,500 /μl，RBC 428万/μl，Hb 13.0 g/dl，Ht 40.4 %，MCV 94.4 fl，MCH 30.4 pg，Plt 44.1万/μl
生化学：AST 15 IU/ml，ALT 23 IU/ml，LDH 143 IU/ml，γ-GTP 15 U/l，AMY 51 IU/l，T.P. 6.7 g/dl，Alb 3.6 g/dl，BUN 13.3 mg/dl，Cr 0.4 mg/dl，Na 138 mEq/l，K 4.1 mEq/l，Cl 97 mEq/l，T.chol 161 mg/dl，TG 73 mg/dl，FBS 72 mg/dl
血清：CRP 6.0 mg/dl，CEA 1.7 mg/dl，CA19-9 11.4 mg/dl，CA125 512.6 mg/dl
心電図：異常なし
胸部X線写真：異常なし
腹部X線写真：異常なし
腹部超音波検査：腹水と胃壁の肥厚を認めた．

設問

上部消化管内視鏡写真を示す（図1）．

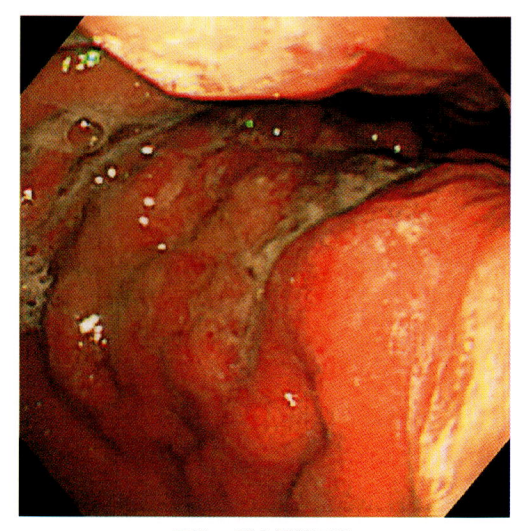

図1　胃内視鏡写真
胃体部の見下ろし像である．

問題1　内視鏡検査上認める所見は次のどれか．
a．胃粘膜の萎縮
b．巨大皺襞
c．粘膜ひだの棍棒状肥大
d．粘膜ひだの融合
e．胃壁外からの圧排像

内視鏡検査では胃粘膜表面にびらん・潰瘍等は認めなかった．胃体部大弯の複数箇所で生検を行ったが病理診断はgroup 1であった．
胃X線造影写真を示す（図2）．

問題2　X線検査上認める所見は次のどれか．
(1) 管腔の狭小化
(2) 胃壁の硬化，伸展不良
(3) 粘膜ひだの中断像
(4) 粘膜ひだの虫食い像
(5) 陰影欠損像
a (1), (2)　b (1), (5)　c (2), (3)　d (3), (4)　e (4), (5)

問題3　この症例の診断として正しいものは．
a．Menetrier病
b．悪性リンパ腫
c．胃アニサキス症
d．肥厚性胃炎
e．スキルス胃癌

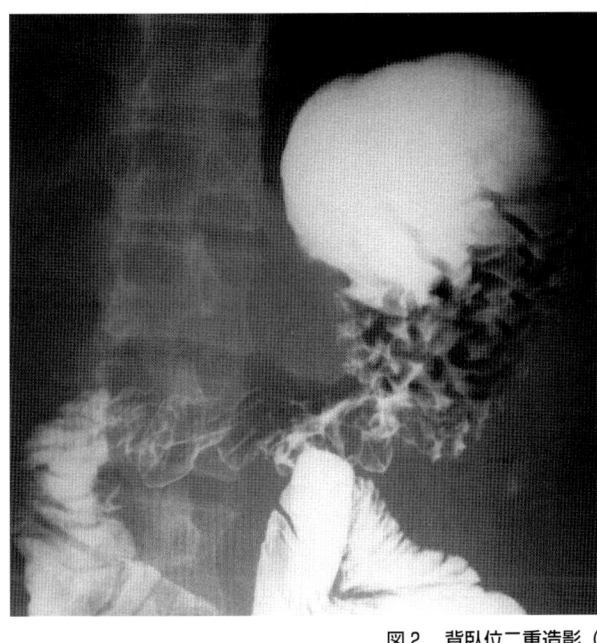

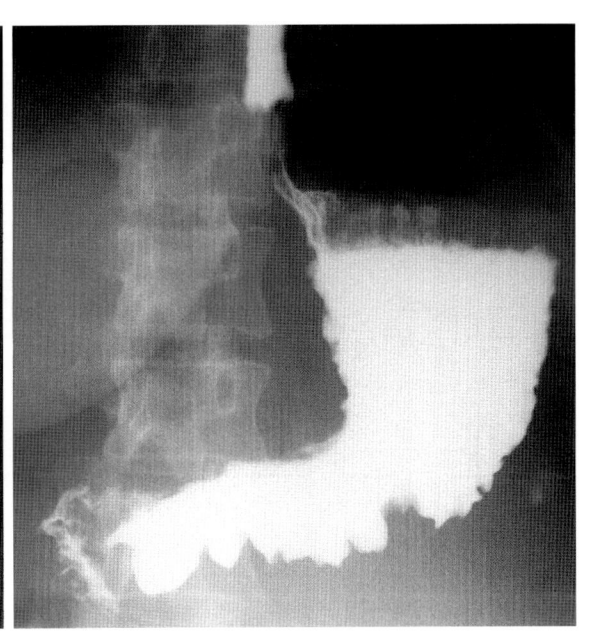

図2　背臥位二重造影（左）と立位充盈像（右）

解　説　編

● スキルス胃癌について

1．疾患概念

　一般に胃癌の中で，病巣の粘膜面にはっきりとした隆起や陥凹を認めず，胃壁がびまん性に硬くなった進行癌で，胃全体の1/3以上に広がったものがスキルス胃癌と呼ばれている．若年，女性に多く，腹膜播種転移が極めて起こりやすいという特徴を有する．スキルス胃癌とlinitis plastica，Borrmann 4型胃癌の名称は区別なく用いられているが，その定義は研究者により少しずつ違っている．病理組織学所見では間質の線維増生が多い癌で，癌細胞が間質に比べて少なく，びまん性に壁硬化を伴って浸潤発育するという共通の特徴をもつ．肉眼型では，幽門部の著明な肥厚を伴うもの，巨大皺襞を伴うもの，びらんの有無などにより，いくつかの亜型分類がなされ臨床病理学的特徴が検討されてきたが，その発生の初期像は未だ不明な点が多

2. スキルス胃癌の成因

中村らはlinitis plastica癌は胃底腺粘膜から発生した未分化型癌で，胃底腺領域のIIc様病変がその初期像である可能性を指摘している[1]．linitis plastica癌はその大きさが2cm以内で容易に粘膜下層へ浸潤し，増殖・進展すると考えられている．近年その生物学的特徴について分子生物学的な検討が進められ，スキルス胃癌細胞が胃線維芽細胞の産生する因子により増殖促進・浸潤促進作用を受け，また胃線維芽細胞はスキルス胃癌細胞が産生する増殖促進因子により刺激を受けるという相互作用の存在が示唆されている．スキルス胃癌はまた，胃癌の中でも高頻度に播種性腹膜転移を来すが，癌細胞と腹膜との接着には癌細胞に発現する$\alpha_2\beta_1$-integrin，$\alpha_3\beta_1$-integrinが重要な働きをしていると考えられている[2]．

3. スキルス胃癌の診断

linitis plastica癌の初期病変は胃底腺領域の粘膜ひだの集中を伴わないIIc型早期胃癌と考えられている．内視鏡検査時には充分に送気し胃壁を伸展させ胃液を吸引し，胃体部の皺襞間のわずかな変化にも注意をはらい観察しなければいけない．しかし，実際には自覚症状に乏しいため進行癌で発見される例が多く，発見時すでに高度リンパ節転移，腹膜播種を認める例も少なくない．進行したスキルス胃癌の内視鏡的所見としては壁伸展性の不良，粘膜ひだの肥厚・硬化・直線化，ひだの間に存在する潰瘍性病変などが特徴的である．巨大皺襞例では癌が粘膜に露出していないため通常の生検では陽性とならないことがあり，胃底腺領域のどこかに陥凹性病変がないか丹念に観察しなければいけない．X線検査所見では壁伸展性障害，壁硬化，皺襞肥厚などがみられ，胃全体に癌細胞が線維増生を伴ってびまん性に浸潤するとleather bottle stomachと呼ばれる像を呈する．

4. スキルス胃癌の治療

スキルス胃癌は根治切除率が低く，根治切除が可能であっても術後早期に腹膜再発を来すことが多い．潜在的な腹膜播種巣の切除を目的として左上腹部内臓全摘術（left upper abdominal evisceration；LUAE），LUAE＋Appleby手術などが提唱されている．古河らは4型胃癌に対してLUAE+Appleby手術または根治的胃全摘術（膵脾合併切除）を施行し，stageIVでは両群間に生存率で有意差はなかったが，stageIIIでは有意差を認めたと報告している[3]．

術後の腹膜播種再発抑制を目的とした持続温熱腹膜灌流療法（continuous hyperthermic peritoneal perfusion；CHPP）が幾つかの施設で行われている[4]．CHPPは腹膜播種再発率を抑制し，再発までの期間を延長させるが，開腹時に肉眼的に腹膜転移を認める例では効果がないという報告もあり，広く普及するには至っていない．

スキルス胃癌に対してMTX-5FU療法，LV-5FU療法，CDDP-5FU療法などが術後化学療法あるいは術前化学療法として行われてきたが十分な効果は得られていない．現在術前化学療法としてS-1単剤の第II相試験，S-1＋CDDPの第II相試験が行われている．S-1，CPT-11，taxanといった新規抗癌剤の胃癌に対する奏功率は高く，生存期間を primary endpointとした臨床試験の結果が待たれる．

問題の解説と解答

問題 1

胃体部の粘膜ひだの肥厚・硬化を認め巨大皺襞の像である．十分送気した状態にもかかわらず管腔は狭く，壁の伸展不良が疑われる．

問題 2

X線造影検査では胃体部から幽門部にかけて内腔の狭小化を認め，胃の輪郭は背臥位と立位で同じ形を示し，壁硬化・伸展不良を表している．

問題 3

巨大皺襞を認める例で，ひだの表面に陥凹性病変を認めない場合は，生検を行っても陰性となることがめずらしくない．内視鏡所見，X線所見からスキルス胃癌と診断可能である．

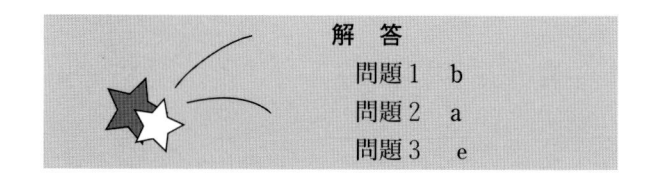

解 答
問題1　b
問題2　a
問題3　e

レベルアップをめざす方へ

　現在のところ前述したような治療を集学的に行ってもスキルス胃癌の予後は不良である．血管新生阻害薬などの分子標的薬を中心とした新たな治療法の開発が進められており，今後の治療成績の向上が期待される．

●文　　献●
1) 中村恭一：胃癌の構造．改訂第 2 版．医学書院．東京．1993
2) 曽和融生，加藤保之，八代正和ほか：スキルス胃癌—基礎と臨床から—．日本臨牀 59（増刊 4）：257-266, 2001
3) Furukawa H, Hiratsuka M, Iwanaga T, et al：Extended surgery — Left upper abdominal exenteration plus Appleby's method — for type4 gastric carcinoma. Ann Surg Oncol 4：209-214, 1997
4) 貝原信明：スキルス胃癌における腹膜播種の予防と治療．臨床消化器内科 9：841-848, 1994

[神　万里夫／渡辺　純夫]

124 Ⅱ. 疾患編

疾患

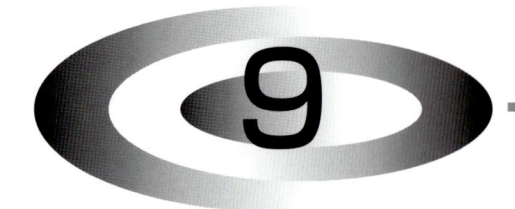

9 酒を飲んで何回か嘔吐し，その後大出血した！

問題編

症例呈示

症例
42歳，男性
主訴：吐血
現病歴：それまで体調については異常なかった．昨日夕より職場の宴会にて，大量の飲酒をした．深夜になり吐き気が強くなり，食物残渣の嘔吐が何回かあった．その後鮮紅色の吐血が何回も有り，救急車で来院した．
既往歴：特記すべきことなし．
家族歴：特記すべきことなし．
嗜　好：アルコールは1合程度を月に数回．喫煙歴なし．
初診時現症：身長168cm，体重70kg，体温36.5℃，血圧 124/80mmHg（仰臥位），94/58mmHg（座位），脈拍：82/分（仰臥位），110/分（座位）で整．意識清明，栄養良．眼瞼結膜に貧血なし．眼球結膜に黄染なし．胸部は異常なし．腹部は平坦，軟で，心窩部に軽度の圧痛あり．反跳痛はない．肝，脾は触知せず．四肢は浮腫なし．神経学的所見は異常なし．
検査所見：
血液所見：RBC390万/μl，Hb 11.5/dl，Ht 39％，WBC9200/μl，Plt28万/μl，TP7.9g/dl，Alb4.3g/dl，T.B 1.0mg/dl，AST 19IU/l，ALT 24IU/l，LDH 140IU/l，BUN 16，Cr 0.7，CRP（−）．
胸部X線：心胸郭比45％，肺野異常なし．
腹部X線：異常なし．
上部消化管内視鏡検査を施行したところ，胃噴門部に写真に示す病変を認めた（図1，2）．

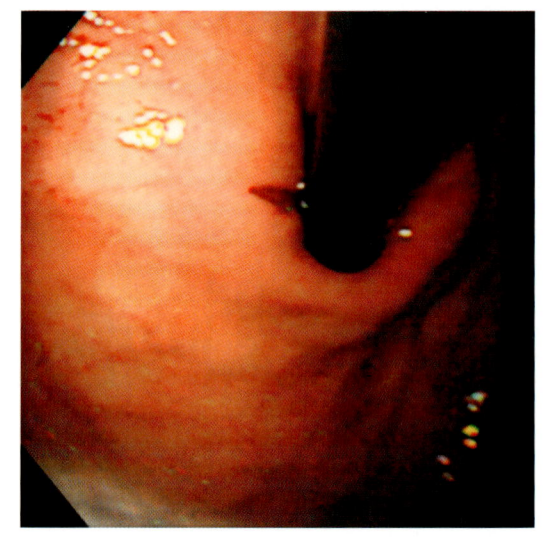

図 1

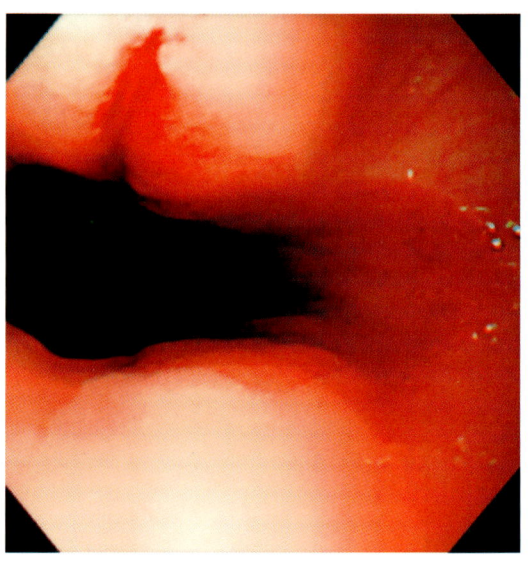

図 2

設　問

問題1　推定される出血量として近いのはどれか.
  a　50 ml 以下
  b　200 ml
  c　700 ml
  d　1500 ml
  e　2500 ml

問題2　本症の原因として正しいのはどれか.
  a　しめ鯖や生イカの摂取
  b　消炎鎮痛剤
  c　胃食道逆流
  d　急激な腹腔内圧の上昇
  e　ヘリコバクターピロリ菌

問題3　本症例で正しいのはどれか.
  a　病変部の組織生検が必要である.
  b　異物の内視鏡的摘出が必要である.
  c　止血しているので帰宅させる.
  d　入院後数日間の絶食が必要である.
  e　食道離断術が必要である.

解 説 編

Mallory-Weiss 症候群

1．概　念
本疾患名は1929年，MalloryとWeissによって報告された，飲酒後の嘔吐で生じた噴門部付近の裂創からの出血をきたした剖検例に由来する．現在では，急激な腹腔内圧の上昇を誘因とした胃噴門部近傍の裂創からの出血が，Mallory-Weiss症候群と定義されている．内視鏡検査中に発生した噴門部の裂創も同症候群に含まれる傾向にある．

2．頻　度
上部消化管出血の約5％．男性に多く，男女比は約9：1．年齢は40～50歳代に多い．

3．誘　因
急激に腹腔内圧の上昇が起こることが誘因となる．飲酒後の嘔吐が典型例だが，食中毒，消化性潰瘍，抗癌剤の副作用，妊娠悪阻，頭蓋内疾患などによる嘔吐によっても起こる．嘔吐以外に咳，くしゃみ，吃逆なども誘因となる．

4．臨床症状
当初は胃液だけや食物残渣を嘔吐しており，その後吐血が始まるのが典型的である．悪心を伴っていることが多いので，噴門部からの出血は胃酸と接触する時間がないまま吐出される．したがって出血量の多少にかかわらず，鮮紅色の血液を吐く場合が多い．まれに吐血が見られず，下血のみの場合もある．心窩部痛や前胸部痛はあっても軽度である．大量出血例では出血性ショックとなる．血圧の低下がないのに意識障害があれば，本症の陰に頭蓋内病変など重篤な疾患が隠れていると考えるべきである．

5．診　断
上部消化管造影で本症の裂創を描出するのは困難である．緊急内視鏡検査にて裂創を確認し診断を確定する．裂創の部位は，食道胃粘膜接合部の胃側か接合部にまたがることが多いが，食道のみの場合もある．裂創は複数存在することもある．さらに活動性出血の有無を確認する．内視鏡検査では，食道からの見下ろしと胃内の反転観察のいずれにおいても，噴門部を注意深く観察する．ただし，検査中に誘発される嘔吐反射が裂創を拡大してしまう恐れがあるので，本症が確認された後は，送気による胃の伸展は少なめにし，検査時間はなるべく短くする．

6．鑑別診断
同じように飲酒後の嘔吐が誘発する疾患にBoerhaave症候群（特発性食道破裂）がある．急激な食道内圧の上昇により，下部食道壁全層の破裂が起こる．通常，胸部や上腹部の激痛が起こり，さらに呼吸困難，ショックを伴いやすい．まれな疾患であるが，急速に病状が悪化し，適切な処置がなされないと予後不良となる点で，鑑別すべきものとして重要である．

d. I型進行胃癌
e. IIa+IIc型早期癌

問題2 本疾患の発症に影響を及ぼす薬剤として最も考えられるのはどれか．
a. Amlodipine
b. Pravastatin
c. Indomethacin
d. Rebamipide
e. Brotizolam

問題3 本疾患の危険因子と考えられるものはどれか．3つ選べ．
a. 高齢
b. 女性
c. 心疾患の既往
d. 抗凝固剤の投与
e. 糖質ステロイドの投与

問題4 本疾患の特徴として正しいものはどれか．3つ選べ．
a. 腹痛を認めないことがある．
b. 胃幽門前庭部に認めることが多い．
c. 胃より十二指腸に病変を認めることが多い．
d. 出血・穿孔 を合併することはない．
e. *Helicobacter pylori*（HP）の感染がなくても発症する．

問題5 本疾患の治療として誤っているものはどれか．
a. プロトンポンプ阻害剤（PPI）は有効である．
b. HPの除菌は治癒を促進する．
c. NSAIDsの内服は原則として中止する．
d. プロスタグランジン（PG）E₁製剤は有効である．
e. 妊婦にはPGE₁製剤を投与してはいけない．

解 説 編

● NSAIDs潰瘍

1．概　念

非ステロイド性抗炎症薬（NSAIDs）は，解熱消炎鎮痛剤として広く使用されている薬剤である．作用機序は，主としてシクロオキシゲナーゼ（COX）阻害によるプロスタグランジン産生抑制と考えられており，高頻度に出現する副作用には，胃腸粘膜傷害と腎障害があり，消化管出血・穿孔を合併することもある[1]．

2．疫　学

本邦におけるNSAIDs服用時の胃十二指腸病変の合併頻度は，日本リウマチ財団による疫学調査によれば，3カ月以上NSAIDsを投与された患者1,008例中627例（62.2％）で上部消化管病変（胃潰瘍15.5％，十二指腸潰瘍1.9％，胃炎38.5％）を認め，その41％が無症状であったとされている[2]．また，1997年の北米における調査では，関節症によるNSAIDs使用者は約1,300万人/年おり，死亡者は16,500人/年と推定され，重症消化管傷害の原因としてもきわめて重要であることが知られている[1]．

3．臨床症状と診断

初発症状には，他の原因による潰瘍と同様，上腹部痛，嘔気，腹部膨満感などがある．しかし，鎮痛作用を有するNSAIDsによる潰瘍の特徴は，必ずしも腹痛を伴わず突然の出血，穿孔で発症することである．したがって，重篤な合併症の発生を予測することが困難であり，危険因子をあらかじめ認識し，回避または対処することが重要である[1]．

NSAIDsの長期投与に伴う胃潰瘍は，一般に，幽門部から前庭部に多発する比較的小さな潰瘍，前庭部の深掘れ潰瘍，不整形の巨大潰瘍などが多いとされている[1]．しかし，NSAIDsによる潰瘍であると確定診断できる臨床的な指標は確立されておらず，病歴より推定せざるをえないため，薬剤服用薬の詳細な聴取が肝要となる．

4．予防と治療

NSAIDs潰瘍と考えられた場合は，可能なかぎりNSAIDsの投与を中止し，PPIやPGE₁製剤，およびヒスタミンH₂受容体拮抗薬の投与を行う．NSAIDsの中止が困難な場合は，PPIやPGE₁製剤の投与を行う．ただし，PGE₁製剤は，血小板凝集抑制作用があるため，出血性潰瘍の急性期における投与には注意を要し，また，子宮収縮作用があるため，妊婦，もしくは妊娠の可能性のある女性には禁忌である．

NSAIDs内服に伴う消化性潰瘍発症の危険因子として，高齢（年齢とともに増加），潰瘍の既往，糖質ス

テロイドの併用，高用量あるいは複数のNSAIDs内服，全身疾患の合併があり，また，喫煙，アルコール摂取も危険性を高める可能性があると考えられている[1]．さらに，血液透析時を含め，抗凝固療法を併用した場合は消化管出血の危険が高くなるので注意する．

HPの除菌治療がNSAIDs潰瘍の治癒におよぼす影響に関しては一定の見解は得られていない．しかし，少なくとも除菌治療が潰瘍治癒を促進するという証拠は乏しい[3]．また，除菌治療のNSAIDs潰瘍予防効果に関しては，NSAIDs投与前にあらかじめ除菌療法を行うと，潰瘍発生率は有意に減少したという報告がある[4]．ただし，NSAIDs潰瘍の再発に対する除菌療法の有用性は，PPIの継続投与と比べた検討で，低容量アスピリン投与時には良好であるが，ナプロキサン投与時には効果なしとの報告があり今後の検討が待たれる[5]．

問題の解説と解答

問題 1
内視鏡写真は胃前庭部の白苔の付着を伴った陥凹性病変であり，選択肢の中で考えられるのは胃潰瘍である．

問題 2
Shay & Sunのバランス説によれば，潰瘍は攻撃因子（胃酸，ペプシン，壊死性物質など）と，防御因子（粘液，血流，重炭酸イオン，プロスタグランジンなど）のバランスがくずれた時に発症するとされている．攻撃因子を増強させる薬剤として，アスピリンなどのNSAIDs，ヒスタミンが，防御因子を減弱させる薬剤としては，ステロイド，NSAIDsなどがあり，本症例の投与薬剤の中ではindomethacinが最も可能性が高い．

問題 3
NSAIDs内服に伴う消化性潰瘍発症の危険因子は，前述のように，高齢（年齢とともに増加），糖質ステロイドの併用が挙げられ，抗凝固療法は消化管出血の危険を増大させる．

問題 4
上述のように，NSAIDs潰瘍は，必ずしも疼痛を伴わず，幽門部から前庭部に多発する潰瘍が多いとされ，出血，穿孔で発症する症例がある．HPの感染がなくても発症することがある．本邦における報告では胃潰瘍が多い．

問題 5
NSAIDsの投与により潰瘍が発生した場合，NSAIDsの中止が原則である．PPIとPGE₁製剤は有効とされている．PGE₁製剤は妊婦に禁忌であるほか，副作用として下痢などの消化器症状がある．HPの除菌が潰瘍治癒を促進するという明らかな証拠は現在のところ示されてはいない．

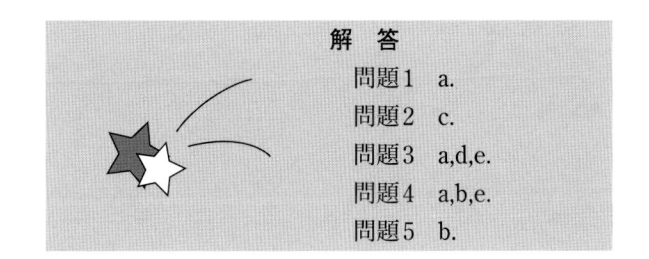

解 答	
問題1	a.
問題2	c.
問題3	a,d,e.
問題4	a,b,e.
問題5	b.

レベルアップをめざす方へ

1．胃粘膜防御機構とNSAIDs起因性胃病変の発生メカニズム

PGは，胃粘膜の粘液産生・分泌の促進，胃酸の分泌抑制，胃粘膜血流の増加などのさまざまな作用を有し，胃粘膜の防御修復に重要な役割を果たしていると考えられている．COXはPG生合成の律速酵素であり，1分子内にCOX活性とペルオキシダーゼ活性を有しアラキドン酸をPGH₂に代謝する[1]．NSAIDsは，このCOXと結合し酵素活性を阻害することによって粘膜防御機構を減弱させることが知られている．NSAIDsによるCOX抑制作用は，座薬や腸溶錠においても同様に認められ，また，aspirin 30mgの投与は充分にヒト胃粘膜のPG産生を抑制することも知られている[1]．

NSAIDsの胃粘膜傷害機序には，このほか，活性酸素の産生誘導を介したり，細胞内に直接蓄積したりする作用も知られている[1]．

2．COX-2選択的阻害薬

COXには，胃粘膜をはじめほとんどすべての臓器に恒常的に発現するCOX-1と，炎症時などに誘導

表1 COX-1とCOX-2の相違点

	COX-1	COX-2
遺伝子の性格	house keeping gene 構成型酵素	immediate early gene 誘導型酵素
発現の程度	1～数倍	数十倍
構成アミノ酸数	576個	604個
一次構造の相同性	60%程度	
発現細胞	血小板，胃，腎，血管内皮細胞など ほとんどすべての細胞	単球，線維芽細胞，滑膜細胞，骨芽細胞，顆粒膜細胞などに，サイトカイン，発癌プロモーター，増殖因子，ホルモンなどの刺激で誘導される
役割	血小板凝集，胃酸分泌抑制，胃粘膜の保護，利尿，発痛，血圧・血流の維持	炎症反応，血管新生，排卵，分娩，骨吸収，ショック時の血圧低下，胃潰瘍の修復，アポトーシス
病態での発現上昇	なし．	大腸癌，大腸ポリープ，胃癌，乳癌，慢性関節リウマチ

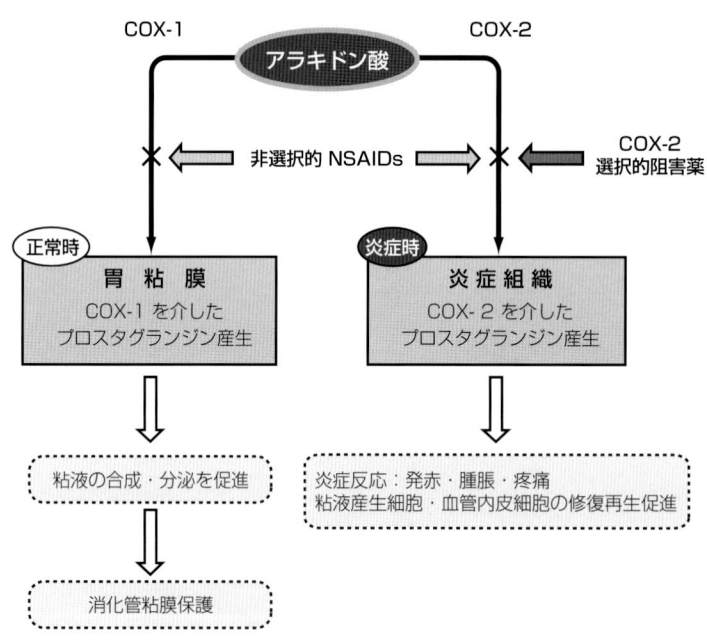

図2 従来型NSAIDsとCOX-2選択的阻害薬

されるCOX-2があり，NSAIDsの抗炎症作用はCOX-2阻害によるのに対し，胃粘膜傷害にはCOX-1およびCOX-2両者の抑制が必要であると考えられている（表1，図2）．

COX-2選択的阻害薬は，COX-1のPG産生を維持しつつ炎症部位に発現するCOX-2を抑制すれば胃粘膜傷害を軽減することができるとの発想から開発された薬剤で，すでに欧米では発売され，事実，従来のNSAIDsに比べ胃粘膜傷害の発生頻度は著明に減少することが報告されている[6]．

●文 献●

1) Wolfe MM, et al.：Gastrointestinal toxicity of non-steroidal anti-inflammatory drugs. N Engl J Med 340：1888-1899, 1999.
2) 塩川優一ほか：非ステロイド抗炎症剤による上部消化管粘膜傷害に関する疫学調査. リウマチ 31 (1)：96-111, 1991.
3) Hawkey CJ, et al.：Randomised controlled trial of *Helicobacter pylori* eradication in patients on non-steroidal anti-inflammatory drugs. HELP NSAIDs study. Lancet 352：1016-1021, 1998
4) Chan FK, et al.：Eradication of *Helicobacter pylori* and risk of peptic ulcers in patients starting long-term treatment with non-steroidal anti-inflammatory drugs：a randomised trial. Lancet 359：9-13, 2002
5) Chan FK, et al.：Preventing recurrent upper gastrointestinal bleeding in patients with *Helicobacter pylori* infection who are taking low-dose aspirin or naproxens. New Engl J Med, 344：967-973, 2001
6) Emery P, et al.：Cerecoxib versus diclofenac in long-term management of rheumatoid arthritis：randomised double-blind comparison. Lancet 354：2106-2111, 1999

［進士　陽子／津久井　拓／坂本　長逸］

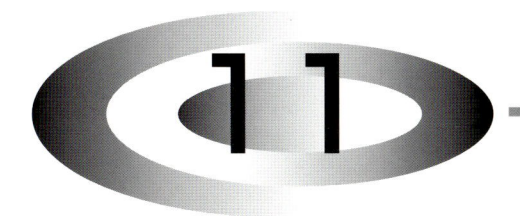

疾患 11 痛みがなく急に吐血した！肝疾患はない？

問題編

症例呈示

症例
68歳 男性
主訴：吐血
生活歴：飲酒歴（－），喫煙歴（－）
家族歴：特記事項なし
既往歴：60歳時より糖尿病性腎不全にて透析中
現病歴：それまで腹部症状は認めていなかった．2003年9月29日の朝食後から軽度の嘔気を認め，起立時にふらつきを感じたため近医を受診した．近医の待合室で新鮮血を多量に吐血し，救急搬送された．

初診時現症：身長168cm，体重58Kg，体温36.4℃，血圧72/46mmHg，脈拍110回/分・整，意識清明，表在リンパ節触知せず，顔面蒼白，眼瞼結膜貧血あり，眼球結膜黄染なし，心音・呼吸音異常なし，腹部平坦・軟，圧痛（－），腫瘤触知せず，肝臓・脾臓触知せず，四肢浮腫（－），神経学的所見異常なし

検査所見：

検血：RBC 200万/μl, Hb 6.0g/dl, Ht 18％, WBC 9800/μl, Plt 21万/μl

生化学：AST 28 IU/l, ALT 29 IU/l, LDH 200 IU/l, ALP 152 IU/l, γ-GTP 20 IU/l, T.P. 6.8g/dl, Alb 3.4g/dl, T.B. 0.8mg/dl, D.B. 0.2mg/dl, amylase 120 IU/l, BUN 108mg/dl, Cr 5.9mg/dl, Na 140 mEq/l, K 4.8 mEq/l, Cl 98 mEq/l, BS 198mg/dl

血清：CRP（－），HCVAb（－），HBsAg（－），抗核抗体（－），抗ミトコンドリア抗体（－）

EKG：異常なし
胸部X線：胸水貯留（－），肺野異常なし
腹部X線：異常ガス像は認めず

設問

問題1 本症例の初期治療に最も必要な情報はどれか．
a. 吐血前の末梢血検査値
b. アスピリン服用歴
c. ヘリコバクターピロリ感染の有無
d. 便潜血反応陽性の有無
e. 血清CEA値

問題2 本症例の内視鏡像を（図1）に示す．診断はどれか．
a. 食道静脈瘤
b. マロリーワイス症候群
c. 十二指腸潰瘍
d. 逆流性食道炎
e. Dieulafoy潰瘍

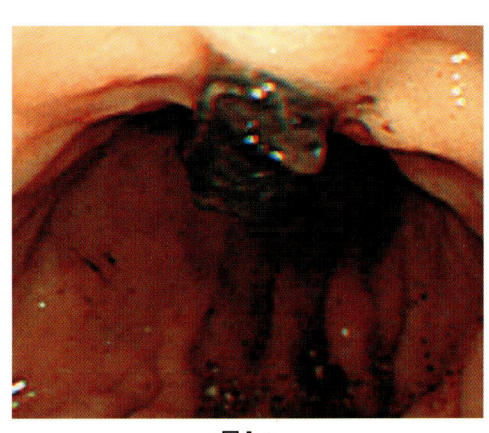

図1a

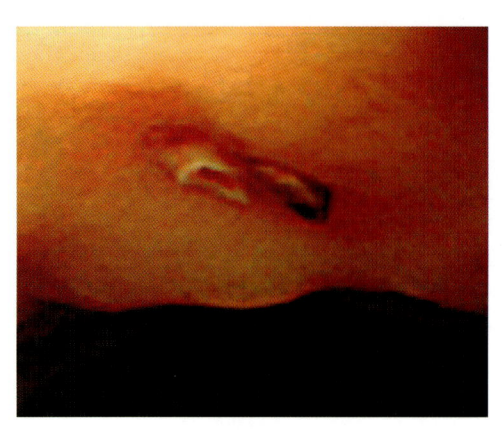

図1b

問題3 出血部位として最も頻度が高いのはどこか．
a. 食道
b. 胃体上部
c. 胃体下部
d. 前庭部
e. 十二指腸球部

解説編

Dieulafoy's ulcer

1．概　念

Dieulafoy's ulcerは大量出血を来すことが多い疾患で，上部消化管出血性病変の1〜5.8％を占める．1884年にGallardがmicroaneurysmの破綻，1898年にDieulafoyが粘膜下の異常に太い動脈の破綻による出血性病変を報告した．一般的な内視鏡的診断基準は3mm以下の粘膜欠損部あるいは正常粘膜から1）動脈性の噴出性出血，2）露出血管，3）新鮮な凝血塊の付着，である．内視鏡検査の発達とともに死亡率は低下してきているものの，今なお診断・治療が困難な疾患の一つである．

病理組織学的な特徴的所見は2-5mm程の粘膜欠損部に比較的太い動脈が露出・破綻がみられ，粘膜欠損部の辺縁には通常の潰瘍でみられるような炎症所見がみられないことなどがあげられる．

2．病　因

Dieulafoy's ulcerの病因はいまだ不明である．基礎疾患として心疾患，高血圧，慢性腎不全，糖尿病，アルコール多飲が本症の約90％にみられることから，動脈硬化に伴う血管の蛇行と脆弱化が原因とする後天説と先天的な動脈の走行異常が考えられている．その他，誘因としてアスピリンやNSAIDの服用などがあげられる．ヘリコバクターピロリ菌との関連は不明である．発症年齢は50-70歳で，男女比は3-6：1と男性に多くみられる．

3．臨床症状

突然の吐下血（約半数），吐血または下血で発症する．通常，消化性潰瘍でみられるような高度な腹痛は認めない．前駆症状としてめまい，胸やけなどが約10-20％にみられる．

4．診断・治療

上部内視鏡検査が最も診断に有用である．初回内視鏡での診断率は49〜92％と報告されている．出血点が非常に小さいために発見できない場合は繰り返し検査を行う必要がある．診断までに3回以上の内視鏡検査を要する症例が約6％以上であったと報告されている．診断が困難な症例では血管造影が行われる．

治療は内視鏡の止血術が第一選択である．止血方法として，クリップ法，EVL法，高張ナトリウム－エピネフリン液局注法，エタノール局注法，高周波電気凝固法，ヒートプローブ凝固法，レーザー凝固法などが施行される．手術は内視鏡的診断が困難な症例や出血のコントロールができないような症例で選択される．補助治療としてプロトンポンプ阻害剤やH2レセプター拮抗薬の投与が行われている．

5．予　後

再出血が6〜28％に認められるが，十分な治療が行われた場合，再発はほとんどない．内視鏡治療が普及する以前は死亡率約80％であったが，現在では20％以下である．

問題の解説と解答

問題 1

上部消化管出血の治療は出血性ショックの対策を優先したうえで，状態が安定してから内視鏡による出血源検索を行うことが基本である．出血直後では血液が濃縮され真のHb値やHt値より高くなるため，吐血時のHb値やHt値よりさらに低下していると考えなければならない．本症例では血圧・脈拍数などから中等量(1,000〜2,000ml)の出血が予想される．しかしながら，慢性腎不全を合併しており，腎性貧血の存在を考慮したうえで輸血の必要性や量を決定すべきで，吐血前の末梢血検査値は初期治療にあたり重要な情報である．その次に原因を考えるうえではアスピリン服用歴や血清CEA値は参考になるが，便潜血反応の陽性の有無やヘリコバクターピロリ菌感染の有無は吐血時の治療では重要でない．

問題 2

内視鏡像では凝血塊の付着がみられている(図1a)．凝血塊を除去すると小さな粘膜欠損の中に露出血管を認める(図1b)．Dieulafoy's ulcerと診断される．肝疾患を認めないこと，繰り返す嘔吐，腹痛など前駆症状を認めないこと等から食道静脈瘤，マロリーワイス症候群，十二指腸潰瘍は考えにくい．逆流性食道炎では大量吐血は通常認めない．慢性腎不全症例で症状なく吐血を認めた場合はDieulafoy's ulcerやgastric antral vascular ectasia (GAVE)を念頭において内視鏡検査を行う．本症例ではクリップにて止血処置した．

問題 3

Dieulafoy's ulcerのうち74％が胃に認められる(十二指腸14％)．胃の中では体上部が好発部位で(約65％)，特に小弯後壁に認めることが多い．

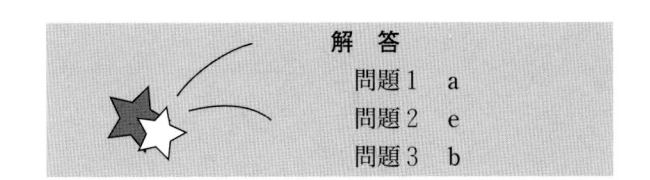

```
解　答
問題1　a
問題2　e
問題3　b
```

レベルアップをめざす方へ

内視鏡的止血法を組み合わせて行うことで，単独法での止血より再出血が起こりにくいとの報告がある．

●文　献●

1) Lee Y, et al.：Dieulafoy's lesion. Gastrointestinal Endsc 58：236-243, 2003
2) 辻井　正, 松本昌美：Dieulafoy潰瘍(exulceratio simplex)．消化管症候群上巻．日本臨牀(増刊)　244-246, 1992

[山本　伸／岡崎　和一]

疾患 12 胃体上部小彎の頂部が自壊した粘膜下腫瘍

問題編

症例呈示

症例
23歳 女性
主 訴：吐血
生活歴：特記すべきことなし
家族歴：特記すべきことなし
既往歴：11歳時 虫垂炎手術
現病歴：2003年9月8日午前7時頃気分不良あり自宅トイレで吐血した．救急搬送され近医へ入院．内視鏡検査では胃内に多量の凝血塊あり出血源は同定できず．バイタルサインは安定していたため，絶食と輸液で経過観察されたが，翌日昼頃に再度吐血あり．血圧低下も認めたため当院救命救急センターへ搬送された．

初診時現症：身長156cm，体重49kg，体温36.7℃，血圧98/58mmHg，脈拍98/min・整，意識清明，栄養良，表在リンパ節（頸部・腋下・鼠径部）触知せず，眼瞼結膜 貧血様，眼球結膜 黄染なし，心音・呼吸音 異常なし，腹部平坦軟，圧痛（－），反跳痛（－），腫瘤（－），肝・脾臓・腎臓 触知せず，四肢 浮腫（－），神経学的所見 異常なし

検査所見：
検尿：蛋白（－），糖（－），ウロビリノーゲン（±），潜血（－）

検血：RBC 219万 /ml, Hb 6.6 g/dl, Ht 20.0 %, WBC 7840 /ml, Plt 23.1万 /ml

生化学：AST 4, ALT 3, LDH 108 U/L, ALP 46 U/L, gGTP 5 U/L, T.P. 5.0g/dl, Alb 2.9 g/dl, T.B. 0.4 mg/dl, D.B. 0.1 mg/dl, amylase 39 U/L, BUN 21 mg/dl, Cr 0.7 mg/dl, UA 2.5 mg/dl, Na 141 mEq/L, K 4.6 mEq/l, Cl 110 mEq/l, FBS 76 mg/dl, T.chol 76 mg/dl, TG 85 mg/dl

血清；CRP（－），ECG：n.p. 胸部X線：CTR 43％ 肺野異常なし

上部消化管内視鏡検査：救急搬送後2日目の上部内視鏡検査像（図1）．

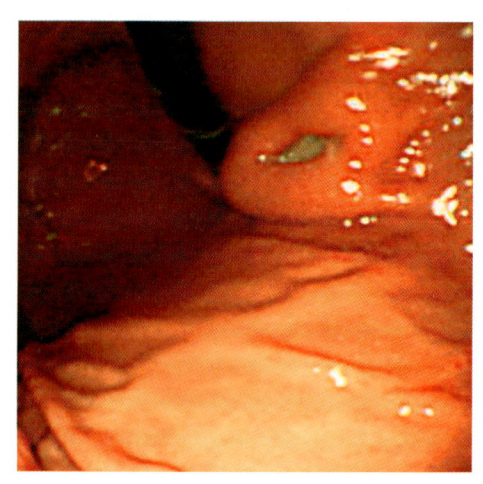

図 1

設 問

問題1 本症の鑑別診断として重要なものを選択せよ．
a. 胃癌
b. 胃潰瘍
c. マロリー・ワイス症候群
d. 食道静脈瘤
e. GIST

問題2　本症の診断に有用な検査項目を選択せよ．
(1) 上部消化管内視鏡
(2) 超音波内視鏡下穿刺生検
(3) 注腸
(4) 腹部X線
(5) 内視鏡的逆行性膵胆管造影（ERCP）

問題3　本症の治療として適当な項目を選択せよ．
a. 放射線治療
b. 抗癌剤治療
c. 外科切除
d. プロトンポンプ阻害剤
e. 抗生物質

問題の解説と解答

問題 1

吐血が認められた場合は出血源がトライツ靱帯より口側にあると考えるのが一般的である．胃癌・胃潰瘍・マロリー・ワイス症候群，食道静脈瘤，GISTの時壊例どれもが吐血の原因となりうる．正常粘膜に覆われた隆起性病変は粘膜下腫瘍の特徴的所見であり胃癌で粘膜下腫瘍様の形態が認められることはまれである．また，胃潰瘍は空腹時に心窩部痛などの症状を伴うことが多い．マロリー・ワイス症候群は気分不良で嘔吐した後に，食道粘膜下端部粘膜が長軸方向に裂けることにより吐血を来す疾患である．食道静脈瘤に関しては，内視鏡上食道に静脈の拡張像は認めていない．

問題 2

GISTの部位別発生頻度は胃＞小腸＞大腸＞食道の順に多く，その頻度は胃が60〜70％，小腸が20〜30％，大腸5％，食道5％である．本例のように吐血を認めた症例には，出血源の同定と粘膜下腫瘍であるか否かの診断に上部内視鏡検査は有用である．粘膜下腫瘍と診断され多場合，腫瘍が存在する主座が粘膜下層であるのか筋層であるのかにより鑑別する疾患が異なってくる．筋層に由来する消化管間葉系腫瘍にはGIST以外に平滑筋腫・神経鞘腫診断が含まれるが，消化管間葉系腫瘍の鑑別には組織学的検討が必要である．よってGISTの診断に超音波内視鏡下穿刺生検は有用である．注腸検査は大腸のGISTの診断には有用なこともあるが，吐血を主訴とする症例の診断には適さない．腹部XPは巨大なGISTによる圧排所見や石灰化像の確認には有用であるが腹部XPで質的診断を下すことは困難である．膵胆管系にGISTが発生することはほとんどなくERCPは不要である．

問題 3

悪性GISTに放射線療法・化学療法の奏功率は極めて低い．また本例では明らかな転移層も確認されていないため放射線療法・化学療法は適応とならない．治療を要するGISTに関しては，できる限り外科的に切除することが推奨される．GISTに対してプロトンポンプ阻害剤や抗生剤は無効である．

解　説　編

GIST

1．概　念

1970年頃以前までは，消化管筋層から発生する間葉系腫瘍はほとんどが平滑筋腫と考えられていたが，実際には子宮や皮膚にみられる典型的な紡錘形細胞のみからなる平滑筋腫とは異なり，上皮様の光学顕微鏡像を呈するものまでを含んだ分類であった．1970年頃の電子顕微鏡の導入，1980年頃の免疫組織科学の導入により消化管間葉系腫瘍の多くが平滑筋としての特徴を有していないことが明らかになってきた．Rosaiは1996年Ackerman's Surgical Pathology第8版に消化管に発生するすべての非上皮性腫瘍を広義のGISTとし，筋原性マーカーが発現するものをsmooth muscle type，神経原性マーカーを発現するものをneural type，筋原性と神経原性マーカーの両者を発現するものをcombined smooth muscle-neural type，どちらのマーカーも発現しないものをuncommitted typeとした分類を発表した．未だにこの分類が世界標準であるとの誤解により消化管間葉系腫瘍の分類に混乱が残っている．

1998年，典型的な平滑筋腫・神経鞘腫以外の消化管間葉系腫瘍のほとんどに c-kit 遺伝子産物（KIT）が発現していることが明らかになり，その免疫学的特性がカハールの介在細胞(Intestinal cells of Cajal：ICCs)に類似することから，現在GISTはICCsに由来する共通の性質を有した特殊な腫瘍であると考えられている

消化管間葉系腫瘍

KIT（+）　KIT（−）
CD34（+）
CD34（−）
デスミン（+）　S-100蛋白（+）

GIST
約70％でCD34（+）
約20％でα-SMA（+）
ほぼ100％で
ビメンチン（+）
デスミン（−）
S-100蛋白（−）

平滑筋腫
ほぼ100％で
CD34（−）
α-SMA（+）
ビメンチン（−）
S-100蛋白（−）

神経鞘腫
ほぼ100％で
CD34（−）
ビメンチン（+）
デスミン（−）
α-SMA（−）

図　2

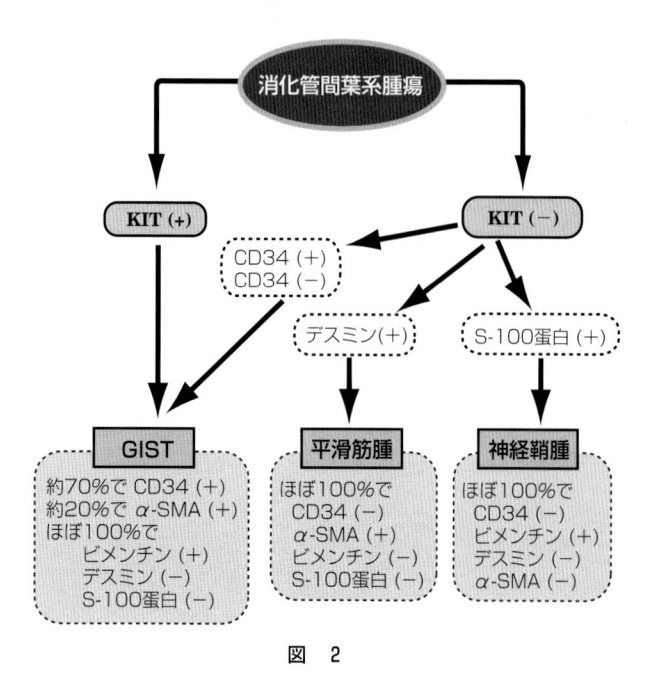

（図2）．

2．病　因

　GISTはカハール介在細胞を起源とする腫瘍と考えられており，その発生にc-kit遺伝子の機能獲得性変異が深く関与している．今日までにGISTの約90％にc-kit遺伝子の機能獲得性変異が関与していることが明らかになっている．最近さらにc-kit遺伝子に機能獲得性変異を認めないGISTの約半数にPDGFR-alpha遺伝子の機能獲得性変異が存在することが報告された．

3．臨床症状

　GISTは症状が現れにくく，腫瘤が大きくなるまで症状に乏しいことが多い．また，症状が現れてもGIST特有の症状は少なく，腫瘍の発生場所に依存した症状であることが多い．症状が現れるとすれば出血，腹痛，腫瘤触知であることが多く，腫瘍の大きさが増大するとこれらの症状の出現頻度も増加する．出血を伴う場合，腫瘍の多くは潰瘍（central spot ulcer）を伴っている．部位別では食道のGISTは無症状で偶然に発見されることが多く，症状がある場合は嚥下時違和感や嚥下困難である．胃のGISTも無症状で発見されることが多く，症状がある場合は，吐下血や貧血，腹痛，腫瘤触知などである．小腸・大腸のGISTは症状が出てから見つかることが多く，その症状は出血，腸閉塞，腫瘤触知，腹痛である．

4．診　断

　食道・胃・十二指腸のGISTは胃癌検診などの上部消化管造影検査や内視鏡検査時に偶然発見されることが多い．粘膜下腫瘍であるため典型的なものではbridging foldを伴い，中心壊死が生じると腫瘍中央部に深い潰瘍（central spot ulcer）を形成することがある．小腸・大腸のGISTの診断は困難で，最も有望な検査は小腸・大腸の場合はmulti-detector CTである．上部消化管のGISTに関しても腫瘍径が4～5 cmを越える場合は周囲への進展を診断するためにmulti-detector CTが有用である．

　GISTであることの最終診断は病理組織診断によるが，このためには超音波内視鏡下穿刺吸引生検が有用である．超音波内視鏡下穿刺吸引生検は比較的安全な組織採取法であり，免疫染色のみならずc-kit遺伝子やPDGF-alpha遺伝子の検索も可能である．GISTと鑑別を要する消化管間葉細胞腫にはGIST，平滑筋腫，神経鞘腫が含まれ，これらの腫瘍ではKIT，デスミン，S-100蛋白が個々の腫瘍において同時に発現することがほとんどないため消化管間葉細胞腫の鑑別診断はこれら3種類の免疫染色を中心に検討しCD34・a-SMA・ビメンチンの免疫染色を併用する．典型的な免疫染色パターンは，GISTがKIT陽性・デスミン陰性・S-100蛋白陰性，平滑筋腫がKIT陰性・デスミン陽性・S-100蛋白陰性，神経原性腫瘍がKIT陰性・デスミン陰性・S-100蛋白陽性である．CD34はGISTにおける陽性率が70％とKITの陽性率に比べると低いが，GIST以外の消化管間葉細胞腫で陽性になることが少なくGISTの確認に有用である．ビメンチンは平滑筋腫で通常陰性，その他の消化管間葉細胞腫で陰性である．α-SMAはほぼ100％の平滑筋腫と約20％のGISTで陽性となりその他の消化管間葉細胞腫では陰性であるので確認のためには意義があるマーカーである（表1）．最近，*c-kit*の遺伝子変異が認められないCIST症例の約半数にPDGFR-alphaの機能獲得性変異が認められる事が報告された．KITの免疫染色陰性でデスミンもS-100蛋白も陰性の症例においては考慮する必要がある．

　*c-kit*および*PDGFR-alpha*遺伝子解析に関しては，メシル酸イマチニブ（グリーベック）の奏功率がc-kit遺伝子や*PDGF−alpha*遺伝子の変異部位により大

表1　消化管間葉系腫瘍におけるGIST，
平滑筋腫，神経鞘腫の頻度

GIST	70〜80%
平滑筋腫	10〜20%
神経鞘腫	5%

表2 GISTのリスク分類

	腫瘍径	腫瘍細胞分裂像数
超低リスク	< 2 cm	<5/50 HPF
低リスク	2≦ < 5 cm	<5/50 HPF
中リスク	< 5 cm	5≦ <10/50 HPF
	5≦ <10 cm	<5/50 HPF
高リスク	5≦ <10 cm	<10/50 HPF
	≧10 cm	≧ -#
	-#	≧10/50 HPF

-# 腫瘍径ないし腫瘍細胞分裂像に無関係

きく異なるため，メシル酸イマチニブの有用性を予見し治療方針を決定するための判断基準として期待される．

GISTのリスク分類は（表2）のごとくである．GISTの悪性度の評価は，すべてのGISTに悪性の可能性があるため良性・悪性分類より低リスク・高リスクのような実用的な分類が用いられることが多い．

5．治　療

外科的手術の適応は，低リスク群以上が相対適応，中リスク群以上が積極的適応となる．超低リスク群のGISTは原則経過観察する．腫瘍径で判断する場合は，2cm以上5cm未満であれば外科手術を勧めるが，患者自身の意志を重視する．5cm以上であれば積極的に外科手術を推奨する．外科治療の場合，GISTのリンパ節転移はきわめて少ないためリンパ節郭清は要しない．血行性転移は肝に起こりやすくいが，転移巣がH2以下で切除可能であれば肝切除も含めた切除が勧められる．H3以上の肝転移や腹膜播種病変であっても合併症を起こす可能性があれば，根治切除でなくとも外科治療の適応になる．

切除不能の症例に対して唯一有効な治療薬は，メシル酸イマチニブである．悪性化したGISTにおいて機能獲得性変異により活性化したKITからのシグナルは腫瘍の増殖に深く関与している．メシル酸イマチニブはKIT受容体に作用しKITからのシグナルを抑制することにより抗腫瘍効果を発揮する．有効性は高くPR約50％，SD約30％である．

6．予　後

臨床的に悪性GISTと良性GISTを明確に区別する基準はなく，良性と診断されても再発転移を起こすことはまれではない．現実には臨床的悪性所見を呈する腫瘍のみが悪性と判断可能である．臨床的悪性基準は，1．腫瘍径5cm以上，2．周囲臓器浸潤，3．転移層の存在，4．腹膜播種の存在，5．再発，6．腫瘍細胞分裂像が10/50HPF以上である．全GISTの30～40％程度が悪性の経過をたどるとされている．悪性GISTの術後再発までの期間は半年～2年までのことが多いが，術後10年以上たってから再発する例も希ながら存在する．メシル酸イマチニブ使用前は術後の平均生存期間は18～20カ月，転移再発GISTの平均生存期間は1～3年であった．メシル酸イマチニブ登場後の期間が短いため未だ十分な経過観察はできていないが，メシル酸イマチニブにて加療をした再発進行GISTの予想1年生存率は90％となっている．

レベルアップをめざす方へ

慢性骨髄性白血病の治療薬として認可されていたメシル酸イマチニブ（商品名：グリーベック）が切除不能の悪性GISTにたいし2003年7月保険適応となった．分子レベルにおいて，メシル酸イマチニブはBCR-ABL，KIT，PDGF-Rに存在するATP結合部位の共通構造を特異的に認識し，おのおののチロシンキナーゼ活性を阻害する．GISTにおいてメシル酸イマチニブは機能獲得性変異により活性化されたKITまたはPDGFRからの細胞内シグナル伝達経路を遮断することにより抗腫瘍効果を発揮する．その他のチロシンキナーゼはメシル酸イマチニブの臨床使用濃度の範囲内では阻害を受けないため，メシル酸イマチニブは特異性の高い分子標的治療である．

［筒井　秀作／木下　和郎／篠村　恭久］

疾患 13 若い男性で腹部は板状硬 どうすればいい？

問題編

症例呈示

症例
22歳　男性
主　訴：上腹部痛
生活歴：アルコール機会飲酒，タバコ40本/日
家族歴：特記事項なし
既往歴：特記事項なし
現病歴：2003年5月初旬より心窩部痛を自覚していたが，食事後に改善していたので市販薬の内服で様子をみていた．2003年5月10日深夜に突然激烈な上腹部痛が出現し持続するため，5月11日早朝に来院した．
初診時現症：身長172cm，体重59kg，体温38.1℃，血圧135/65mmHg，脈拍65/分・整，意識清明，栄養良，表在リンパ節を触知せず，眼瞼結膜貧血なし，眼球結膜黄染なし，心音・呼吸音異常なし，腹部平坦・板状硬，腹部全体に圧痛（＋），反跳痛（＋），四肢浮腫なし，神経学的所見異常なし
検査所見：
検尿：蛋白（－），糖（－），ウロビリノーゲン（－），潜血（－）
検便：便ヘモグロビン（－）
検血：RBC 460万/μl，Hb 13.9g/dl，Ht 39.9％，WBC 18200/μl，Plt 23.4万/μl
生化学：AST22IU/l，ALT15IU/l，LDH155IU/l，ALP 122IU/l，LAP25IU/l，γ-GTP 22IU/l，TP 7.2g/dl，Alb 4.4g/dl，T.Bil. 0.7mg/dl，D.Bil. 0.3mg/dl，AMY 114IU/l，BUN14mg/dl，Cr0.5mg/dl，UA 5.2mg/dl，Na138mEq/l，K4.1mEq/l，Cl105mEq/l，FBS91mg/dl，T.chol201mg/dl，TG114mg/dl

血清：CRP（－），ECG：正常範囲内
胸部X線：右横隔膜下に遊離ガス像あり
腹部エコー：肝胆膵に特記所見なし

設問

問題1 本症の鑑別診断として重要なものを選択せよ．
(1) 急性胃粘膜病変（AGML）
(2) 胃アニサキス症
(3) 胆石発作
(4) 急性膵炎
(5) 急性虫垂炎
 a (1), (2)　b (1), (5)　c (2), (3)　d (3), (4)
 e (4), (5)

問題2 本症の診断に有用な検査項目を選択せよ．
(1) 胸腹部単純X線
(2) 上部消化管内視鏡
(3) 注腸造影
(4) 内視鏡的逆行性膵胆管造影
(5) 腹部CT
 a (1), (2), (3)　b (1), (2), (5)　c (1), (4), (5)
 d (2), (3), (4)　e (3), (4), (5)

問題3 本症の治療としてまず考慮するべきものを選択せよ．
a. 抗生物質
b. PPI
c. H2受容体拮抗剤
d. 蛋白分解酵素阻害剤
e. 緊急手術

解 説 編

消化管穿孔（総論）

　消化管穿孔の多くは，放置すれば腹膜炎を併発し敗血症に至り，早期に処置しなければ重篤化する．持続的で腹部全体に強い自発痛を認め，腹膜刺激症状を呈する場合は消化管穿孔を疑う．腹膜刺激症状は，腹膜への炎症の波及を示唆しており，外科的処置が必要な状態であることを意味する．筋性防御が腹壁全体にわたるものを板状硬という．上部消化管穿孔による腹痛は突然で激しい疼痛であることが多いが，高齢者では腹部症状に乏しい場合があり注意を要する．胸腹部単純X線・CT・超音波検査で腹腔内遊離ガスや腹水の有無を診断し，血液検査で白血球数・CRPなどの炎症所見，肝・腎機能，電解質などを把握しておく．問診では，潰瘍の既往，ステロイド剤・消炎鎮痛剤内服の有無，嘔吐などによる腹圧のかかる状況の有無などの聴取が重要である．また，救命のためには診断よりまず緊急度を判断することが大切である．

胃・十二指腸潰瘍穿孔

1．概　　念

　胃・十二指腸潰瘍の発生は，胃粘膜防御因子と攻撃因子のバランスが崩れることが主な原因と考えられていたが，1982年に*Helicobacter pylori*（*H. pylori*）が発見されてからはその治療は大きく変化した．現在では，胃・十二指腸潰瘍の原因の約80％は*H. pylori*の感染かあるいは非ステロイド系消炎鎮痛剤（NSAID）が関与しているものと考えられている．

2．病　　因

　胃・十二指腸潰瘍は消化性潰瘍ともいわれるように，胃酸とペプシンの強力な消化作用により，自己の消化管を傷害した病態である．そのメカニズムは，防御因子と攻撃因子が直接的または間接的（種々のサイトカイン，ホルモン，フリーラジカルなどを介して）に複雑に絡み合い，そのバランスが崩れて生じる．近年は攻撃因子のうち*H. pylori*が特に注目されている．ただし，胃潰瘍と十二指腸潰瘍ではその発生因子は必ずしも同一ではない．

3．臨床症状

　十二指腸潰瘍による痛みは，典型的には心窩部に限局する焼けるような鈍痛であるが，穿孔した場合には突然の上腹部痛で発症し，徐々に腹膜炎を呈してくる．それまでに潰瘍症状がなくても突然発症することもある．また，いったん穿孔してもその後大網などに覆われるなどして症状が次第に軽減することもある（腹膜反応期）．

4．診　　断

　突然の上腹部痛をみたらまず消化管穿孔を疑うことが重要であるが，上腹部痛をきたす疾患は消化器疾患以外にも多岐にわたるため，診断が困難なことがある．胸腹部単純X線撮影がまず行われるが，腹腔内の遊離ガス像（free air）は胸部立位撮影で検出しやすい．痛みで立位をとれない場合は左側臥位で撮影する．腹部CTは，free airのみならず，後腹膜腔や腸間膜内のガス像も検出できる非常に有用な検査である．この際，ガス濃度と脂肪濃度を見分けられるwindow条件で観察することが大切である．穿孔部位を確定診断するためには上部消化管内視鏡検査や造影検査も有用であるが，必須ではない．

5．治　　療

　治療の原則は外科的処置による感染巣の除去（消化管穿孔部の修復，壊死組織の除去）と適切な腹腔ドレナージである．板状硬を呈する汎発性腹膜炎に対する非手術的治療は一般に行われない．可及的速やかに外科的手術により，感染源の除去とドレナージ，腹腔内洗浄を施行する．全身状態が良好な症例に対しては，手術を前提として上部消化管内視鏡検査を行う．単純閉鎖術や大網充填術の適応にならない十二指腸狭窄や胃癌の有無を術前に診断可能であり有用である．手術方法は広範囲胃切除術から大網充填術までさまざまであるが，*H. pylori*時代の現在は除菌治療を念頭に，緊急時は大網充填術が開腹下だけでなく腹腔鏡下にも行われることが多くなってきた[1]．

6．予　　後

　胃・十二指腸潰瘍穿孔では，初期においては細菌の関与は少ないが，時間の経過とともに細菌性腹膜炎へと移行する．増悪すると汎発性腹膜炎となり，敗血症，播種性血管内凝固症候群（DIC），多臓器不全症候群

(MODS)へと重篤化する．しかし，出血，穿孔，狭窄などの重篤な合併症がなければ消化性潰瘍の予後はきわめて良好である．一方，再発を繰り返しながら慢性に経過するのも本症の特徴である．潰瘍の再発を促進するrisk factorには，精神的・肉体的ストレス，これに伴う食事，睡眠を含めた生活リズムの不規則性，喫煙，そしてH. pylori感染などが重要視されている．

患者の生活指導，その他（インフォームドコンセント）

潰瘍の内科的療法の基本は心身医学的療法，食事療法，薬物療法である．

1．心身医学的療法

精神的・肉体的ストレスは最も根本的なrisk factorであり，これらからの解放がまず治療の前提である．入院加療や，心身医学的アプローチも必要となる．

2．食事療法

食事制限は合併症の認められるときに限られるが，胃酸分泌を促すアルコール，コーヒーおよび強烈な香辛料，刺激性の嗜好品は避けたほうがよい．適量のアルコールはストレスの解除にもよく，あえてこれを禁じることは得策とはいえない．喫煙はすべての観点から潰瘍のrisk factorであり，まずこれを禁止すべきである．

3．薬物療法

攻撃因子を抑制し，防御因子を増強することが原則である．薬物の選択には潰瘍胃の背景胃粘膜の把握（萎縮性胃炎の広がり）が重要で，胃酸分泌能を念頭におく必要がある．酸分泌の強い十二指腸潰瘍あるいは若年型の胃潰瘍，幽門前庭部の胃潰瘍では攻撃因子抑制薬が，酸分泌の低い高年型胃の高位の潰瘍では防御因子増強薬が選択される．H２受容体拮抗薬の開発は薬物療法に革命的進歩をもたらし，さらにプロトンポンプ阻害薬（PPI）の酸分泌抑制能と潰瘍治癒の促進効果はH２受容体拮抗薬を凌いでいる．最近では，H. pylori陽性の消化性潰瘍症例には除菌治療も保険適用となり，2003年4月にはEBMに基づく胃潰瘍診療ガイドラインが公表されている．

問題の解説と解答

問題　1

上腹部痛の鑑別診断としては選択肢の消化器疾患があげられるが，高齢者では心筋梗塞，大動脈解離や肺炎などの他臓器疾患も念頭におかねばならない．急性胃粘膜病変（AGML）は強い上腹部痛をきたす．胃アニサキス症も同様で，特にサバなどの生魚摂取の問診がポイントとなる．いずれも腹膜刺激症状の有無を十分評価する必要がある．胆石発作，急性膵炎はエコー所見や血液検査より否定的である．急性虫垂炎も上腹部痛で発症することがあるが，経過とともに右下腹部へ痛みが移動することが多い．

問題　2

突然の上腹部痛で発症し板状硬を呈していることから，消化管穿孔を第一に考えなければならない．胸腹部単純X線写真でfree airが描出されない場合でも，CT検査ではごく微量のfree airを描出しうるため同時に行っておきたい検査である．上部消化管内視鏡検査も有用ではあるが，このような状況下では適応は限られる．

問題　3

板状硬を呈する汎発性腹膜炎に対しては可及的速やかに外科的手術を行い，感染源の除去とドレナージ，腹腔内洗浄を施行する必要がある．

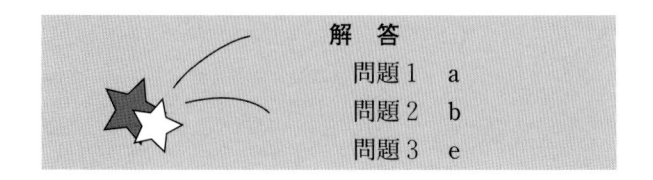

```
解　答
問題1　a
問題2　b
問題3　e
```

レベルアップをめざす方へ

穿孔の治療の基本は手術であるが，施設によっては穿孔症例でも条件を満たせば保存的に治療することも行われるようになっている[2]．ただし，厳重にかつ経時的に経過観察を必要とし，症状が悪化した時に緊急手術ができる体制を整えておくことが前提である．

●文　献●
1）白石憲男，北野正剛：鏡視下手術の現況と問題点 適応と限界 7．胃，十二指腸外科．日外会誌，103：733-736, 2002.
2）市倉隆，望月英隆：消化管穿孔．消化器外科 22：1077-1082, 1999.

［石川　浩一／北野　正剛］

疾患 14 何か喉にひっかかるものがある どうすればいいの？

問題編

● 症例呈示

症 例
76歳 女性
主 訴：のどの異物感，嚥下痛
生活歴：特記事項なし
家族歴：特記事項なし
既往歴：60歳より高血圧の薬を服用している．
現病歴：夕食に鯛の入った味噌汁を飲んだ瞬間にのどに異物感と，唾を飲み込む度に疼痛が出現するようになった．翌朝になっても軽快しないため来院した．
初診時現症：身長151cm，体重48kg，体温36.5℃，血圧145/90，脈拍72/分・整，意識清明，栄養普通，頸部・上鎖骨窩ならびに前胸部に発赤・腫脹・圧痛なし．胸部ならびに腹部所見に異常なし．その他特記すべき事項なし．
検尿：異常なし．
検血：異常なし．
生化学：T. chol 220mg/dl以外に異常なし．
血清：CRP（−）
胸部X線：異常なし

● 設 問

問題1 本症の鑑別診断として重要なものはどれか．2つ選べ．
a．喉頭の異物
b．咽頭の異物
c．咽頭癌
d．食道癌
e．頸部食道の異物

問題2 本症の診断に有用な検査項目はどれか．1つ選べ．
a．頸部X線検査
b．胸部超音波検査
c．胸部X線検査
d．食道内視鏡検査
e．腹部CT

問題3 治療せずにこのまま放置した場合に出現しやすい合併症はどれか．2つ選べ．
a．声帯肉芽腫
b．縦隔炎
c．逆流性食道炎
d．扁桃周囲膿瘍
e．Plummer-Vinson症候群

解説編

● 咽頭・食道の異物症

1．疾患概念

　異物症とは何らかの原因で異物が生体内に入り込み、それによって惹起される症状を呼称したものである。咽頭・食道の異物症では、誤ってあるいは故意に異物を飲み込み、それが咽頭内あるいは食道内に留まっている状態にある。

　なお、飲み込んだ異物が上部消化管内に入る状態を"誤飲"または"誤食"と言い、喉頭・気管・気管支内に入る状態を"誤嚥"と言う。

2．病因

　咽頭・食道における異物の種類は多い。骨片、食塊（肉、野菜、豆類、昆布など）、釘、硬貨、義歯、針、ボタン、PTP（Press Through Pack）包装の薬剤、ボタン状アルカリ電池、その他さまざまである。

　乳幼児では異物を口に含んで遊んでいる最中に誤飲することが多い。成人では魚骨や肉塊が多い。老人ではＰＨＰ包装の薬剤、肉塊、義歯などが多い。精神病の患者では毛髪など日常の経口摂取物とはかけはなれた物を大量に飲み込むことが多い。

3．症候

　咽頭異物ではのどに異物感、疼痛、嚥下痛（唾液・水・飲食物を飲み込む時に出現する疼痛）がある。食道では異物が第1狭窄（入口部）に停滞しやすく、のどから前胸部にかけての異物感・苦悶感の出現の他に、通過障害、嚥下時の背部への放散痛、さらには嚥下運動の障害によって流涎や頻回に唾を吐き、唾に血液の混入をみることがある。

　なお異物が喉頭に入り込むと（誤嚥）、咳嗽発作、喘鳴、呼吸困難が出現する。

4．診断

　問診では異物となる可能性のある物の経口摂取を契機に発症したことと、発症の日時を聞く。また異物の内容と症状を詳細に聞く。前述のようなのどの諸症状があれば、異物は咽頭か頸部食道に停滞している可能性が強い。のどの諸症状に乏しい症例では、異物が中部食道あるいはさらには食道を通過して胃や腸管に移動している可能性が大きい。

　触診では頸部の甲状・輪状軟骨の後部に手指を入れて左右に動かす。疼痛があれば咽頭異物か頸部食道異物の可能性はさらに高くなる。

　視診ではまず開口させ、口腔・中咽頭内の異物を探す。魚骨は口蓋扁桃周囲に刺っていることが多い。下咽頭内の異物は開口による視診のみでは発見できない。間接喉頭鏡、喉頭直達鏡、経鼻腔的喉頭電子スコープ（あるいはファイバースコープ）などで下咽頭内を入念に探す。これによっても異物が発見できなければ、頸部食道の異物を疑う。そこで頸部の側面X線撮影と超音波検査を行なう他、胸部の正面・側面X線撮影も行なう（図1）。異物の種類によってはX線で描出されないものがあることは言うまでもないが、その

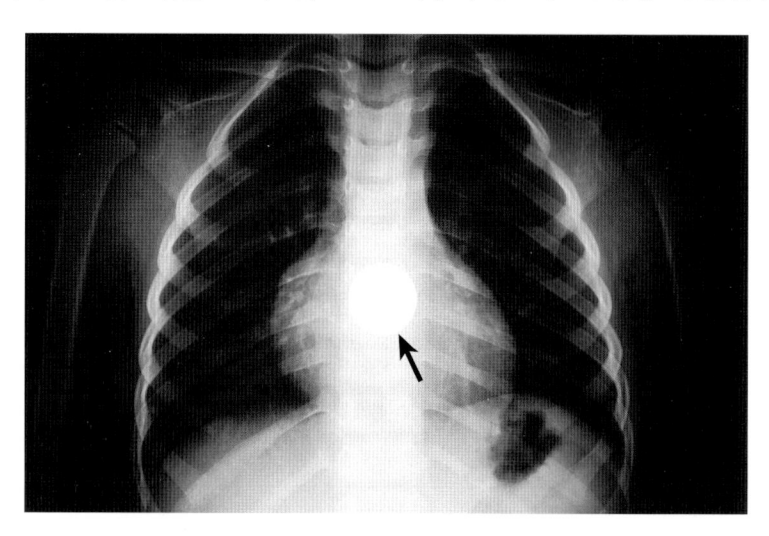

図 1
硬貨はX線で描出できる．3歳児の下部食道の百円硬貨（矢印）．

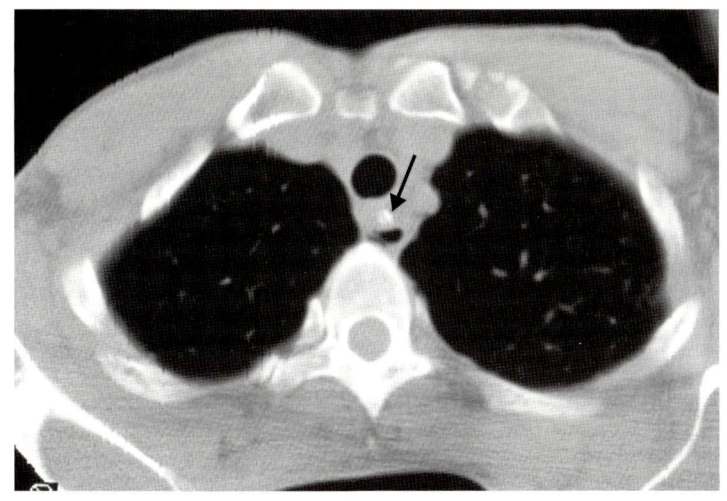

図 2
魚骨はCTによって描出できる（矢印）．

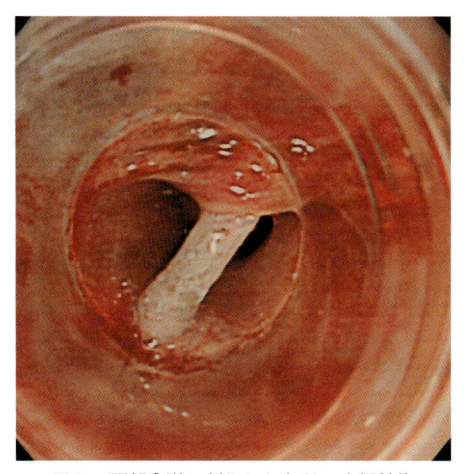

図3　頸部食道に刺入した魚骨の内視鏡像

ような異物でもＣＴで描出されることが少なくない（図2）．これらによって食道異物がさらに強く疑われたり，異物が描出されたら食道内視鏡検査を施行して異物とその周囲の食道壁の状態を観察する（図3）．

5．治　　療

最も頻度が高い魚骨の咽頭部への刺入の場合は，「ご飯のまるのみ」によって魚骨が抜け落ちることがあるが，逆に一層深く組織内に刺入してしまうこともある．家庭での魚骨の摘出の執拗な試みは，粘膜損傷を増大させる危険性が大きい．

口腔・中咽頭の異物は，患者を開口させて視診で見つけ出し，鑷子などで摘出する．口蓋扁桃周囲に刺さった長い魚骨であれば容易に発見して摘出できるが，1〜2 mmのものは発見と摘出が容易ではないことが少なくない．摘出後も数日間は咽頭部に軽い疼痛が残ることがある．異物の摘出後にも前述のように頸部の甲状・輪状軟骨の後部に手指を入れて左右に動かしてみて異物の刺入部に疼痛があれば，異物の一部分の残存を考える．

下咽頭と食道の異物は内視鏡によって探し出して，内視鏡下に摘出する．これは熟練を要する技術なので，患者を専門医（下咽頭あるいは頸部食道の異物であれば耳鼻咽喉科の専門医，頸部食道から胃さらには十二指腸までの部位のいずれかに停滞している異物であれば，消化器科の専門医）に紹介する．

6．合併症の診断と治療

異物の組織内への刺入によって，潰瘍，膿瘍，穿孔，出血をみることがある．例えば小さい魚骨が組織内に埋没したまま放置されると，咽喉頭膿瘍や扁桃周囲膿瘍になる．病変部は発赤，腫脹し，頸部リンパ節が腫大する．病変部中心の疼痛とともに，嚥下痛，発熱，悪寒が出現する．血液・生化学検査では白血球増加，CRP陽性，赤沈亢進がみられる．診断の決め手は腫脹部を穿刺して膿汁貯留を確認することである．治療は穿刺または切開によって排膿し，抗生物質，消炎鎮痛薬を投与する．

咽頭が穿孔すると，頸部，上鎖骨窩の腫脹，発赤，圧痛が出現する．

電池やバッテリーの強アルカリの内容物が漏れ出て，あるいは魚骨が深く刺入して食道に穿孔を生じることがある．これに縦隔炎を合併すると，突然の胸痛，嚥下困難，呼吸不全が出現する．発熱，頻脈，胸部聴診で捻髪音とハンマン徴候が聞かれる．血液・生化学検査では白血球増加，CRP陽性，赤沈亢進がみられる．胸部X線では縦隔陰影の拡大，縦隔内の鏡面形成，皮下ないし縦隔内の膿瘍形成，上縦隔のガス像などを認める．胸部CTでも縦隔の拡大の他に膿瘍形成像や空気の集積などの所見がみられる[1]．絶食と補液下で厳重に全身管理をし，抗生物質を投与する．また膿瘍に対しては縦隔ドレナージあるいは開胸ドレナージをする．

上部食道への異物の嵌入は時に気道閉塞を起こし，呼吸困難となる．早急の異物除去が必要である．

異物を内視鏡を用いて回収する際に，異物が食道壁を引っかけて粘膜裂創を作ることがある．抗潰瘍薬を投与する．

7．予　　後

異物が摘出されれば，合併症がない限りは治癒したと判断してよい．

疾患 15　3cm ぐらいのポリープが胃にあり　良性と言われた　どうするの？

問題編

症例呈示

症例
67歳，女性
主　訴：胃ポリープ精査
既往歴：1年前から高脂質血症にて近医通院治療中
家族歴：特記すべきことなし
現病歴：2003年8月，近医で行った定期採血にて貧血を指摘されたため，上部内視鏡検査をうけ，胃前庭部に直径約3cmのポリープを指摘された．ポリープの生検では良性と診断されたが，貧血の原因と考えられたため精査・加療目的にて9月15日，当院を紹介受診した．
初診時現症：身長155cm，体重55kg，体温36.5℃，血圧136/66，脈拍78/分・整，意識清明，栄養状態良好，表在リンパ節触知せず，眼瞼結膜軽度貧血，眼球結膜黄染なし，肝臓・脾臓・腎臓触知せず，四肢に浮腫を認めず，神経学的所見異常なし
検査所見：
検尿：蛋白(−)，糖(−)，潜血(−)
検便：便潜血(＋)，便ヒトヘモグロビン(−)
検血：RBC 360万/ml，Hb 9.9/dl，Ht 30.7%，WBC 3,200/ml，Plt 16万/ml
生化学：GOT 24IU/l，GPT 16IU/l，LDH 197IU/l，γGTP 19IU/l，T.P. 7.0g/dl，T.B. 0.8mg/dl，BUN 17mg/dl，Cr 0.8mg/dl，Na 146mEq/l，K 3.8mEq/l，Cl 103mEq/l，FBS 99mg/dl，T. chol 210mg/dl，TG 160mg/dl
血清：CRP(−)，ECG：正常範囲内
胸部X線：異常なし
腹部エコー：異常所見を認めず

設問

内視鏡写真を図1に示す．

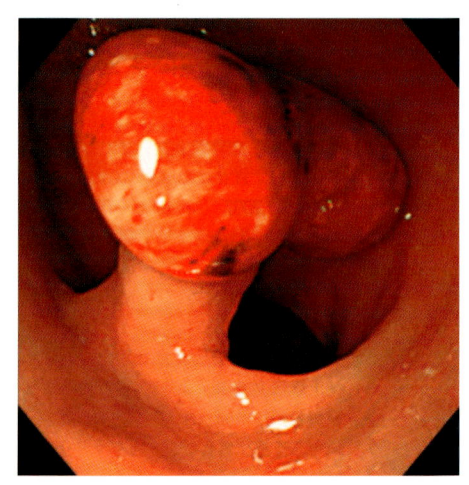

図 1

問題1　病変の肉眼形態として適切なものはどれか．
a. 山田Ⅱ型
b. 山田Ⅲ型
c. 山田Ⅳ型
d. Borrman Ⅰ型
e. Ⅱa型

問題2　本症の鑑別診断として適切なものはどれか．
(1) 過形成ポリープ
(2) 胃癌
(3) 胃底腺ポリープ
(4) 胃腺腫
(5) 粘膜下腫瘍

a (1), (2)　b (1), (5)　c (2), (3)　d (3), (4)
e (4), (5)

問題3 本症の治療として適切なものを選択せよ．
(1) プロトンポンプインヒビター (PPI) 内服
(2) 経過観察
(3) 内視鏡的ポリープ切除術
(4) 専門医紹介
(5) 腹腔鏡下胃幽門前庭部切除術

a (1), (2)　b (1), (5)　c (2), (3)　d (3), (4)
e (4), (5)

解　説　編

胃ポリープ

1．概　念
　胃ポリープは，胃粘膜の局所病変に基づき胃内腔へ突出した病変を示す臨床的かつ肉眼的な呼称で，上皮性と非上皮性（炎症性線維性ポリープ）に分類され，癌および粘膜下腫瘍は除外される．一般的には胃ポリープといった場合には良性上皮性隆起性病変を示すが，良性病変の一部に胃癌が併存する場合の診断は必ずしも容易ではないため，胃ポリープとは上皮性限局性隆起性病変の総称として使用されることが多い．

2．分　類
1）個数による分類
　発生個数による分類で単発，多発，ポリポージス（100個以上）に分けられる．
2）形状による分類
　山田（1966）による胃隆起性病変の分類が広く用いられる．I型（丘状），II型（無茎），III型（亜有茎），IV型（有茎）である（図2）．
3）組織学的分類：
　(1) 再生性ポリープ (regenerative polyp)
　(2) 炎症性ポリープ (inflammatory polyp)
　(3) 過形成ポリープ (hyperplastic polyp)：過形成の主体により腺窩上皮性（狭義の過形成ポリープ），胃底腺性，幽門腺性に分けられる．
　(5) 腺腫性ポリープ (adenomatous polyp)：化生性ポリープ (metaplastic polyp) とも呼ばれ，大腸型腺腫，扁平腺腫（異型上皮 atypical epithelium）がある．

3．成　因
　過形成ポリープはびらんなど粘膜損傷に対し，胃粘膜上皮の代償性過形成によると考えられている．

4．頻　度
　剖検例では0.1〜0.6％，胃集検では0.7〜1.6％である．男女差はほとんどないがやや女性に多く，50歳以上の高齢者に多い．腺窩上皮過形成ポリープが最も多く胃全体に発生しうるが，幽門前庭部に好発するとされている．しかし，これは過形成ポリープの多くが Helicobacter pylori (H. pylori) 感染による胃粘膜の慢性炎症に関連して発生するためであり，近年は H. pylori 感染率の低下に伴い，胃体部にポリープ（胃底腺ポリープ）が好発する傾向にある．

5．症　候
　通常無症状で身体所見も特有でなく，検診や他の疾患に伴うX線および内視鏡検査で偶然発見されることが多い．しかし，随伴性胃炎による心窩部膨満感，不快感，食欲不振，まれに疼痛などを訴えることもある．ポリープの表面にびらん，潰瘍を形成し出血した場合には貧血の原因となり得る．また，幽門近傍のポリープが十二指腸球部に脱出して間欠的な閉塞症状を来すことがある．

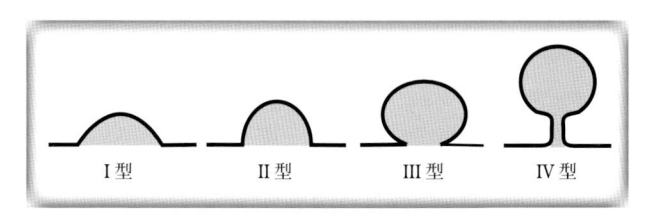

図 2
I型：隆起の起始部はなだらかで，明確な境界線を形成しない．
II型：隆起の起始部に明瞭な境界線を認めるが，くびれがない．
III型：隆起の起始部にくびれがあるが，明らかな茎を認めない（亜有茎性）．
IV型：明らかに茎を認める（有茎性）．

6. 診断・治療

X線検査：隆起性病変は陰影欠損像として描出される．山田分類を参考に大きさ，形状，起始部・表面の性状，陥凹の有無などにより粘膜下腫瘍と進行胃癌を除外し，胃ポリープを診断する．

内視鏡検査：X線検査と同様に形態，大きさに加え，色調，出血の有無，起始部の状態を明らかにし，生検による組織学的検索を行う．

超音波内視鏡検査：隆起内面の構造を描出できるので，病巣の由来・起源および組織像の推定に役立つことがある．過形成ポリープでは不均一な内部エコー，小嚢胞，第2層の挙上を認める．

1）過形成ポリープ（腺窩上皮性）

一般に過形成ポリープといえば腺窩上皮性ポリープを意味する．小さい病変では山田Ⅰ・Ⅱ型（無茎性）のこともあるが，山田Ⅲ型（亜有茎性），Ⅳ型（有茎性）が多く発赤した頭部を有し，しばしば分葉状を呈する．Ⅰ型早期胃癌との鑑別を要し，病変の大きさと茎の有無が手がかりとなる．癌化率は0.2～2.2％程度とされ，ポリペクトミー例に限ると癌共存率は2.2～7.1％と報告されている．直径20mm以上の有茎性（山田Ⅳ型）の病変では癌化率が高く，亜有茎性の場合は直径10mm以上，無茎性の場合でも5mm以上では癌の可能性があり，生検ないしポリペクトミーによる組織診断が必要である．20mm以上のポリープはたとえ生検で悪性所見を認めなくても癌化（focal cancer）の可能性があり，生検には診断限界があるため，完全生検と治療を兼ねたポリペクトミーの適応である．また，経過観察中に急速に大きくなった場合，ポリープ頂部の分葉化，結節状の変化，褪色，限局したびらん，出血などのみられる場合は癌化の可能性を考える必要がある．

2）胃底腺ポリープ（胃底腺性過形成ポリープ）

背景粘膜に炎症のない胃の体部に好発する．大きさは10mm以下で山田のⅡ・Ⅲ型を呈し，家族性大腸腺腫症における多発性胃底腺ポリープを除けば，まず癌化することはない．

3）腺 腫

亜有茎性ないし無茎性の蒼白な色調の胃隆起性病変で，Ⅱa型早期胃癌との鑑別が必要である．Ⅱa型胃癌は発赤を伴うことがあるのに対して腺腫は褪色した蒼白な色調が特徴である．腺腫は癌化率が10～30％（70％との報告もある）と高く，内視鏡的粘膜切除術の適応である．

4）胃ポリポージス

多発する胃ポリープを認めた場合は，背景疾患が存在することがあり，小腸X線検査，大腸X線検査，大腸内視鏡検査などにより他の消化管におけるポリープの有無を検索する必要がある．

(1) 胃底腺ポリポージス：家族性大腸腺腫症に合併し半球状の小ポリープが胃底腺領域に多発する．組織学的には胃底腺過形成ポリープである．

(2) Peutz-Jeghers症候群：消化管ポリポージス，皮膚・粘膜色素沈着を特徴とする常染色体優性遺伝性疾患で，胃には無茎性・有茎性ポリープが多発し，組織学的には過誤腫である．

(3) Cronkhite-Canada症候群：皮膚色素沈着，爪甲萎縮，脱毛を伴う消化管ポリポージスで，腺管の嚢胞状拡張と浮腫性間質をみとめる．

(4) Gardner症候群：多発性軟部組織腫瘍を伴う消化管ポリポージスであるが，大腸ポリープが主である．

7. 予 後

癌の合併のない症例では予後は良好である．癌合併ポリープの場合は癌巣の所在，深達度，組織型により異なるが，内視鏡的切除術にて治癒するものが多い．しかし過形成ポリープは，背景胃粘膜の炎症に伴う粘膜損傷に対し，胃粘膜上皮の代償性過形成により発症するため，H. pyloriによる胃粘膜の炎症が持続する場合には再発の可能性がある．

● その他鑑別を要する疾患

1. 非上皮性ポリープ

炎症性線維性ポリープ（好酸球性肉芽腫）は体表的な非上皮性ポリープで，前庭部に好発する．典型的な場合は隆起の頂点で上皮が欠損，あるいは頂上が陥凹して杯状の隆起，あるいは頂部を含め隆起上部の粘膜が全体的に欠損して下方のみが粘膜で被われ亀頭に酷似した形態を呈する

2. 粘膜下腫瘍

粘膜下腫瘍（平滑筋腫など）では病変部が周囲の胃粘膜と同様な性状粘膜で被覆されており，なだらかな立ち上がりを有する．また，隆起に伴い周囲の粘膜が立ち上がりをみせるいわゆる"bridging fold"がみられることがある．さらに腫瘍中央部が陥凹する"臍（Delle）"を認める場合もある．

3. そ の 他

胃ポリープをみたら常に癌化を念頭に置き，内視鏡的治療のタイミングを逃さないことが重要である．

問題の解説と解答

問題 1

茎部は周辺粘膜と同様な正常粘膜で被われているが，頭部は発赤が強く明らかに異なっており，上皮性の病変である．胃ポリープの分類には山田の分類（Ⅰ～Ⅳ）（解説編，分類，図2参照）が使われる．Borrmann 1型～5型は進行胃癌の分類であり，1型（限局隆起型），2型（限局潰瘍型），3型（潰瘍浸潤型），4型（びまん浸潤型），5型（分類不能）に分けられる．また早期胃癌はⅠ型（隆起型），Ⅱa型（表面隆起型），Ⅱb型（表面平坦型），Ⅱc型（表面陥凹型），Ⅲ型（陥凹型）に分類される．肉眼的には山田Ⅱ・Ⅲ型ポリープとⅠ型早期癌の鑑別が困難な症例も存在するが，本症例では明らかに茎があることから，山田Ⅳ型と診断できるが，癌化したⅠ型との鑑別は必ずしも容易でない．また，Borrman 1型は茎を有することはない．

問題 2

頭部が約3cmの有茎性ポリープの鑑別診断である．頭部は分葉し発赤が強いく過形成ポリープと診断できる．しかし，大きさが約3cmあり，癌の合併（focal cancer）の可能性がある．癌化（focal cancer）の場合，生検では良性と診断されることがあり注意を要する．胃底腺ポリープは山田Ⅱ・Ⅲ型を呈し通常1cm以下である．胃腺腫は表面隆起型（Ⅱa型）を呈することが多く，その特徴的な色調（退色調）から過形成ポリープとの鑑別は可能である．

問題 3

有茎性の過形成ポリープが2cmを超えると癌化率が高くなることから，積極的な治療が必要である．内視鏡的ポリープ切除術が第一選択であるが，出血などの合併症もあり専門医による治療が望ましい．たとえ生検で癌と診断されても茎への浸潤がなげれば，内視鏡的切除により完治することが多い．本症例では茎への癌の浸潤を疑わせる所見はなく，腹部超音波検査でも転移を疑わせる所見がないことから，外科的幽門側胃切除は患者への侵襲も大きく適切でない．また，PPIの投与はポリープからの出血の予防効果は期待できるが，ポリープの縮小は望めない．

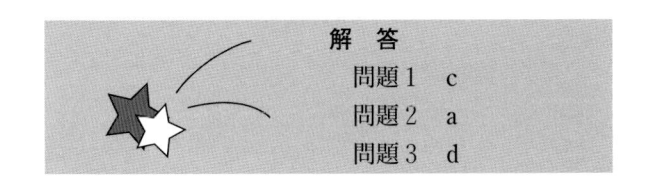

解　答
問題1　c
問題2　a
問題3　d

レベルアップをめざす方へ

過形成ポリープの消失をはかるため，従来は内視鏡下のポリープ切除術が行われていたが，1990年にWaunters[1]らが，1994年にMocek[2]らにより H.pylori除菌により再発を繰り返す過形成ポリープが消失したとの報告がなされた．わが国においても無作為化された介入試験で約70％に胃過形成ポリープの退縮がみられ[3]，日本ヘリコバクター学会の「H.pylori感染の診断と治療のガイドライン」においてBランク（H.pylori除菌治療が望ましい疾患）に分類され，将来的に除菌が望ましい疾患と考えられている．しかし現時点では，胃過形成ポリープに対する除菌治療が健康保険の適応外であることより一般病院での治療は困難であること，またポリープの癌化の有無を正確に鑑別する必要があることから，専門施設での治療が望ましい．

●文　献●

1) Waunters GV, Ferrell L, Ostroff JW, et al.：Hyperplastic gastric polyps associated with persistent Helicobacter pylori infection and active gastritis. Am J Gastroenterol 85：1395-1397, 1990
2) Mocek FW, Ward WW, Wolfson SE, et al.：Elimination of recurrent hyperplastic polyps by eradication of Helicobacter pylori. Ann Intern Med 120：1007-1008, 1994
3) Ohkusa T, Takashimizu I, Fujiki K, et al.：Disappearance of multiple hyperplastic polyps after eradication of Helicobacter pylori. Ann Intern Med 129：712-715, 1998

［佐々木誠人／伊藤　誠］

疾患 16 他臓器に癌があり根治出来ずに経過観察中 下血が突然に！何を考える？

問題編

● 症例呈示

症例
76歳，男性
主　訴：黒色便
生活歴：アルコールは機会飲酒．タバコ30本/日を40年喫煙している．
家族歴：特記事項なし
既往歴：特記事項なし
現病歴：検診でCEA高値と胸部X線検査で異常を指摘され2003年3月当院を初診し，精査にて肺癌（腺癌），多発性骨転移と診断された．患者の希望により化学療法は行わず，無治療で経過観察していた．2003年9月中旬に，黒色便と少量の吐血を認めたため当院を救急受診した．なお検診の際に行った上部消化管造影検査では異常を認めなかった．
現　症：身長165cm，体重60kg，体温36.5℃，血圧110/60，脈拍90/分・整，意識清明，栄養不良，表在リンパ節触知せず，眼瞼結膜軽度貧血，眼球結膜黄染なし，心音・呼吸音異常なし，腹部平坦・軟，圧痛（−），腫瘤（−），肝臓・脾臓・腎臓触知せず，四肢浮腫（−），神経学的所見異常なし
検査所見：
検尿：蛋白（−），糖（−），ウロビリノーゲン（±），潜血（−）
検血：RBC 346万/μl，Hb 9.5/dl，Ht 28.5%，WBC 9340/μl，Plt 45万/μl
生化学：AST 28 IU/l，ALT 23 IU/l，LDH 188 IU/l，ALP 120 IU/l，γGTP 21 IU/l，T.P. 5.8 g/dl，Alb 3.1 g/dl，T.B. 0.8 mg/dl，Amylase 79 IU/l，BUN 35 mg/dl，Cr 0.8 mg/dl，UA 4.1 mg/dl，Na 138 mEq/l，K 4.5 mEq/l，Cl 95 mEq/l，FBS 105 mg/dl，T.chol 148 mg/dl，TG 98 mg/dl
血清：CRP（−），HbsAg（−），HbsAb（−），HCVAb（−）
腫瘍マーカー：CEA 35 ng/ml
ECG：異常なし
胸部X線検査（2002年10月）：右肺S8に3cm大の結節影を認めた．
腹部エコー：異常なし

● 設　問

問題1 出血部位として考えられるのはどこか．
(1) 食道
(2) 胃
(3) 十二指腸
(4) 空腸・回腸
(5) 大腸・肛門
a (1), (2), (3)　b (1), (2), (5)　c (1), (4), (5)
d (2), (3), (4)　e (3), (4), (5)

問題2 本症例の診断として考えられるものを選択せよ．
(1) 胃・十二指腸潰瘍
(2) 原発性胃癌・転移性胃癌
(3) 大腸癌
(4) 痔核
(5) 食道静脈瘤
a (1), (2)　b (2), (3)　c (3), (4)　d (4), (5)
e (1), (5)

問題3 本症の診断に最も有用な検査項目を1つ選択せよ．
  a. 上部消化管造影検査
  b. 上部消化管内視鏡検査
  c. 腹部CT検査
  d. 出血シンチ検査
  e. 大腸内視鏡検査

解 説 編

総 論

消化管出血の原因には食道癌，食道静脈瘤，Mallory-Weiss裂傷，逆流性食道炎，胃・十二指腸潰瘍，胃癌，大腸癌や痔核など多数の疾患がある．これらを正確に診断し治療するためには，それらの臨床的特徴を熟知しておく必要がある．

転移性胃癌の解説

1．疾患概念

転移性胃癌とは他臓器の癌が主に血行性に胃に転移した状態をさし，隣接臓器の癌が胃へ直接浸潤した胃壁浸潤とは区別して扱われる．

2．頻 度[1]

- 転移性胃癌は全剖検例の0.2～0.8％に認められると報告されている．
- 担癌症例では剖検例の2.9％に転移性胃癌が認められると報告されている．
- 原発腫瘍として多いのが肺癌，乳癌，悪性黒色腫で，転移性胃癌の半数以上を占めている．
- 肺癌では8％，乳癌では8.2～15％，悪性黒色腫では26％に転移性胃癌がみられると報告されている．

3．症 候

転移性胃癌では消化管出血が約半数にみられ最も多く，腹痛，悪心，嘔吐などがこれに次ぎ約25％にみられる．

4．診 断

転移性胃癌は内視鏡的に粘膜下腫瘍状隆起として見られることが特徴的である．頂上に潰瘍性変化を伴う事が多く，出血例では潰瘍性変化は必発である．しかし単なる隆起性もしくは潰瘍性変化のみで特徴的所見に乏しいケースもある．悪性黒色腫の転移巣ではこれらの所見に加えて黒色の色素沈着を認める事が多い．また乳癌の転移巣ではlinitis plastica型胃癌類似の内視鏡像を呈する場合もある．

本症に対する生検及びブラシ細胞診での診断率は高く有用である[2]．

5．治 療

転移性胃癌は原発臓器からの血行性転移により生じるため外科手術による根治性はなく，化学療法が選択される場合が多い．しかし出血や穿孔といった合併症に対しては姑息的治療として外科手術が行われることがある．

6．予 後

転移性胃癌は剖検例で発見されることが多く，予後に関する報告は少ない．転移性胃癌が発見された場合には，他臓器にも転移を伴っているケースが多いため一般的には予後不良と考えられる．

類縁疾患との鑑別

転移性胃癌と同様に粘膜下腫瘍隆起を形成する疾患として，悪性リンパ腫，Spindle cell tumor，aberrant pancreas，カルチノイドなどが挙げられる．しかしaberrant pancreasやカルチノイドでは粘膜下腫瘍隆起の頂上に潰瘍を形成することは少なく，Spindle cell tumorでも大きくなってから頂上に潰瘍を形成する事が多い．また通常これらの腫瘍は多発する事が稀なのに対し，転移性胃癌では約半数で多発しており鑑別診断は比較的容易である．一方悪性リンパ腫の中には転移性胃癌と似た肉眼像を示すものがあり，この場合には生検で鑑別を行う必要がある．

インフォームドコンセント

転移性胃癌を認める場合には，癌はかなり進行した状態で予後は不良である．

転移性胃癌では小腸にも転移巣を認めることがあり，そこからの出血を伴うこともある．また化学療法により，消化管穿孔を来す可能性があるため注意が必要である．

転移性胃癌からの消化管出血の止血には通常外科手術が必要になるが，全身状態が悪い場合には手術のリスクが高くなる．

これらの点に注意した説明が必要である．

問題の解説と解答

問題 1

消化管出血の出血部位診断において重要なのは，血便の性状と吐血の有無である．黒色便は出血した血液が胃酸によりヘマチン化した結果みられる．明らかな黒色便や吐血がみられる場合には，ほとんどの場合出血部位はTreiz靱帯より口側である．通常は食道，胃，十二指腸が出血部位である可能性が高いが，稀に鼻・喉頭領域や胆・膵管が出血部位のこともある．

問題 2

本症の出血源はTreiz靱帯より口側と考えられるため大腸癌や痔核は否定できる．またこの症例は，HBVとHCVが陰性で肝障害もみられないため食道静脈瘤が出血の原因である可能性は低い．原発性胃癌は上部消化管出血の原因の4％程度とされ，鑑別疾患として重要である．しかし本症例では6ヵ月前に行った上部消化管内視鏡検査で異常を認めていないことより，進行癌ではなく潰瘍を伴う早期癌すなわち0-III型やIII＋IIc型の胃癌が考えられる．肺癌は胃への転移を来す頻度が高く，転移性胃癌の約半数に出血を認めるため，このような症例の鑑別疾患として重要である．また転移性胃癌は比較的急速に増大するため，6ヵ月前に行った上部消化管内視鏡検査で異常を認めていない事も矛盾しない．胃・十二指腸潰瘍は上部消化管出血の原因疾患として最も頻度が高く，ストレスやNSAIDなどの薬物の服用により突然惹起されるため，本症の鑑別疾患として重要である．またこの他にも食道癌，Mallory-Weiss裂傷，逆流性食道炎，GAVEなどが鑑別に挙げられる．しかし食道癌でみられる出血は進行癌に多く，本症例は6ヵ月前に行った上部消化管内視鏡検査で異常を認めないことより食道癌は否定的である．また，Mallory-Weiss裂傷では嘔吐の既往，逆流性食道炎では胸焼けなどの症状，GAVEでは肝疾患，腎疾患などの基礎疾患を有する症例では重要な鑑別疾患の一つとなる．

問題 3

本症の出血源はTreiz靱帯より口側と考えられるため大腸内視鏡検査は有用ではない．上部消化管造影検査は本症の出血の原因を精査する意味では有用であるが，上部消化管内視鏡検査では出血の原因精査だけでなく，出血状態の確認や必要に応じて止血処置ができる事を考えれば，これが最も有用な検査である．但し本症例では出血のためかやや頻脈傾向であり，十分な輸液で循環動態を安定させ，輸血の準備も行ったうえで検査を行うべきである．腹部CT検査や出血シンチ検査は上部消化管内視鏡検査では出血源が確認できなかった場合に選択する検査である．

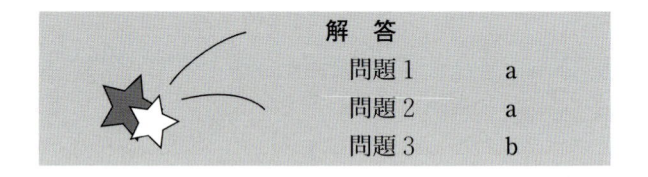

解　答	
問題1	a
問題2	a
問題3	b

本症例の診断

本症例は上部消化管内視鏡検査で図1のような内視鏡所見を認め，生検で肺癌よりの転移性胃癌と診断された．また本症例では胃だけでなく十二指腸（図2）にも病巣を認めた．

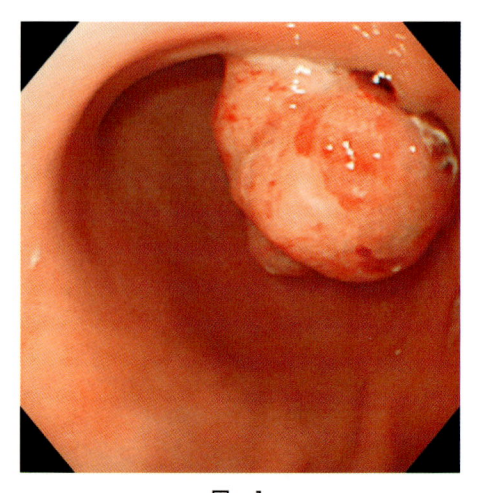

図 1
胃角部後壁に3cm大の亜有茎性隆起病変を認める．生検で肺癌の胃への転移と診断された．

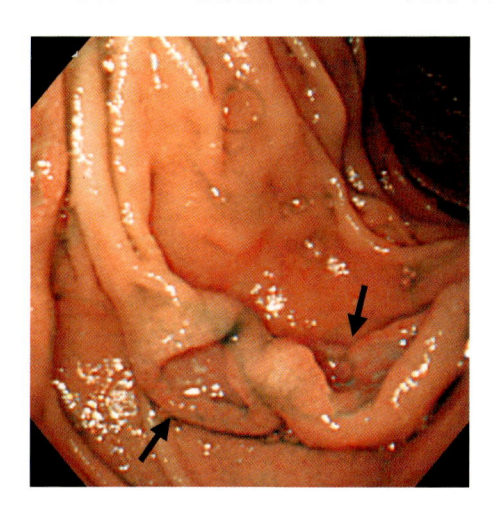

疾患16. 他臓器に癌があり根治出来ずに経過観察中　下血が突然に！　何を考える？

図　2
十二指腸下行部に15mm大の頂上に潰瘍性変化を伴う粘膜下腫瘍状の隆起を2つ認める（矢印）．肺癌の十二指腸への転移である．

レベルアップをめざす方へ

転移性胃癌の剖検例での頻度を表1に，腎細胞癌からの転移性胃癌（図3）と乳癌からの転移性胃癌（図4）の内視鏡像を図に示したので今後の診療に役立てていただきたい．

表1　転移性胃癌の頻度（剖検例）

原　発	Higgins	Davis	Willis	Linda
Bronchus	21	10	2	35
Breast	11	3	12	
Melanoma	4	3	17	3
Testis	3	1	4	1
Thyroid	2	1	3	
Ovary	5	3		
Cervix/uterus	4	5		6
Pancreas	2	7		2

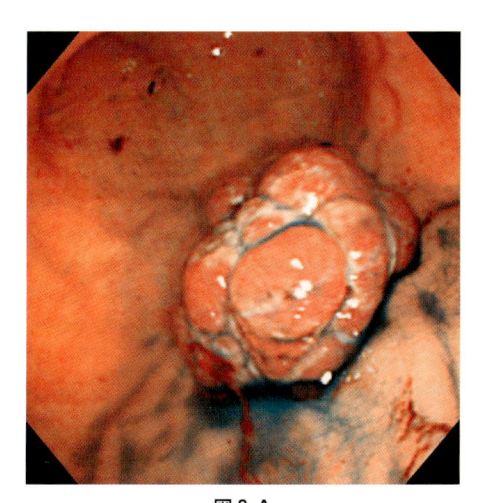

図3 A
胃体下部大弯に2cm大で表面が分葉状の亜有茎性隆起病変を認める．本症例ではこの病巣からの出血で黒色便を認めていた．生検で腎癌の胃への転移と診断された．

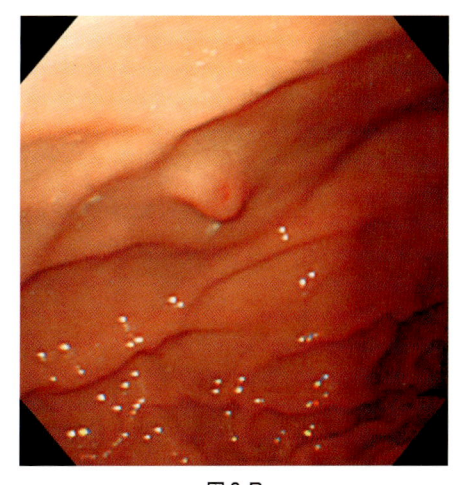

図3 B
図3 Aの病巣とは別に，胃体中部前壁に5mm大で頂上に小陥凹を伴う粘膜下腫瘍状の隆起を認める．これも腎癌の胃への転移で，転移性胃癌の典型像を呈している．

154　Ⅱ. 疾　患　編

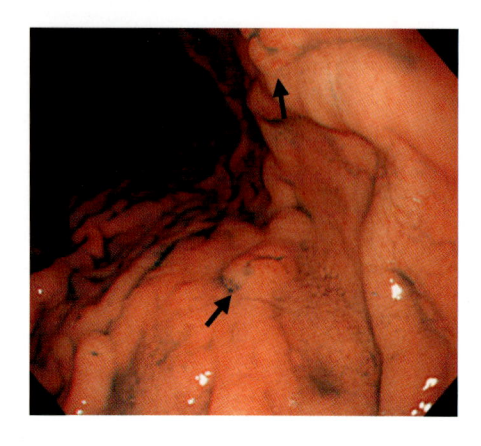

図　4
　胃体中部後壁に8mm大で頂上に小陥凹を伴う粘膜下腫瘍状の隆起を2つ認める（矢印）．生検で乳癌の胃への転移と診断された．

●文　　献●

1) Green LK：Hematogenous metastases to the stomach. A review of 67 cases. Cancer 65：1596-1600，1990.
2) Kadakia SC, Parker A, Canales L：Metastatic tumors to the upper gastrointestinal tract：endoscopic experience. Am J Gastroenterol 87：1418-23，1992.

［石原　立／竜田　正晴］

疾患 17 全身のリンパ節が腫大 貧血も進行！

問題編

● 症例呈示

症例
65歳　男性
主　訴：胃部不快感，倦怠感，頸部のリンパ節腫脹
家族歴：特記事項なし
既往歴：特記事項なし
現病歴：約半年前より時折食事に特に関係なく胃部不快感が出現するようになった．市販の胃薬を服用していたがあまり改善しなかった．1カ月前，倦怠感つよく微熱もあったため近医受診，かぜといわれ抗生剤，解熱鎮痛剤の投与を受けた．発熱は治まったが倦怠感・胃部不快感は続いていた．この3カ月間で約3kgの体重減少がある．最近，右頸部のリンパ節腫脹に気づき来院した．

初診時現症：身長163cm，体重59kg，体温37.2℃，血圧152/82，脈拍54/分・整，意識清明，栄養状態：良，右頸部に約1～2cm大のリンパ節触知：表面凹凸，可動性なし，眼瞼結膜：貧血，眼球結膜：黄染なし，心音・呼吸音：異常なし，腹部：平坦，心窩部に腫瘤触知，肝臓・脾臓・腎臓：触知せず，四肢：変形・浮腫なし，神経学的所見：異常なし

検査所見：検尿：タンパク（−），糖（−），ウロビリノーゲン（−），潜血（−）

血液生化学検査：RBC 270万/μl, Hg 8.3g/dl, WBC 4500/μl, Plt 24.3万/μl, T-Bil 0.8mg/dl, D-Bil 0.4mg/dl, ALP 383IU/L, g-GTP 39 IU/L, AST（GOT）31 IU/L, ALT（GPT）13 IU/L, LDH 1361 IU/L, ChE 202 IU/L, ZTT 10.8 kunkel, TTT 14.8 kunkel, Amylase 197 IU/L, BUN 45 mg/dl, Cr 1.5 mg/dl, T.P. 6.3 g/dl, Alb 3.3 g/dl Na 140 mEq/L, K 4.4 mEq/L, Cl 99 mEq/L, Glu 105 mg/dl, TG 172 mg/dl, T-Cho 126 mg/dl, 可溶性IL-2受容体 2852 U/ml（正常値145-519），CRP 5.7 mg/dl, CEA 2.2 ng/ml, CA19-9　8.2 U/ml, HBs抗原（−），HCV抗体（−）

内視鏡像：図1

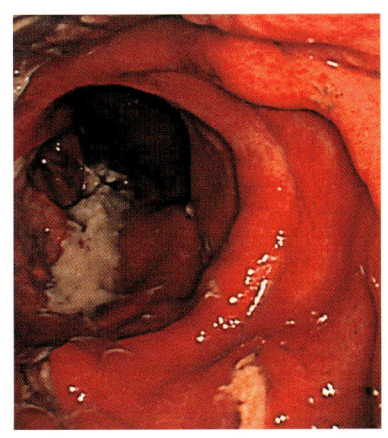

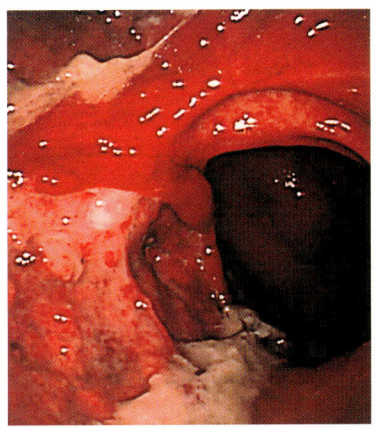

図1　内視鏡像

CT検査：右頸動静脈背側ならびに気管周囲，腹腔動脈周囲に腫脹したリンパ節を認める．膵頭部周囲に腫瘤形成を認める．胃体部から幽門部に全周性の壁肥厚がみられる．

設 問

問題1 本症の鑑別診断として重要なものを2つ選択せよ
a. 胃潰瘍
b. 進行胃癌
c. 悪性リンパ腫
d. 急性胃炎
e. 急性膵炎

問題2 本症の病期診断に有用な検査を3つあげよ
a. 超音波内視鏡
b. ガリウムシンチグラフィー
c. 内視鏡的逆行性膵胆管造影（ERCP）
d. 骨髄穿刺
f. 尿素呼気試験

問題3 本症の治療方法として適切なものを選択せよ
a. プロトンポンプインヒビター
b. 蛋白分解酵素阻害剤
c. CHOP療法
d. 抗生物質
e. *H.pylori*除菌療法

解 説 編

消化管悪性リンパ腫

1. 概 念

悪性リンパ腫は，リンパ球およびその前駆細胞由来の悪性腫瘍である．悪性リンパ腫はその組織像や発生由来等によってホジキン・非ホジキンリンパ腫，B細胞性およびTまたはNK細胞性に大別され，さらに，リンパ節に腫瘤を形成する節性リンパ腫（nodal lymphoma）とリンパ節以外から発生する節外性リンパ腫（extranodal lymphoma）に区別する．悪性リンパ腫は細胞形態や発育形式または臨床的経過の違いから数多くの亜型に分類されている．悪性リンパ腫の亜分類についてはRappaport分類（1966）やKiel分類（1974），Working Formulation（1982），また，わが国独自の分類としてLSG分類などが用いられてきた．これらに加え，1983年，Issacsonらは粘膜関連リンパ組織（mucosa-associated lymphoid tissue：MALT）に由来する低悪性度リンパ腫としてMALTリンパ腫の概念を新たに提唱した．従来，胃のRLH（反応性リンパ細網細胞増生；Reactive lymphoreticular hyperplasia）とされていたものにはMALTリンパ腫に相当する病変が数多く含まれていたと考えられている．このMALTリンパ腫を含め，消化管悪性リンパ腫に対する臨床応

表1 下咽頭異常感をきたす疾患

B-cell
MALT (mucosa-associated lymphoid tissue) type
low grade
high grade with or without a low grade component
immunoproliferative small intestinal disease
low grade
high grade
Mantle cell (Lymphomatous polyposis)
Burkitt's and Burkitt-like
Other types of low or high grade lymphoma corresponding to lymph node equivalents
T-cell
Enteropathy-associated T-cell lymphoma
Other types unassociated with enteropathy
Rare types (including conditions that may simulate lymphoma)

(Issacson PG et al. 1994[3]による)

用に適した，消化管に限定した細分類がIssacsonらによって提唱されている（表1）．さらに，近年の免疫学的，遺伝学的研究の進歩に伴い，腫瘍細胞の発生由来を基盤としたREAL分類（1994）を受け，2001年には新WHO分類が新たに提唱された．これら新分類においては，悪性リンパ腫の病理診断の際には腫瘍細胞の形態学的特徴のみならず免疫学的特徴，分子生物学的特徴，臨床上の特徴を考慮し総合的な判定を下すこととなっている．

2．疫　学

消化管は節外性リンパ腫の発生頻度の高い部位である（節外性リンパ腫の約30％）．部位別でみると胃（57-64％）が最も高く，ついで小腸（10〜31％），大腸（回盲部；3-15％）とつづき，食道での発生はきわめてまれといわれている．悪性リンパ腫は胃の全悪性腫瘍の1-5％といわれている．

3．病　型

消化管原発の悪性リンパ腫のほとんどは非Hodigkin性B細胞リンパ腫である．高悪性度群としてはDiffuse large B-cell lymphoma，低悪性度群としてはExtranodal marginal-zone B-cell lymphoma of mucosa‐associated lymphoid tissue，いわゆるMALTリンパ腫が大部分を占めている．Diffuse large B-cell lymphomaは正常小型リンパ球の2倍以上の大きさを持つ大型リンパ球のびまん性増殖を認める．

MALTリンパ腫はsIgM（＋），sIgD（−），CD5（−），CD10（−）といった免疫学的特徴を持つCentrocyte like cellが粘膜固有層や粘膜下層を中心にびまん性に増殖したもので，Lympho-epithelial lesionの形成，形質細胞への分化や反応性の胚中心を伴う．リンパ節転移があっても所属リンパ節に限局することが多く予後は良好であり，さらに，H. pylori感染との因果関係が論じられ，除菌により病変の消失や改善（70〜80％）を認める．また，まれではあるが，Mantle cell lymphomaの消化管浸潤例ではいわゆるmultiple lymphomatous polyposis（MLP）の肉眼形態を呈することが多い．Mantle cell lymphomaはCD5（＋），CD10（−），cyclin D1（−）などの特徴をもつ小型〜中型異型リンパ球からなり予後不良の病型である．さらに，Follicular lymphomaでは，よく経験される節外浸潤臓器として消化管とくに十二指腸が知られている．病変は十二指腸下行脚ないしそれ以遠に多発し，ポリープ様〜白色顆粒状隆起を呈することが多い．消化管においてはT/NK細胞性リンパ腫はごくまれである．欧米ではグルテンアレルギーによるスプルーあるいはmal-absorption syndromeなどをを背景とする腸管のTリンパ腫が知られておりEnteropathy-associated T-cell lymphomaとして分類されている．本邦ではこのようなグルテンアレルギーはまれであり，したがってこの種のリンパ腫もまれである．

4．臨床症状および検査所見

悪性リンパ腫は全身疾患として診察することが基本であり，発症時期や増大速度，進展の経過，全身症状の有無，合併症の有無などは重要な問診事項である．消化管悪性リンパ腫に特異的な臨床症状はないが，心窩部痛，体重減少，悪心・嘔吐，貧血，腹部膨満，食欲不振などを認める場合がある．進行例では，表在リンパ節腫脹，肝・脾腫，腹水貯留，腹部腫瘤の触知をみる．検査所見では，便潜血陽性，CRP上昇，貧血，低タンパク血症などをみる．血清LDH，可溶性IL-2受容体（sIL-2R），β2-ミクログロブリン，血清銅の高値はリンパ腫の活動度を反映する場合があり，予後判定にも影響する重要な所見である．内視鏡検査では，病巣が多発する，病巣境界の不連続性，潰瘍辺縁の堤防状の周堤は健常粘膜で覆われ光沢がある（耳たぶ様），潰瘍底がクリーム様白苔で覆われることが多い，胃壁伸展性の保持（やわらかい），などの特徴があげられる．佐野らによる胃悪性リンパ腫の肉眼分類では表層型，潰瘍型，隆起型，決壊型，巨大ひだ型に分類される．診断には内視鏡検査による生検が必要であるが，陰性のことも多く，繰り返し生検を行うことが重要である．生検材料を用いた免疫学的・遺伝子学的検査により確定診断を得る場合も多い．その他，超音波内視鏡，ガリウムシンチグラフィー，全身CT検査，骨髄穿刺などの総合的診断により腫瘍の大きさ，性状，他臓器への浸潤・転移の有無や範囲，リンパ節病変などを診断する．また，悪性リンパ腫の治療にあたっては主要臓器の機能評価が前提であり，肝や腎機能検査に加え心・肺機能（左心駆出率など）の検査も重要である．

5．鑑別診断

早期癌や進行癌に類似するものがあり，癌との鑑別が重要であるが，良性の潰瘍や粘膜下腫瘍などとの鑑別も必要な場合がある．とくに，巨大皺壁を示すものではBorrmann 4型胃癌やメネトリエ病との鑑別が必要である．

6．臨床病期

悪性リンパ腫は，病理組織学的に「低悪性度」か「高悪性度」か，臨床病期が「限局期」か「進行期」

表2 消化管悪性リンパ腫の病期分類（Lugarno国際会議分類）

```
stage I : tumor confined to gastrointestinal tract without serosal penetration
    - single primary site
    - multiple, non-contiguous lesions

stage II : tumor extending into abdomen from primary site
    - nodal involvement
        II1  local (gastric / mesenteric)
        II2  distant (para-aortic / para-caval)

stage IIE : penetration of serosa to involve adjacent "structures"
    enumerate actual site of involvement, e.g.; stage IIE (pancreas),
    stage IIE (large intestine), stage IIE (post-abdominal wall)

stage IV : disseminated extra nodal involvement or a gastrointestinal tract lesion
    with supra-diaphragmatic nodal involvement
```

(Rohatiner A et al, 1994[4]) による)

か，で治療方針が異なるため，治療前のstagingは非常に重要である．消化管悪性リンパ腫のstagingにはAnn Arbor分類やMusshoffらの分類をもとに，腹腔内リンパ節転移や隣接臓器浸潤を加味して作成されたLugarno国際会議分類が汎用されている（表2）．この分類では，消化管に限局するものをstage I，stage IIを所属リンパ節転移にとどまるII1，腹腔内遠隔リンパ節に広がるII2，隣接臓器浸潤陽性例をIIEとし，stage IIIをなくして横隔膜上のリンパ節転移を認めるものをstage IVとしている．

7. 治療

1993年にWotherspoonらが *H. pylori* 除菌療法により胃原発低悪性度MALTリンパ腫が消退したと報告して以来，その有用性が多数報告され，限局期にある胃低悪性度MALTリンパ腫に対しては *H. pylori* 除菌療法が第一選択となっている．しかし，胃低悪性度MALTリンパ腫のなかには除菌無効例もあり，これらに対しては放射線療法やアルキル化剤単独投与などが試みられ有効性を示す報告がなされているが未だ評価は定まっていない．限局期中高悪性度リンパ腫に対しては，従来，胃癌に準じたD2郭清を伴う胃全摘術が行われ，所属リンパ節転移陽性例や漿膜浸潤例に対しては，術後補助化学療法としてCHOP療法が追加され良好な成績を上げてきた．しかしながら，近年，節性の限局期高悪性度リンパ腫に対してはCHOP療法3サイクルに放射線治療（40Gy～）を加える治療法が標準的となってきており，消化管悪性リンパ腫例においても外科治療に替わり放射線化学療法が取り入れられるようになってきている．Stage IIEや，といった進行期症例では通常CHOP療法8サイクル投与し，残存病変に対しては放射線治療を併用する．近年，B細胞悪性リンパ腫に対する抗CD20抗体（rituximab）の有用性が示され，単剤またはCHOPとの併用療法が行われている．今後，消化管悪性リンパ腫においても有効性が期待される治療法である．

8. 予後

悪性リンパ腫の予後を規定する因子としては，年齢，血清LDH値，perfrmance status，臨床病期，節外病変数などが知られている．胃原発低悪性度MALTリンパ腫は *H. pylori* 除菌療法により70～80％の症例で病変の消失や改善をみとめ予後良好である．中・高悪性度リンパ腫では，限局期にあるstage IやIIの症例では比較的良好な予後が得られているが，病期の進んだstage IIEやIVの5年生存率はそれぞれ75％，45％と低下し，死亡例は2年以内に集中する傾向がある．

● 問題の解説と解答

本症例は約半年前から持続する胃部不快感と倦怠感，体重減少および頸部リンパ節腫脹を主訴とする患者である．理学所見上，右頸部に表在リンパ節腫脹があり，心窩部に腫瘤を触知する．検査所見では高度に貧血があり，血清LDH，可溶性IL-2受容体，CRP値が異常高値である．内視鏡検査では胃体部から前庭部にかけて粘膜ひだの肥厚と厚い白苔を伴う凹凸不整な潰瘍性病変をみとめる．潰瘍辺縁は周堤状に盛り上がるが上皮性変化は明らかではない．CT検査では頸部，縦隔，腹腔内リンパ節腫脹があり，広範な胃壁の肥厚と膵頭部周囲の腫瘤形成がある．本症の診断としては胃を主座とし頭部周囲への浸潤と横隔膜上のリンパ節転移を伴ったstage IVの悪性リンパ腫が考えられる．

問題 1

鑑別診断としては進行胃癌とくにBorrmann 4型胃癌やメネトリエ病は重要である．悪性リンパ腫では胃壁伸展性が保持されていることが多い．悪性リンパ腫は多彩な肉眼型をとるため，早期胃癌や粘膜下腫瘍，良性潰瘍との鑑別も必要な場合がある．急性膵炎の炎症の波及により巨大雛壁を呈する場合もあるが本症例では臨床経過や血清アミラーゼ値から否定的である．

問題 2

悪性リンパ腫の病期診断は治療方針の決定に重要である．超音波内視鏡は深達度診断や隣接臓器浸潤・周辺リンパ節転移の診断に有用である．骨髄穿刺やガリウムシンチも病期決定に重要な検査である．尿素呼気試験やERCPについては病期決定には不必要である．

問題 3

本症例はstage ⅣでありCHOP療法を基本とした化学療法が適応となる．H. pylori 除菌療法は限局期にある胃原発の低悪性度MALTリンパ腫では第一選択となる．

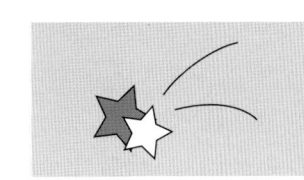

解　答
問題1：b, c
問題2：a, b, d
問題3：c

レベルアップをめざす方へ

悪性リンパ腫においては，病理組織学的な病型診断は悪性度や治療方針を左右する重要な因子であり，確定診断を得るまで繰り返し生検を行い，免疫学的特徴，分子生物学的特徴，臨床上の特徴を考慮し総合的な判定を下す必要がある．また，悪性リンパ腫は全身性疾患であることを念頭に，総合的な画像診断等による病期診断を行うことが重要である．

●文　献●

1) 平野正美，飛内賢正，堀田知光　編：悪性リンパ腫治療マニュアル　改訂第2版，南江堂，東京，2003
2) Elaine SJ et a l: Pathology and Genetics of Tumors of Hematopoietic and Lymphoid Tissues. IARC Press. 2001
3) Issacson PG et al：Gastrointestinal lymphoma. Hum Pathol 25：10-20-9，1994
4) Rohatiner A et al：Report on a workshop convened to discuss the pathological and staging classifications of gastrointestinal tract lymphoma. Ann Oncol 5：397-400，1994

[加藤　勝章／浅木　茂]

160 Ⅱ. 疾患編

疾患

18 固形物や水 特に液体が飲み込みにくい！

問題編

● 症例呈示

症例
26歳女性．
主　訴：嚥下障害
家族歴：特記事項なし
既往歴：特記事項なし
原病歴：2年前から嚥下時の胸部つかえ感があり，さらに半年前から夜間の咳き込み・嘔吐が出現したため，当院受診となる．
初診時現症：身長155cm，体重43Kg，体温36.5℃，血圧110/60，脈拍60/分・整，栄養良，表在リンパ節触知せず，眼瞼結膜貧血なし，眼球結膜黄染なし，心音・呼吸音異常なし，腹部平坦・軟，圧痛なし，神経学的所見　異常なし

末梢血一般：RBC 430万/μl, Hb 13.5g/dl, Ht 40.0%, WBC 6000/μl, Plt 25万/μl
血液生化学：TP 6.5g/dl, Alb 3.8g/dl, T.B 0.6mg/dl, AST 28IU/l, ALT 33IU/l, LDH 200IU/l, ALP 106IU/l, BUN 15mg/dl, Cr 0.5mg/dl, Na 138mEq/l, K 4.2mEq/l, Cl 105mEq/l, BS 90mg/dl, CRP (−)
胸部レントゲン検査：心胸郭比43%，肺野異常なし
心電図：異常所見なし
上部内視鏡検査（図1）
上部レントゲン検査（図2）

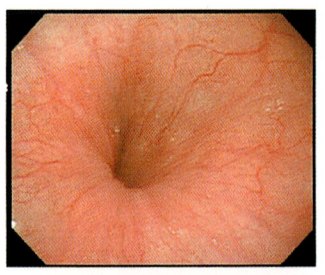

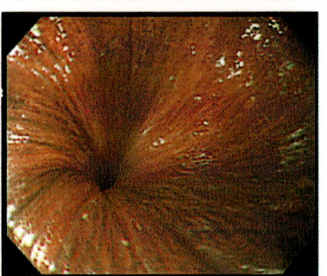

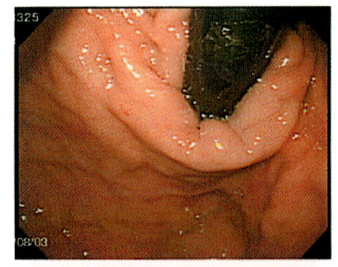

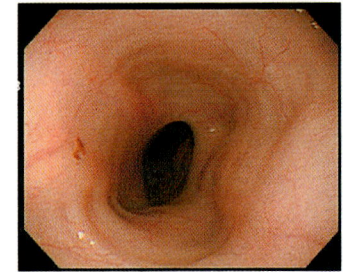

図1　内視鏡像

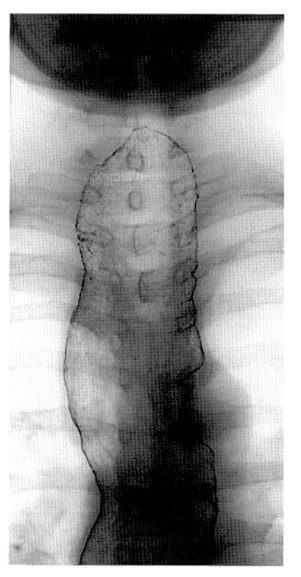

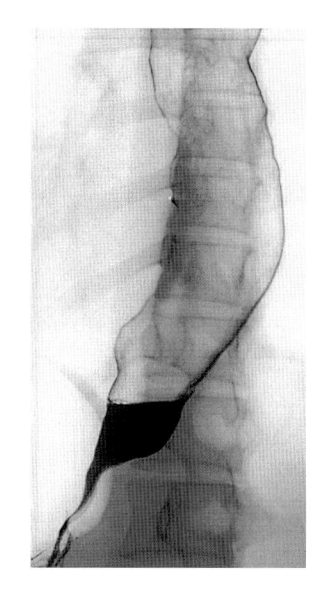

図2　UGI-XP

設　問

問題1　本症の診断に有用な検査を1つ選択せよ．
1．24時間pHモニタリング
2．大腸内視鏡検査
3．腹部超音波検査
4．腹部血管造影
5．食道内圧測定

問題2　本症の診断名を1つ選択せよ．
1．食道癌
2．胃癌
3．食道アカラシア
4．逆流性食道炎
5．食道平滑筋腫

問題3　本症の治療として適切なものを3つ選択せよ．
1．筋切開術
2．バルーン拡張術
3．Ca拮抗剤
4．EMR
5．食道亜全摘術

解　説　編

アカラシア

1．概　念
　食道疾患研究会（現日本食道学会）の「食道アカラシア取扱い規約」により，「食道アカラシアは，下部食道噴門部の弛緩不全による食物の通過障害や，食道の異常拡張などがみられる機能的疾患である．」と定義されている[1]．

2．病　因
　下部食道括約筋と食道体部の平滑筋に抑制性に働くNANC作動神経が存在し，その伝達物質の一つが内因性のNOである．また，NOが食道蠕動運動の調節やLES弛緩に関わっている．そして，アカラシア患者では食道胃接合の筋層間神経層でNO合成酵素が欠損していることから，NO合成酵素の活性低下などによるNO産生低下がアカラシアの主因と考えられている[2]．

3. 臨床症状

ほとんどの症例が，つかえ感を訴える．食道内に食物残渣が貯留し口腔内への逆流を来すことも多く，夜間のむせや，誤嚥性肺炎を起こす例もある．その他の症状として胸痛，背部痛も挙げられる．また，症状の増悪因子として，精神的ストレス，過労，あるいは冷たい食物の摂取などが知られている[3]．

4. 診 断

診断は自覚症状に加えて，食道X線造影，内視鏡検査，食道内圧測定によって行われる．

1) 食道X線造影

食道X線造影像をその形態および拡張の程度によって，分類する．

〈撮影方法〉立位にて100％硫酸バリウムを100〜200ml嚥下させ，管球焦点間距離を80cm前後として背腹方向で撮影する．

〈X線拡張型〉

紡錘形（Spindle type, 略号Sp.）；食道の下部が筆先状あるいはV字状を示すもの

フラスコ型（Flask type, 略号F.）；食道の下部がフラスコ状またはU字状を示すもの

S状型（Sigmoid type, 略号S.）；食道の縦軸がS字状の蛇行を示すもの（図3）

〈X線拡張度〉

Ⅰ度　Grade Ⅰ（Ⅰ）最大横径（d）＜3.5cm
Ⅱ度　Grade Ⅱ（Ⅱ）3.5cm≦d＜6.0cm
Ⅲ度　Grade Ⅲ（Ⅲ）6.0cm≦d（図4）
　　（d：下部食道膨大部の最大横径）

2) 内視鏡検査

食道拡張が高度な症例では食物残渣が貯留していることが多く，禁食期間を設け，胃管あるいは内視鏡にて吸引して観察する．注意すべき内視鏡所見は，内腔拡張の程度・長軸屈曲の程度・異常運動（収縮，憩室

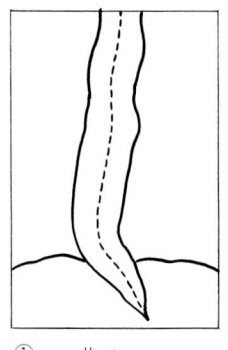

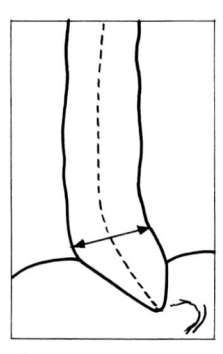

① spindle type　② flask type　③ sigmoid type

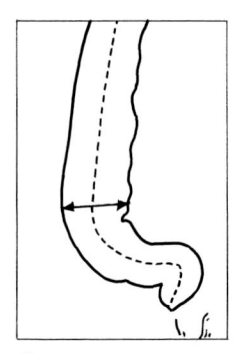

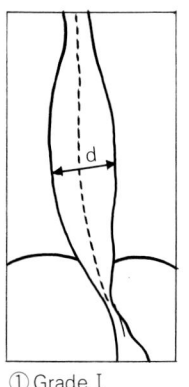

図3　X線所見
1．X線拡張型

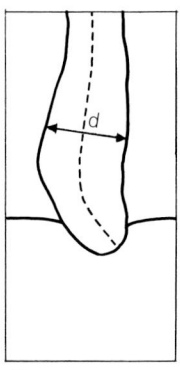

① Grade Ⅰ　d＜3.5cm
② Grade Ⅱ　3.5cm≦d＜6.0cm
③ Grade Ⅲ　6.0cm≦d

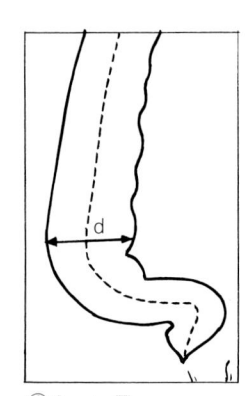

図4　X線所見
2．X線拡張度

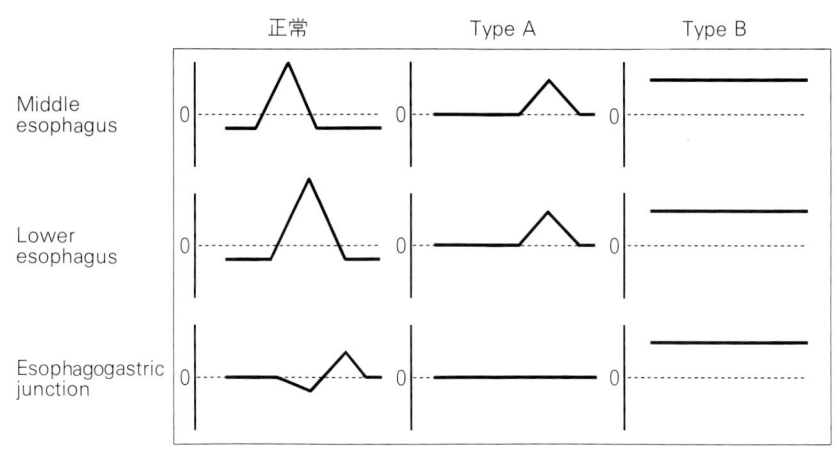

図5 食道内圧所見

様陥凹)・狭窄部の性状(通過性,通過時の疼痛)・噴門部(まきつき,めくれこみ)などである.

3) 食道内圧測定

食道内圧波型を内圧変化によって下記のごとく分類する.

A型:嚥下により食道の陽性波が認められるもの
B型:嚥下により食道の陽性波が認められないもの(図5)

5. 治　療

内科的には薬物療法,拡張術,海外ではボツリヌス毒素の局注療法も行われている.外科的には,種々の術式の手術が行われている.食道の神経障害を改善する治療ではなく,いずれも対症療法にとどまる.

1) 薬物療法

下部食道括約筋圧を低下させる目的で,Ca拮抗剤や亜硝酸剤が使用される.他の治療と比較して改善効果が弱いことや,通過障害が高度の場合に経口投与では薬物自体が食道内に停滞することや,長期の投与に伴う副作用が問題点である.当教室では,軽症例や拡張術または手術を行うまでの短期的な治療法としている.

2) 拡張術

下部食道括約筋に対してバルーンを用いて機械的に伸展・断裂させ,LES圧を低下させる.当教室では,径30 mm・35mm・40mmのpneumatic baloonを選択し,X線透視下にて拡張している.Grade IIあるいはFlask typeまでの症例では,第1選択としている.

3) 手　術

開腹下あるいは腹腔鏡下にて食道胃接合部の筋層を切開する.同時に術後の胃食道逆流防止手術も付加する.Grade III・Sigmoid typeや拡張術に対して抵抗性の症例が適応となる.

6. 予　後

薬物療法:奏功率は50〜90%とされているが,短期的な効果とされている[5].

拡張術:無再発率は,1年間で80%程度であり,5年間で40%程度とされている.また,症状が再発しても,数回のバルーン拡張にて支障なく生活できる患者が多い.長期の良好な効果が期待できる予測因子は,初回治療が40歳以上であることと,拡張後のLES圧が10mmHg以下となることとされている[6].

手術療法:最も効果的な治療法であり,嚥下障害の改善率は概ね90%以上とされている.

● 問題の解説と解答

問題　1

症状からは,食道アカラシアを含めた食道機能異常疾患や逆流性食道炎および炎症性狭窄,食道癌,噴門部胃癌,食道胃接合部の壁外性病変などが鑑別となります.上部内視鏡検査では腫瘍性疾患や炎症所見は無く,食道胃接合部の狭窄と,胃噴門部の内視鏡への巻き付き像を認めます.またレントゲンでは,食道内腔の拡張と食道胃接合部の平滑な狭窄像を認めることから,食道アカラシアと診断可能です.食道アカラシアの診断には,食道レントゲン・上部内視鏡検査の他に食道内圧測定が有用です.

問題　2

上記のごとく,食道アカラシアと診断されます.

問題 3
　食道アカラシアの治療方針は，上記のごとく薬物療法・バルーン拡張術・筋切開術が一般的です．

解　答
問題1：5
問題2：3
問題3：1, 2, 3

レベルアップをめざす方へ

アカラシア患者では通常の約33倍の食道癌の発生率が指摘されています[4]．
治療を行うとともに，内視鏡検査にて食道癌の早期発見に努めましょう．

●文　献●
1) 食道疾患研究会編：食道アカラシア取扱い規約（第3版）．1983
2) Mearin F, Mourelle M, Guarner F, et al. : Patients with achalasia lack nitric oxide synthase in the gastro-oesophageal junction. Eur J Clin Invest 23；724-728, 1993
3) 三富利夫，幕内博康：食道アカラシア．出月康夫，他編：新外科学大系（21）食道の外科．353-396，中山書店，東京，1988
4) Meijssen MA, Tilanus HW, van Blankenstein M：Achalasia complicated by esophageal squamous cell carcinoma：A prospective study in 195 patients. Gut 33：155-158，1992
5) Bassotti G，Annese V：Pharmacological options in achalasia. Aliment Pharmacol Ther 13：1391-1396, 1999
6) Eckardt VF，Gockel I，Bernhard G：Pneumatic dilation for achalasia：late results of a prospective follow up investigation. Gut 53：629-633, 2004

［後藤　秀実／宮原　良二］

疾患 19　胃噴門部に血管がルイルイと！　肝疾患もある？

問題編

● 症例呈示

症例

62歳　男性

主　訴：吐血

現病歴：数年前より他院でC型慢性肝障害を指摘され経過観察されていた．2003年1月25日飲酒後上腹部に不快感が出現し，その後突然鮮紅色の血液を多量に吐血したため，当院救急救命センターに搬送された．緊急上部内視鏡検査では胃内に大量の血液が残存し，噴門部より穹隆部にかけて隆起性病変が認められ，そこからの出血が確認された（図1 a,b）．

嗜好歴：日本酒2合/日ヲ20年間

喫煙歴：なし

家族歴：特記事項なし

既往歴：30歳時の胃潰瘍で輸血歴（＋）

初診時現症：身長170cm，体重65kg，体温37.6℃，血圧78/42 mmHg，脈拍100/分・整，意識清明，表在リンパ節触知せず．眼瞼結膜貧血（＋），眼球結膜黄疸（＋），手掌紅斑（＋），クモ状血管拡張（＋），心音・呼吸音異常なし．腹部平坦・軟，上腹部に圧痛（＋），抵抗（－），肝・脾触知せず，波動（－），下腿浮腫（－），神経学的異常所見なし．

入院時検査所見

末梢血：RBC 243万/μl，Hb 7.6 g/dl，Ht 22.5％，WBC 3,700/μl，血小板数5.3万/μl

凝固系：PT 17.3秒（42％），APTT39秒

生化学：AST 72 IU/l，ALT 49 IU/l，LDH 312 IU/l，ALP 340 IU/l，γ-GTP 32 IU/l，TP 6.2 g/dl，Alb 3.1 g/dl，TB 2.8 mg/dl，DB 1.8 mg/dl，ChE 100 IU/l，TC 86 mg/dl，BS 145 mg/dl，Cr 0.9 mg/dl，BUN 40 mg/dl，NH₃ 80 μg/dl

血清：HBs抗原（－），HCV抗体（＋）

胸，腹部X線：異常なし

腹部エコー：肝内エコーレベルは粗ぞう，肝内に腫瘤性病変なし，脾腫（＋），腹水なし．

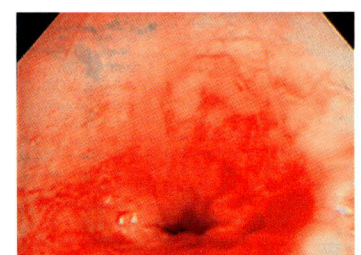

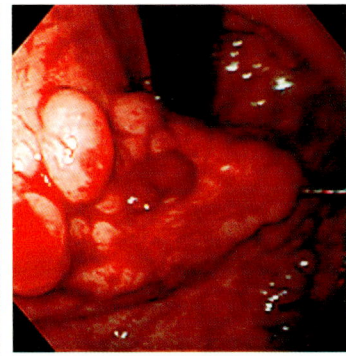

図 1

設問

問題1 この症例の消化管出血の原因はなにか.
　a. 食道静脈瘤
　b. 胃静脈瘤
　c. 門脈圧亢進症性胃症
　d. 胃粘膜下腫瘍
　e. 胃潰瘍

問題2 本症例で消化管出血に対する処置として正しいのはどれか.
　1) 出血性ショックに対してまず輸液, 輸血を行う.
　2) 出血部位にエタノールの局注を行う.
　3) EVLで出血部位を結紮する.
　4) Histoacrylを用いたEISを行う.
　5) 内視鏡的止血が困難な場合はS-Bチューブを挿入する.
　a 1), 2), 3)　b 1), 2), 5)　c 1), 4), 5)　d 2), 3), 4)
　e 3), 4), 5)

問題3 本症例で一次止血が得られた場合, 次に行うべき適切な治療法はどれか.
　a. B-RTO
　b. PTO
　c. EVLの追加
　d. Hassab手術
　e. 門脈圧降下剤の投与

解説編

胃静脈瘤

1. 分類

胃の静脈瘤はその部位から食道静脈瘤と連続し噴門部に位置するLg-c, 食道静脈瘤と連続性がなく孤立性に存在する窮隆部のLg-f, およびその両者にまたがるLg-cfに分類される.

2. 血行動態

胃静脈瘤は占拠部位によって異なる血行動態を示す. Lg-cではほとんど左胃静脈が供血路で食道静脈瘤へ連続している. 一部後胃静脈, 短胃静脈から供血される症例もある. Lg-f, Lg-cfに比べ血流量は少なく, 約3割に胃腎シャントがみられる. 孤立性のLg-f, Lg-cfでは血流量が非常に多く, 主に短胃, 後胃静脈から供血を受け, 排血路として95%の症例で胃腎シャントを有している.

3. 診断

出血例では速やかに緊急内視鏡を施行し, 出血源の確認と同時に内視鏡的止血術を行う. その際出血性ショック, 肝不全, 誤嚥性肺炎になる可能性を考え, 血圧, 脈拍, 意識, 呼吸状態に留意する.

胃静脈瘤は食道静脈瘤とともに食道・胃静脈瘤内視鏡所見記載基準(1991年)にしたがって診断される.

内視鏡施行時に食道・胃接合部(EG junction)をよく観察し, 食道静脈瘤と連続するLg-cか, 連続しないLg-f, Lg-cfであるかを確認する. 形態は送気後胃が伸展した状態で判定し, 直線上のF1, 連珠状のF2, 結節あるいは腫瘤状のF3に分けられる. 食道静脈瘤では, RC signとしてミミズ腫れ様所見(red wale marking), cherry red spot, 血マメ様所見(hematocystic spot)は上皮の菲薄化, 脆弱化を意味し, RC signがみられた場合破綻出血する可能性が高い. 胃静脈瘤では出血を予知することは実際困難であるが, RC signあるいはびらんを有するF2, F3は出血するリスクが高いといわれ, 治療の対象となる.

既述したように胃静脈瘤の血行動態はその占拠部位によって異なるため, 治療法の決定に際しては, 造影CT scanあるいはMR angiographyで側副血行路を十分に把握しておくことが重要である.

4. 治療

食道・胃静脈瘤は肝硬変に代表される門脈圧亢進症の重大な合併症で, 一度破綻出血をきたすと致死的な状況に陥る. 胃静脈瘤よりの出血は食道静脈瘤に比し多量で, 出血死あるいは肝不全をきたす危険性がきわめて高く, 速やかな対応が要求される. 胃静脈瘤の治療を行う際には, まず背景となっている肝硬変の重症度判定を行うとともに, あらかじめ側副血行路を把握しておく. 胃静脈瘤では, 症例によって異なる病態,

多様な血行動態を示すので，それらを理解したうえで治療法を決定すべきである．

静脈瘤の治療に当たっては緊急例，待期例，予防例に分けて治療法を選択しなくてはならない．出血している緊急例では，内視鏡治療でまず止血を行うが，止血困難な場合にはS-B tubeあるいは止血用胃バルーンを用いる．再出血をきたす可能性が高いので，1次止血が得られた場合は静脈瘤の完全消失を目指し次の治療法に直ちに移行する．Lg-cでは内視鏡治療が主に行われているが，Lg-f，Lg-cfなどの孤立性胃静脈瘤ではバルーン下逆行性経静脈性塞栓術（B-RTO）が現在第1選択の治療法と考えられている．胃静脈瘤出血に対する治療指針を図2に示す．

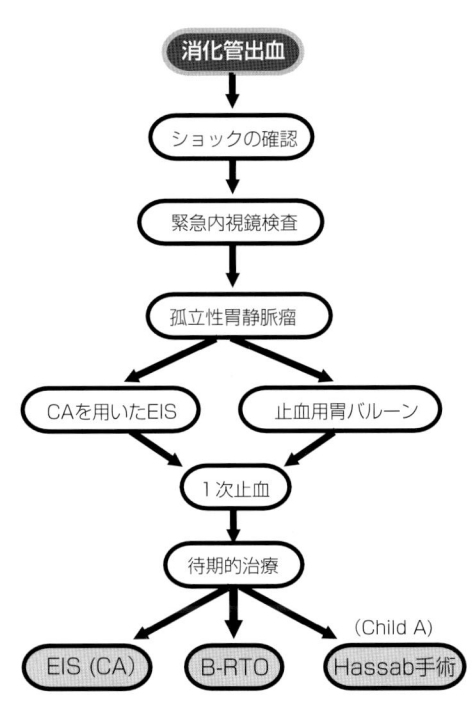

図2 孤立性胃静脈瘤出血例に対する治療指針

EIS : endoscopic injection sclerotherapy
B-RTO : baloon-occluded retrograde transvenous obliteration
CA : cyanoacrylate

1）内視鏡治療
（1）内視鏡的硬化療法（EIS）

食道静脈瘤と連続するLg-cからの出血に対しては，食道側あるいはJターンで胃側より5％ etanolamine oleate（EO），1％ポリドカノール，無水エタノールの血管内注入を行う．孤立性静脈瘤のLg-f，Lg-cfに対しては，豊富な血流量のため上記硬化剤では止血困難であるので，butyl cyanoacrylate系のHistoacrylを用いてEISを行う．組織接着剤であるHistoacrylは血液と接触すると瞬時に重合し出血部を塞栓するため，抜糸後の出血も少ない．さらに肝機能を悪化させず，Child Cの高度肝障害例でも使用可能である．

（2）内視鏡的静脈瘤結紮術（EVL）

食道静脈瘤治療時に使用されるStiegmannのO-リングを用いたEVLは結紮部の潰瘍より大出血をきたすため，Lg-cの小さな胃静脈瘤を除いて行ってはいけない．肝予備能がなく腎機能障害を有する例では，留置スネアを用いたEVLを行う施設もある．

2）Interventional radiology（IVR）
（1）バルーン下逆行性経静脈的塞栓術（B-RTO）

血流量が豊富な孤立性静脈瘤からの出血例では，EISで硬化剤を注入してもすぐに消失するため治療に難渋することが多い．B-RTOは胃静脈瘤の排血路である胃腎シャントを介して，逆行性に経静脈的に5％EOとiopamidol（EOI）を注入，胃静脈瘤そのものを硬化，塞栓する方法である．他のIVR治療に比べ比較的安全に施行でき，孤立性胃静脈瘤に対して最も有用な治療法と考えられている．問題点として術後門脈圧の上昇により食道静脈瘤が増悪することがある．

（2）経皮経肝側副血行路塞栓術（PTO）

PTOは遠肝性の側副血行路を有する静脈瘤が適応で，超音波ガイド下に門脈を穿刺し，カテーテルを経門脈的に側副血行路に挿入，塞栓を行う方法である．PTOは治療効果および侵襲性に問題が残り，HistoacrylによるEISの登場後はあまり施行されなくなった．B-RTO単独で治療困難な非常に血流量が多い胃静脈瘤では，PTOを併用したdual balloon occluded embolotherapy（DBOE）が行われる．

（3）経皮的肝内門脈静脈短絡術（TIPS）

TIPSは内視鏡治療が困難な食道・胃静脈瘤，門脈圧亢進症性胃症，難治性の胸，腹水が適応である．右肝静脈より門脈右枝の前後枝分岐部に向けて穿刺を行い，門脈内にカテーテルを挿入する．バルーンカテーテルで短絡路を拡張後ステントを留置し，門脈と肝静脈にシャントを形成する．門脈圧は劇的に低下するが，術後の肝性脳症，有効肝血流量の低下，シャントの再閉塞が問題点として残る．

3）手　　術

胃静脈瘤に対する治療として内視鏡治療とそれに引き続くB-RTOが主流で，現在手術はほとんど行われなくなった．Child Aで肝予備能が保たれている肝硬変あるいは特発性門脈圧亢進症に対して，Hassab手術，脾摘術，選択的シャント術などが一部の施設で行われている．

問題の解説と解答

問題 1

本症例はC型慢性肝障害の既往がある患者で，手掌紅斑，クモ状血管拡張を認め，血液検査ではAST＞ALT，血小板数5.3万/μより肝硬変の存在が疑われる．Alb 3.1/dlと低下，TB 2.8mg/dlと上昇し，腹水，肝性脳症を認めないことから，Child Bの肝硬変であると診断される．上部消化管内視鏡検査（図1 a, b）では食道に明らかな静脈瘤は認められず，胃噴門部から窮隆部にかけてのルイルイとした胃静脈瘤からの出血が認められる．胃静脈瘤は結節状で噴門部より窮隆部に及び，F3のLg-cfの孤立性胃静脈瘤と診断される．C型の肝硬変で飲酒を契機に門脈圧が上昇し，胃静脈瘤が破綻出血したと推察される．

問題 2

吐，下血の患者に対しては全身状態の管理下に速やかに緊急内視鏡を行い，出血源の確認を行う．食道・胃静脈瘤からの出血では出血量が多量であるため，出血性ショックおよび2次性肝不全の進行，誤嚥性肺炎の可能性を考え，意識レベル，血圧，脈拍，呼吸状態に留意する．本症例では，血圧78/42 mmHg,脈拍96/分，Hb 7.6 g/dlと出血性ショックに陥っているので，急速輸液，輸血，酸素吸入を行い，全身状態を改善した後緊急内視鏡を施行する．

胃静脈瘤の出血例では，食道静脈瘤に比較して血流量が豊富であるので，瞬時に止血できるcyanoacrylate (CA) 系のHistoacrylなどの組織接着剤を用いたEISで止血を行う．Histoacrylは肝機能を悪化させず，高度肝障害例でも使用可能である．通常のEVLでは，結紮部の潰瘍より再出血をきたす可能性が高いので行わない．内視鏡的治療が困難な場合はS-B tube（止血用胃バルーン）により一時止血を図った後，待期的治療を行う．

問題 3

胃静脈瘤出血例では，一時止血が得られた場合続けて待期的治療を施行する．IVR治療法としてB-RTO，PTO，TIPSなどがあるが，本症例のようなLg-cfに対しては治療効果，安全性の点から現在B-RTOが第1選択の治療法として行われている．PTOは治療効果および侵襲性に問題があり，現在あまり施行されなくない．内視鏡的治療としては，Histoacrylを用いたEISを繰り返し行う場合もあるが，胃静脈瘤の完全消失を得るにはかなり技術を要する．通常のEVLは孤立性胃静脈瘤に対しては行われない．Child Aで肝機能が保たれている症例では，Hassab手術を施行する施設もある．門脈圧亢進に対する薬物治療として，ピトレッシン，ニトログリセリン，β-ブロッカーなどが投与される場合があるが，これら単独では止血効果は得られにくく，他の治療法と併用されることが多い．

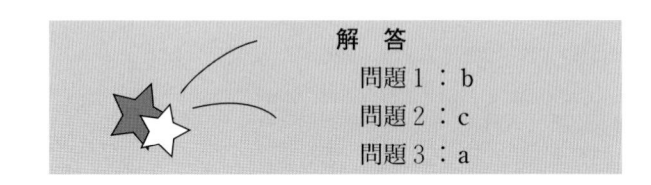

```
解　答
問題1：b
問題2：c
問題3：a
```

レベルアップをめざす方へ

食道静脈瘤に対する治療指針はほぼ確立したが，胃静脈瘤では血流量が多く多様な血行動態を示すため，実際治療に難渋することが多い．予防例ではどういう胃静脈瘤を治療すべきか，また肝癌合併でVp3の症例ではどうするかなどの問題が残されている．治療手技に関しても，高い技術を要するため施設によってやや治療法が異なっているのが現状である．

胃静脈瘤の病態，治療法に関する詳細は文献を参照してもらいたい．

● 文　献 ●

1）門脈圧亢進症．基礎から診断・治療まで．渡辺明治編，新興医学出版社，東京，1998．
2）門脈圧亢進症－病態と治療．肝胆膵 38, 1999．
3）小原勝敏，入澤篤志，佐藤由起夫：噴出性胃静脈瘤出血の病態と内視鏡的止血．消化器内視鏡 13：1733-1741, 2001．

［渡辺　勲史］

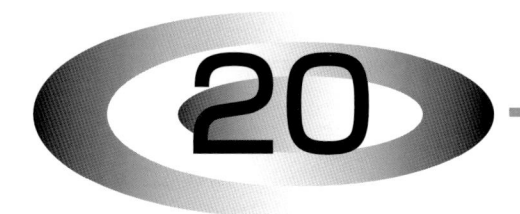

疾患 20 球部に一見SMT様の腫瘍あり 生検でcarcinoidと診断

問題編

症例呈示

症例
59歳　女性
主　訴：特にない
家族歴：特記すべき事項なし
既往歴：20年前に子宮筋腫で子宮卵巣切除術が行われた．
現病歴：健康診断の目的で上部消化管X線検査を受け，十二指腸球部に小隆起性病変を指摘されたため精査の目的で来院した．上部消化管内視鏡検査を行うと，同部に長径5mm程度の表面平滑な粘膜下腫瘍様の隆起性病変を認め，生検を行ったところカルチノイドと診断された（図1）．
初診時現症：身長154cm，体重53kg，体温36.4℃，血圧134～60mmHg，脈拍78/分・整，意識清明，栄養良，表在リンパ節（頸部・腋下・鼠径部）を触知せず，眼瞼結膜に貧血・眼球結膜に黄疸なし，心音・呼吸音に異常なし，腹部平坦・軟，圧痛（−），腫瘤（−），肝臓・脾臓・腎臓を触知せず，四肢に浮腫なし，神経学的所見に特に異常なし

検査所見：
検尿：蛋白（−），糖（−），ウロビリノーゲン（±），潜血（−）
検便：便ヘモグロビン（−）
検血：RBC 474万/μl，Hb 14.6/dl，Ht 40.5%，WBC 7,200/μl，PlT 20万/μl
生化学：AST 20IU/l，ALT 17IU/l，LDH 204IU/l，ALP 110IU/l，ALP 30IU/l，γ-GTP 19IU/l，T.P. 7.0g/dl，Alb 4.3g/dl，T.B. 6.9mg/dl，amylase 60IU/l，BUN 12mg/dl，Cr 0.7mg/dl，UA 5.0 mg/dl，Na 141mEq/l，K 3.8mEq/l，Cl 106mEQ/l，FBS 90mg/dl，T.chol 176mg/dl，TG 110mg/dl
内分泌検査：セロトニン 0.12μg/ml（0.04～0.35），尿中5-HIAA 27mg/day（1.6～6.4），ガストリン 66pg/ml（200以下）
血清CRP（−），ECG：著変なし．

設問

問題1 十二指腸球部にみられることが少ない隆起性病変はどれか．2つ選べ．
a．ブルンネル腺腫
b．異所性胃粘膜
c．腺腫
d．粘液分泌隆起
e．過形成性ポリープ

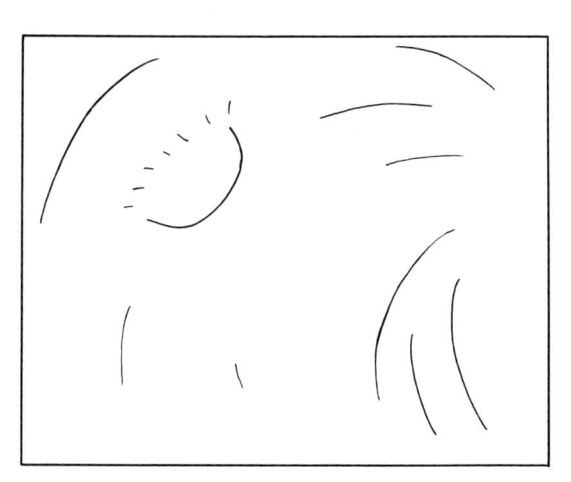

図1　十二指腸球部の内視鏡像

問題2　次に行うべき検査はどれか．
1．腹部単純X線写真
2．腹部超音波検査
3．腹部CT
4．超音波内視鏡検査
5．腹部血管造影
a (1) (2) (3)，b (1) (2) (5)，c (1) (4) (5)，
d (2) (3) (4)，e (3) (4) (5)

問題3　本症の治療として適切なものを選択せよ．
a．内視鏡的粘膜切除術
b．局所切除
c．膵頭十二指腸切除術
d．化学療法
e．放射線療法

解　説　編

十二指腸カルチノイド

1．概　　念

1907年にOberndorferがカルチノイドを初めて報告した．本腫瘍は腺管深層部のKultschitzky嗜銀細胞から発生すると考えられており，粘膜下層に達し，ここで膨張性発育をする．このため肉眼的に粘膜下腫瘍の形態を呈する．消化管カルチノイドはその発生部位から前腸系（胃，二指腸），中腸系（空・回腸，虫垂），後腸系（S状結腸，直腸）に分けられる．それぞれは組織学的に差がみられる．

曽我（1986 1年）[1]は本邦報告例を集計し，消化器系全体に占める発生頻度は十二指腸カルチノイドが13.8%で，直腸，胃に次いで高率としている．欧米の集計では虫垂，小腸，直腸，胃の順である．大きさでは10mm以下が49.2%，20mm以下では76.7%と大部分を占める．松葉ら[2]は本邦報告例160例について検討し，球部が65%と最も多く，下行部14.4%，乳頭部13.11%とし，7mm以下ではリンパ節転移はなく，14mm以下では肝転移はないと報告している．真次ら[3]は89例を集計し，リンパ節転移は腫瘍径20mm未満では，粘膜下層までの浸潤の例（60例）では転移を認めず，固有筋層を越える例（7例）に28.6%に認めるとしている．また，腫瘍径20mm以上では，粘膜下層までの浸潤の例（8例）に12.8%，固有筋層を越える例（144例）に50%に認めると報告している．組織学的に球部の例では好銀性，リボン状で，ガストリン細胞とソマトスタチン細胞を主とし，下行部の例は好銀性，結節状で，ソマトスタチン細胞を主とする[4]．電子顕微鏡観察により細胞内に多数の内分泌顆粒を認める．

2．病　　因

A型胃炎に伴う胃カルチノイドの他は，本症の病因は明らかでない．

3．症　　候

下血を呈することがあるが，腫瘍径が数cmと比較的小さい例では症状はほとんどみられない．また，カルチノイド症候群（皮膚の紅潮，下痢，喘息など）を呈する例は稀である．

4．診　　断

本腫瘍は粘膜下腫瘍の形態を示すため，上皮性腫瘍の所見を併せ持たない場合にはX線検査や内視鏡検査により質的診断は困難である．しかし，粘膜層より発生しているため生検により診断されることが多い．超音波内視鏡検査では本腫瘍は均一な内部エコーを有する境界明瞭な低エコーの腫瘤像として描出される．病変の深達度や周囲のリンパ節の腫大の有無を診断する．検査所見では数cmの小さい時には，血清5-HT（セロトニン），血清5-HTP，尿中5-HIAAは正常域内である．セロトニンは肝臓で分解されるため，肝転移がみられない例ではカルチノイド症候群を呈することは稀である．

5．治　　療

ポリペクトミー，エタノール局注，内視鏡的粘膜切除術などの内視鏡的処置による腫瘍の局所的除去のみで経過を観察した報告がみられる[5)-8)]．したがって，1cm以下の病変，さらに超音波内視鏡検査により粘膜下層内にとどまると診断された病変では内視鏡的粘膜切除術によい治癒しうると考えられる．しかし，前述のごとく1cm以下でもリンパ節転移の報告がみられるため，術前に十分なインフォームドコンセントと厳重な経過観察が必要である．腫瘍径2cm以下の病

変で，超音波内視鏡検査にて粘膜下層内にとどまると診断された例では局所切除が行われる．上記以外の例では通常の癌に準じたリンパ節郭清を伴った膵頭十二指腸切除術が行われる．

6．予　後

多くの例は小さいうちに完全切除されるため，5年生存率は80〜90％と高い．

問題の解説と解答

問題　1

十二指腸球部にみられる隆起性病変には各種の疾患がみられる．問題に記載された5疾患はいずれも隆起性病変として同部に存在する．ブルンネル腺腫はブルンネル過形成とも呼ばれる．十二指腸球部に好発し，粘膜層深層や粘膜下層に分布するブルンネル腺の過形成から成り粘膜下腫瘍の形態を呈する．無茎性から有茎性を呈する．異所性胃粘膜は十二指腸球部に好発し，小隆起から比較的大きな隆起を呈するものがある．孤立性あるいは散在性に分布し，メチレンブルー染色にて不染を呈する．粘液分泌性隆起は大きさが5〜10mmの表面が滑らかな隆起で，頂上に小陥凹を有する．ブルンネル腺の開口部と考えられ，粘液の分泌を認める．これらの3病変が観察される頻度は高いが，いずれも治療の必要はない．腺腫も球部に認められるが前三者に比べると明らかに頻度は少ない．多くは大きさが20〜50mmで，有茎性である．組織学的には管状腺腫，乳頭状腺腫などがある．過形成ポリープは十二指腸に存在することがあるが，その頻度は少ない．

問題　2

治療を選択する上で，リンパ節転移と肝転移の有無，病変の深達度を確かめる必要がある．このため，まず行われるべき検査法として，腹部超音波検査と腹部CTによりリンパ節の腫大・肝転移の有無を調べる．また，超音波内視鏡検査によって病変の深達度を確認する必要がある．腹部X線単純写真では得られる情報がほとんどない．腹部血管造影は腹部超音波検査や腹部CTにより肝臓に異常が疑われる場合に行われる．

問題　3

本例は血清セロトニン，尿中5-HIAAの値が正常範囲内にあり，機能を有していないと考えられる．また，腫瘍の大きさが約5mmの例ではリンパ節転移や肝転移がみられる例は少なく，深達度も粘膜下層にとどまる例が多い．病変が5mmと小さいため，最初に行われるべき治療法は内視鏡下粘膜切除術により病変を完全に摘出することである．切除標本の病理学的検索により十分に切除されていない場合には，局所切除が行われる．リンパ節転移が疑われる場合には膵頭十二指腸切除術が行われるが，侵襲が強い．カルチノイドに化学療法や放射線療法は通常行われない．

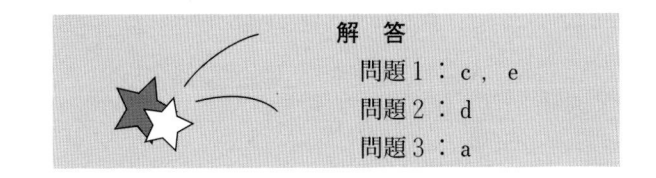

```
解　答
問題1：c, e
問題2：d
問題3：a
```

レベルアップをめざす方へ

1．胃カルチノイド

胃カルチノイドは本邦において消化管では直腸に次いで多い．組織学的には好銀性で，索状・小結節状，ECL細胞から成ることが多い．A型胃炎の萎縮性胃底腺粘膜に多発するカルチノイドは高ガストリン血症によりECL細胞の過形成より腫瘍化すると説明されている．この他に単発例がみられ，ECL，D1，X細胞から構成される[4]．Rindiら(1999年)[9]は胃カルチノイドを3群に分類することを提唱した．すなわち，typeⅠはA型胃炎に伴い発生するもの，typeⅡは多発性内分泌腺腫症およびZollinger-Ellison症候群に合併するもの，typeⅢは高ガストリン血症や特異性胃炎を背景としない散発性に発生するものとした．大きさが1cm以上になるとリンパ節転移率が高くなり，20mmまでの腫瘤でも約15％のリンパ節転移があるとされる．

2．von Recklinghausen病

von Recklinghausen病(vRD)は全身の神経線維腫結節と特有の色素沈着を特徴とし，多臓器に多彩な病態を呈する遺伝性疾患である．vRDは高頻度に神経原性腫瘍を合併するが，非神経原性腫瘍を合併するとの報告がある．カルチノイドはneuroendocrine由来のためvRDに合併しやすいと報告されて

いる[10]．Andrewら[11]はvRDと十二指腸乳頭近傍の悪性腫瘍の併存が37例みられ，そのうちカルチノイドが15例(41%)にとしている．山口ら[12]は十二指腸カルチノイドを合併した本邦例12例を集計し，大部分が乳頭部あるいは副乳頭部近傍にみられたとしている．このことは十二指腸カルチノイドの多くが球部に発生するのと差がみられる．

● 文　　献 ●

1) 曽我淳：本邦carcinoid腫瘍―1342症例の統計的分析．外科 48：1397-1409，1986．
2) 松葉周三，後藤和夫，野口良樹，ほか：経過観察のうえ手術した微少十二指腸カルチノイドの1例．胃と腸　24：927-931，1989．
3) 真次康弘，田中恒夫，小出圭，ほか：十二指腸カルチノイドの手術経験．日臨外医会誌　56:994-998，1995．
4) 渡辺英伸：カルチノイド腫瘍．胃と腸　用語事典．八尾恒良　監修，p 231，医学書院，2002年．
5) 角谷宏，味方正俊，渡辺裕，他；エタノール局注が有効であった十二楕腸微小カルチノイドの1例．Gastroenterol Endosc 30：981-985，1988．
6) 秋谷寿一，他：十二指腸カルチノイト4例の検討．Progress of Digestive Endoscopy 31：362-366，1987．
7) 滝内比呂也，芦田潔，白木正裕，ほか：内視鏡的ポリペクトミーを行った十二指腸カルチノイドの1例．Gastroenterol Endosc 30：771-776，1988．
8) 山本智文，青柳邦彦，飯田三雄，ほか：内視鏡的に切除した十二指腸カルチノイドの1例．胃と腸　29: 1325-1329，1994．
9) Rindi G Azzoni C, Rosa SL, et al：ECL cell tumor and poorly differentiated endocrine carcinoma of the stomach: Prognostic evaluation by pathological analysis. Gastroenterology 116: 532-542，1999.
10) Hough D, Chan A, Davidson H：Von Recklinghausen's disease associated with gastrointestinal tumor. Cancer 51：2206-2208，1983.
11) Andrew K, Jeffrey C, John C, et al：Periampulary neoplasms in von Recklinghausen's disease. Surgery 106：815-819，1989.
12) 山口由美子，池田馨，東正祥，ほか：von Recklinghausen病に合併した十二指腸乳頭部および副乳頭部カルチノイドの1例．Gastroenterol Endosc 43：1163-1167，2001.

［芳野　純治／神谷　直樹］

索　引

和文索引

ア
アカラシア　24, 101, 161
アクリジンオレンジ散布法　41
アジ　96
アニサキス　96
アルギン酸ナトリウム　126
悪性リンパ腫　156
悪性貧血　18
圧迫法　35

イ
イワシ　96
インジゴカルミン　41
インフォームド・コンセント　89
烏賊の刺身　95
異物症　142
異物摘出術　145
維持療法　51
胃
　運動　8
　解剖　7
　機能　8
胃・十二指腸潰瘍　16
胃・十二指腸潰瘍穿孔　139
胃・食道内pHモニタリング　21
胃MALTリンパ腫　99
胃アニサキス症　95
　急性——　96
胃ポリープ　147
胃ポリポージス　148
胃悪性リンパ腫　31
胃液検査　20
胃炎
　急性——　70
　慢性——　70
胃癌　71
　疫学　64
　化学療法　80
　危険因子　66
　死亡率　66
　罹患率　65
胃食道逆流症(GERD)　15, 22, 54, 104, 144
胃腎シャント　166
胃静脈瘤　166
胃切除症候群　73
胃潰瘍診療ガイドライン
　EBMに基づく——　50
胃底腺ポリープ　113, 148
胃底腺ポリポージス　148
遺伝子治療剤　81

遺伝子療法　79
板状硬　138
医療面接　15
咽喉頭異常感症　84, 144
咽喉頭膿瘍　143
咽頭　4
陰影欠損　30
陰影斑　30

エ
エンドポイント　92
炎症性線維性ポリープ
　好酸球性肉芽腫　148
嚥下　6
嚥下障害　144

オ
嘔吐　125

カ
ガストリン　8, 9, 19
カツオ　96
カプセル内視鏡　43, 45
カルチノイド症候群　170
下部食道括約筋　5
下部食道括約筋(LES)圧の低下　55
化学放射線療法　79
化学療法　79
家族性大腸腺腫症　113
過形成性ポリープ　113, 148
幹細胞　11
漢方治療
　消化管疾患——　83
　適応・不適応　83
漢方薬
　効果判定　87
　代表的副作用　86
　頻用処方　87
　副作用　87
関節リウマチ　127
癌遺伝子治療　82
癌関連遺伝子　19
癌胎児性抗原　18

キ
機能性胃腸症　25
機能性消化管障害　22, 23
逆流性食道炎(GERD)　22, 76, 86, 101
吸収上皮細胞　11
急性びらん性胃炎　58
急性胃炎　70

急性胃潰瘍　58
急性胃粘膜病変(AGML)　70, 58
巨赤芽球性貧血　75
魚骨　142
強皮症　25
胸痛　15, 104
筋間神経叢　12

ク
クリスタルバイオレット法　41
クリップ法　126
グルカゴン　9
グレリン　8

ケ
経皮経肝側副血行路塞栓術(PTO)　167
経皮的肝内門脈短絡術(TIPS)　167
蛍光内視鏡　42
結腸直腸癌
　化学療法　81
血清ペプシノゲン　19

コ
コレチストキニン　9
コンゴーレッド法　41
呼吸困難　143
口腔　3
喉・頸部・上部食道早期癌　40
喉頭　4
抗癌剤　79
骨軟化症　76

サ
サバ　96
三次元画像　32
酸分泌抑制薬　56, 70, 126
残胃炎　77
残胃癌　77

シ
自律神経　6
充盈法　35
十二指腸　10
十二指腸カルチノイド　170
十二指腸球部　169
縦隔炎　143
出血性胃炎　58
初期治療　51
消化管ポリポージス　113
消化管ホルモン　6
消化管運動機能改善薬　56

索引

消化管運動障害　22, 23
消化管出血　45, 151
消化管穿孔　139
消化管壁神経系　6
消化器内視鏡ガイドライン第2版　49
消化性潰瘍　70, 86
　　考え方の変遷　48
　　三大原因　49
消化性潰瘍治療薬　51
上部消化管X線造影検査　27, 117
上部消化管疾患　15
上部消化管愁訴　22
上部消化管内視鏡　95
上部食道括約筋　5
上腹部腹痛　16
色素内視鏡　36
色素内視鏡の機序　41
食道　4
　　酸クリアランスの低下　55
　　生理的狭窄部　5
食道アカラシア　38, 62
　　取扱い規約　161
食道運動異常　101
食道炎
　　腐食性——　62
食道癌　79, 101
　　疫学　61
食道神経症　84
食道静脈瘤　37, 166
食道内圧測定　163
食道肉腫　102
食道裂孔ヘルニア　54
　　滑脱型(sliding type)　54
　　混合型(mixed type)　54
新薬臨床試験(治験)　90
身体所見　15, 17

ス
スキルス胃癌　39, 121
ストレス　58

セ
セクレチン　9
生活習慣の改善　106
節外性リンパ腫　156
腺腫　148
全身性進行性硬化症　101
蠕動運動　6

ソ
ソマトスタチン　8, 9
早期ダンピング症候群　74
早期胃癌　116
側副血行路　166

タ
タール便　127
ダンピング症候群　74
多発性ポリープ　113

多発性内分泌腺腫症　171
大唾液腺　4
胆石症　77
胆嚢炎　77

チ
治験コーディネーター(CRC)　90
治験審査委員会(IRB)　90
腸アニサキス症
　　急性——　96
腸内分泌細胞　11
超音波内視鏡検査　170

テ
転移性胃癌　151
　　頻度　153

ト
吐下血　58
吐血　125, 132
糖尿病性ガストロパレーシス　25
透亮像　30
特発性食道破裂　125

ナ
内視鏡検査　35
内視鏡的硬化療法(EIS)　167
内視鏡的止血術　126
内視鏡的静脈瘤結紮術(EVL)　167
内視鏡的切開剥離術(ESD)　118
内視鏡的粘膜切除術(EMR)　117, 170

ニ
ニッシュ　30
二重造影法　35
二重盲験法　92

ネ
粘膜下神経叢　12
粘膜関連リンパ組織　71

ハ
バーチャルエンドスコピー　43
パーネート細胞　11
バランス説(Shay &Sun)　48
バルーン下逆行性経静脈性塞栓術(B-RTO)　167
バレット腺癌　102
パンクレオザイミン　9
杯細胞　11
発癌物質　61
汎発性腹膜炎　139

ヒ
びまん性食道痙攣　24
非ステロイド系消炎鎮痛薬(NSAIDs)　58
非心臓性胸痛　104

フ
プラセボ　92
フルオレスチン静脈注射　41
ブルンネル腺　11
腐食性食道炎　62
腹腔鏡下　139
腹膜炎　96
腹膜刺激症状　139
分子標的治療　79
分子標的薬剤　81
噴門部　102

ヘ
ペプシノゲン法　116
ヘリコバクターピロリ　20
ヘルシンキ宣言　89
扁桃周囲膿瘍　143
扁平上皮関連抗原　18

ホ
傍食道型(paraesophageal type)　54

マ
マルチスライスCT　32
マルチディテクターCT　44
慢性胃炎　70
慢性萎縮性胃炎　19

ミ
味蕾　3

メ
メシル酸イマチニブ　136
メチレンブルー散布　41

モ
盲管症候群　42
問診　15

ヤ
山田の分類　149

ユ
輸入脚逆流　74
輸入脚症候群　74
遊離ガス像　138

リ
臨床試験　89

ロ
ロスアンゼルス分類　76

英文索引

A
absorptive epithelium　11
acute gastric mucosal lesion(AGML)　58
Anisakis simplex larva　96
Auerbach神経叢　12
A型胃炎　170

B
Barrett食道　62
Barrett腺癌　63
Blue rubber bleb nevus症候群　113
Boerhaave症候群　125
Borrmann
　1型　149
　4型　121
Brunner's gland　11

C
c-kit遺伝子　135
CAD(computer assisted diagnosis)　46
carcinoembryotic antigen(CEA)　18
carcinoid　169
clinical trial　89
Cowden症候群　113
COX-2選択的阻害薬　129
Cronkhite-Canada症候群　113, 148

D
Dieulafoy's ulcer　132
diffuse large B-cell lymphoma　157
DR(digital radio-graphy)　27

E
EBMに基づく胃潰瘍診療ガイドライン　50
EN-GERD　104
enteroendocrine cells　11
enteropathy-associated T-cell lymphoma　157

F
follicular lymphoma　157

G
GALT(gut-associated lymphatic tissue)　13
Gardner症候群　148
gastro-intestinal stromal tumor　GIST　33
gastroesophageal reflux disease (GERD)　104
gastrointestinal stromal tumor(GIST)　81
GCP(good clinical practice)　90
GIP　8, 9
GIST　135
　リスク分類　137
goblet cell　11
gut-associated lymphoid tissue (GALT)　6

H
Helicobacter pylori(H.pylori)　49, 59, 69, 107
　外科的処置　139
　除菌療法　51, 70, 100, 108
　診断法　109
　存在診断　116
　非手術的治療　139
Helicobacter pylori感染　66, 77
　診断と治療のガイドライン2003年改訂版　50
　診断法　50
Helicobacter pyloriと関連疾患　110
Hassab手術　167

I
informed consent　89
intestinal cells of Cajal　135

L
linitis plastica　121
Lugarno国際会議分類　158

M
M2A　45
Mallory-Weiss症候群　125
MALT(mucosa-associated lymphoid tissue)リンパ腫　71
MALTリンパ腫　100, 156
M cell　12
Meissner神経叢　12
MPR画像　33
MR angiography　166
MRI　33
multiple lymphomatous polyposis (MLP)　157

N
nocturnal acid breakthrough(NAB)　57
non-cardiac chest pain(NCCP)　104
NSAIDs　58
NSAIDs潰瘍　128
NUD(non-ulcer dyspepsia)　86

P
Paneth cell　11
PDGFR-alpha遺伝子　136
Peutz Jeghers症候群　113, 148
PGE1製剤　128
pHモニタリング
　胃・食道内──　21
placebo　92
PPI(プロトンポンプ阻害剤)テスト　101, 104

Q
QOL　105

R
risk factor　140

S
S-1　79
squamous cell carcinoma related antigen(SCC)　18
stem cell　11

T
tilt test　126
trench ulcer　59

V
vanishing tumor　96
VIP　8, 9
virtual endoscopy　32, 43
Von Recklinghausen病　171

X
X線検査　35

Z
Zenker憩室　4
Zollinger Ellison症候群　70, 171

シミュレイション内科
上部消化管疾患を探る
じょうぶしょうかかんしっかん　さぐ

ISBN4-8159-1696-9 C3347

平成16年11月8日　初版発行　　　　　　　　　　　＜検印省略＞

編著者	────	峯　　徹　哉
発行者	────	松　浦　三　男
印刷所	────	株式会社　太　洋　社
発行所	────	株式会社　永　井　書　店

〒553-0003　大阪市福島区福島8丁目21番15号
電話大阪(06)6452-1881(代表)/Fax(06)6452-1882

東京店
〒101-0062　東京都千代田区神田駿河台2-10-6
御茶ノ水Sビル
電話(03)3291-9717/Fax(03)3291-9710

Printed in Japan　　　　　　　　　　　　　　　©MINE Tetsuya, 2004

- ・本書の複製権・翻訳権・上映権・譲渡権・公衆送信権（送信可能化権を含む）は株式会社永井書店が保有します．
- ・ JCLS ＜(株)日本著作出版権管理システム委託出版物＞
本書の無断複写は著作権法上での例外を除き禁じられています．複写される場合には，その都度事前に(株)日本著作出版権管理システム(電話 03-3817-5670, FAX 03-3815-8199)の許諾を得て下さい．